분당서울대병원

노인을 위한

치료
백과

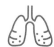

분당서울대병원

노인을 위한

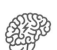

치료
백과

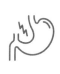
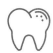

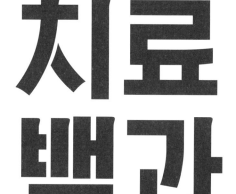

분당서울대병원 노인의료센터 지음

HEALTHY

RHK
알에이치코리아

무병장수의 길을 향해서

　분당서울대학교병원이 개원하여 18년이 지났습니다. 그동안 우리나라의 환경도 많이 바뀌었습니다. 2018년 노인인구가 14%를 넘어 고령사회로 들어섰고, 2025년에는 20%를 넘어서 초고령사회가 될 것입니다. 의학의 발달에 따라서 평균수명은 지속적으로 늘어나고 세계에서 가장 낮은 출산율로 인구는 줄어들면서 고령화는 더욱 빨리 진행되고 있어 소위 경험하지 못한 사회로 들어가고 있습니다.

　그러나 이러한 어려움은 국가가 해결해야 하는 부분이 많고 개인적으로는 오래 사는 것이 축복입니다. 재앙이라고 생각하는 사람도 있겠으나 그래도 살아 있는 것이 축복인 것은 사실입니다. 재앙이라고 생각하는 것은 경제적으로 궁핍하고 병들고 노쇠해지기 때문이지요. 따라서 노인이 되기 전에 경제적 자원을 마련하는 것이 중요하지만 노인이 된 후에야 중요성을 깨닫는 경우가 많습니다. 이 분야는 의학적 분야가 아니며 시중에 많은 책들이 노후의 경제 대책에 관한 정보를 제공하고 있습니다.

노인에게서는 경제적 문제 이외에 의학적 문제가 중요합니다. 인간은 나이가 들어가면서 가지고 사는 질병의 개수가 많아질 수밖에는 없습니다. 따라서 오래 살게 되면 그만한 보답을 치르면서 살 수밖에는 없습니다. 그렇지만 병을 예방하여 병이 늦게 들고, 들어도 빨리 발견하고, 발견된 후에 잘 관리하면서 사는 것이 가장 중요합니다.
이 책의 Part2에서 이런 내용을 다루고 있습니다. 자기의 몸은 폐차하고 새로 살 수 있는 자동차와는 다릅니다. 어떻게 하더라도 자기의 몸을 오래 쓸 수 있도록 질병을 관리하는 것이 중요합니다.

노인의 문제에서 질병 이외에 중요한 부분이라면 기능의 저하입니다. 보통 노인증후군이라고 표현하는데 인간의 동물로서 기본적 운동기능, 인지기능 및 정서기능의 감소를 포함합니다. 어려운 의학용어라서 즉각 와닿지 않으시면 먹고, 싸고, 씻고, 자고, 움직이고 하는 기본적 기능과 생각하는 기능과 기분을 유지하는 기능이 감소한다는 것입니다. 이런 문제는 책의 Part1에서 다루었습니다.

노인을 돌보고 관리하는 과정에 보살핌이라는 정성이 빠질 수는 없습니다. 기능이 저하된 노인을 보살핀다는 것은 인간만이 할 수 있고 문명화된 사회에서 더욱 발달된 분야입니다. 인간의 아름다움이 노쇠한 노인의 보살핌으로 표현될 수 있습니다. 여기에는 노인의 간호, 영양관리, 약제관리 등이 포함되고 이 책의 Part3에서 자세히 다루었습니다.

노인의 관리는 국가 전체의 책임이라고 할 수 있습니다. 복지국가를 지향하면 할수록 국가가 노인에 대한 관리를 책임지게 되고 우리나라에서는 노인장기요양보험으로 실현되었습니다. 이 제도의 홍보가 많이 되지 않아 사용을 못하시는 분들도 많지만 복지국가를 실현할 수 있는 좋은 제도입니다. 노인의 기능저하에 대한 도움을 국가가 제공하고 노인을 부양하는 가정의 경제적 및 인적 부담을 경감시키는 좋은 제도입니다. 이 책의 Part4에서 다루었습니다.

많은 장소에서 듣는 질문은 무병장수의 길이 무엇인가, 라는 것입니다. 제 대답은 그것을 알면 제가 여기 있겠는가, 라는 지혜로운 질문에 바보스러운 답만이 가능할 뿐입니다. 물론 질문하는 분도 확실한 대답을 듣고자 하는 것은 아닐 것입니다. 그러나 조금 구체적인 답으로는 다음과 같습니다.

1. 젊은 나이부터 노후를 준비하라! (경제적인 대비를 포함해서)

2. 자신의 기능을 증진시키기 위해서 노력하라! (특히 운동을 통한 건강증진)

3. 질병을 예방하기 위해서 최선을 다하라! (금연, 절주, 고혈압, 당뇨, 고지혈증의 관리)

4. 질병을 조기에 발견하도록 노력하라! (특히 암의 조기 발견과 치료)

5. 질병의 철저한 관리! (아무리 늦어도 질병의 관리는 유리하다)

6. 노인이 된 후에도 운동과 영양관리는 중요하다! (독립적인 기능 유지를 위해)

이상의 것들은 인간의 수명을 확실하게 연장한다고 알려져 있습니다. 노인이 되어서 관리하는 것은 늦은 일입니다. 청년기에서부터 이러한 노력을 하면서 살아야 활동적인 노년기를 보낼 수 있을 것입니다.

분당서울대학교병원은 2003년 개원하여 노인의료센터를 운영하고 있습니다. 여러 분들이 그동안 수고하였고 많은 경험이 쌓였으며, 지역사회 의료 및 한국의료의 발전에도 많은 기여를 하였다고 생각됩니다. 이 책은 이러한 경험을 사회로 환원할 목적으로 구상한 것으로 종합적으로 노인을 관리하는 정보를 제공하기 위한 것입니다. 의학과 간호, 영양, 약제를 모두 포함하고 복지서비스까지 망라한 책자로 구성하였습니다.

　　독자 여러분의 많은 사용을 기대하고 책의 보완점을 제시해주시면 더욱 발전된 정보를 제공하도록 개선하겠습니다. 마지막으로 이 책이 완성되기 위해 힘써 주신 분당서울대학교병원의 여러 관계자와 의료진에게 깊은 감사의 인사를 전합니다.

서울의대 명예교수, 분당서울대학교병원 내과

김철호

차례

Part 1

노인증후군

노인에게 흔한 증상 및 질환

Part 3

가정에서 간호하기

Part 4

노인관리를 위한 의료 시스템

노인증후군

노쇠와 근감소증 | 섬망 | 인지장애 | 낙상 | 기력저하 | 식욕부진 | 연하장애 | 욕창 | 다약제 복용

노쇠와 근감소증

힘이 없고 기력이 떨어져요

노쇠, 근감소증이란 무엇인가요?

노쇠는 노인에게서는 흔하고 중요한 노인증후군으로 건강상태를 취약하게 하는 다기관의 생리학적 예비력과 기능의 노화에 따른 감소를 뜻합니다. 한 가지 장기의 문제가 아닌 다기관의 기능 저하 등을 특징으로 하며, 질병 이환율과 사망률 증가와 관련이 있습니다.

노쇠를 특징짓는 주된 요소이자 인자인 근감소증(Sarcopenia)은 노화에 따른 생리학적 변화의 하나로서, 근육량 감소에 따른 보행속도(근기능)의 저하나 악력(근력)의 저하를 의미하며, 이동과 기능의 감소, 낙상 및 사망률과 관련됩니다. 근감소증은 노쇠의 주된 원인이지만 서로 각각 발생할 수 있습니다.

노쇠와 근감소증은 어떻게 진단하나요?

노쇠를 정의하는 2가지 주된 노쇠의 정의 모델 중 하나인 표현형 모델은 위약, 서동, 신체활동의 낮은 수준, 자기 스스로 피로 호소, 의도하지 않은 체중감소 중 3개 이상을 충족하는 경우 분명한 임상 증후군으로서 노쇠를 정의하고 있고, 실제 임상에서는 간단한 FRAIL 질문형 단순 선별검사를 기준하여 노쇠를 판단하기도 합니다(표 참고). 또 하나인 결핍 누적에 기반한 노쇠 척도 모델은 포괄적 노인 평가에서 누적된 결핍들로 노쇠를 정의합니다.

근감소증은 지속적이고 전신적인 골격 근육량과 근력의 감소로 정의하고 있습니다. 이중 에너지방사선흡수계측기(DEXA)와 같은 기계를 이용하여 측정한 사지 제지방 근육량을 신장이나 체중으로 나눈 지수가 2 표준편차 이하로 감소하고 더불어 보행속도가 감소한 경우로 정의하나 아직까지 통일된 정의는 없는 상태입니다.

중요한 것은 근육량뿐만 아니라 근력 혹은 근기능의 감소가 근감소증의 정의에 있어 중요하다는 것입니다(그림 참고).

■ 표 _ 노쇠의 정의(표현형 모델)

노쇠 표현형 모델 – 기준 노쇠 정의	FRAIL 질문형 단순선별검사 – 기준 정의
허약: 악력: 하위 20%(성별, 체질량지수별)	Fatigue(피로): 피로합니까?
느린 보행: 보행시간/15 걸음: 하위 20%(성별, 신장별)	Resistance(저항력): 1계단 오를 수 없나요?
낮은 신체활동 수준: Kcal/주: 하위 20%: 남, 393kcal/주 여, 270 kcal/주	Aerobic(호기성): 1블록 걸을 수 없나요?
탈진: 운동내구력 불량: "탈진"(자가 보고)	Illnesses(질환들): 5가지 이상 질병을 가지고 있나요?
체중감소: 전년도 대비, 의도하지 않은 4.5kg 이상 체중 감소	Loss of weight(체중감소): 지난 6개월간 5% 이상 체중감소가 있나요?
각 기준 적용시 5개 항목 중, 노쇠 전단계(pre–frail): 1~2개 항목 충족시, 노쇠(frailty): 3개 항목 이상 충족시	

■ 그림 _ 근감소증 진단 알고리즘

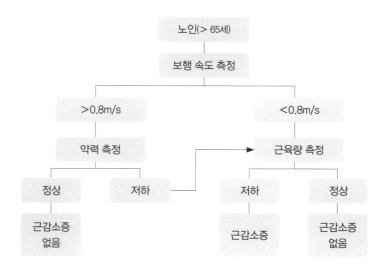

노쇠는 왜 발생하나요?

노쇠의 발생원인 및 과정은 복잡하고도 다양합니다. 최근 노쇠 증후 군을 초래하는 주된 과정이 만성염증과 관련되어 있다고 알려져 있고, 근골격계, 내분비계와 혈액학계 등의 중간 생리학적 과정을 거쳐 노쇠 와 근감소증을 초래하여 낙상, 장애, 의존, 사망 등의 임상결과에 이르게 된다고 알려져 있습니다.

근감소증은 또한 여러 가지 원인에 의해 발생할 수 있는데 나이가 듦 에 따라 근육을 쓰지 않는 것이 주된 원인이며, 근육으로의 혈류량 감소, 특히 연령이 증가함에 따라, 산화질소 생산이 감소하면서 근육 모세혈 관이 감소하는 것 또한 중요한 원인입니다.

노쇠와 근감소증은 어떻게 치료하나요?

노쇠는 기본적으로 운동과 포괄적 노인 평가에 따른 치료가 주된 치료 적 방법입니다. 노쇠에 대해서 신체적, 정신적, 기능적, 사회적인 면에서 다면적으로 평가를 시행하고 이에 따른 적절한 치료를 하는 것이 중요하 며, 저항성 운동은 근감소증을 예방하고 역전할 수 있는 일차적인 치료 방법이고 영양 보충을 병행하는 것이 도움이 되는 것으로 알려져 있습니 다. 또한 비타민 D의 결핍증이 있는 사람의 경우 비타민 D를 보충해주 는 것이 도움이 됩니다.

섬망

갑자기 헛소리를 하고 난폭해져요

섬망이란 무엇인가요?

섬망은 폐렴, 요로감염, 심근경색 등과 같이 급성기적 의학적 문제가 원인이 되어 뇌의 전반적인 기능의 장애가 나타나는 상태를 말합니다. 섬망은 노인에게서 매우 흔하게 발생하며, 특히 입원 중이거나 장기요양시설에 거주 중인 노인들에게서 더욱 빈번하게 발생합니다.

섬망은 주의력, 각성 그리고 전반적인 인지기능이 저하되어 갑자기 가족들을 못 알아보거나 헛소리를 하고, 헛것을 보는 등의 증상으로 나타납니다. 이러한 증상이 대개 몇 시간에서 며칠 정도로 일시적으로 나타나게 되고, 하루 중에도 증상의 정도가 변하는 특성이 있습니다.

섬망이 생기면 나타날 수 있는 주요 증상을 살펴보면,

✚ 주의력 및 인지기능 저하

섬망 환자는 주의력이 저하되어 반복해서 질문을 하기도 하고, 다양한 질문에 같은 대답을 하기도 합니다. 기억력의 측면에서는 식사했는지를 기억하지 못하거나 자주 보던 가족이나 친척을 알아보지 못하기도 합니다.

밤에 헛것을 보는 경우가 많고 방에 누가 와 있다거나 천장에 벌레가 기어 다닌다고 하는 등의 표현을 합니다. 때로는 다른 사람이 나를 해치려고 한다는 망상적인 사고를 보일 수 있으며, 대화를 할 때 횡설수설한다는 느낌을 받을 수 있습니다.

✚ 의식 및 각성 수준 변화

의식 및 각성 수준이 변하여 과도하게 각성하여 사소한 자극에도 예민하게 반응하거나, 반대로 자극에 대한 반응이 감소하고 하루종일 자는 모습을 보입니다.

✚ 수면 각성 주기의 변화 및 감정, 행동변화

낮과 밤이 완전히 바뀌는 경우가 무척 흔하고, 때로는 밤에 불면을 보이면서 낮에도 피곤해하지 않는 과각성 상태가 지속되기도 합니다. 또한 감정이 잘 조절되지 않아 소리를 지르거나, 중얼거리기도 합니다. 과도하게 활동을 하는(과활동형, hyperactive) 유형과 행동이나 반응이 급격히 줄어드는(저활동형, hypoactive) 유형의 섬망이 있습니다.

섬망 환자에게서 나타나는 이러한 증상들은 일중 변동이 큰 편으로, 밤이 되면 증상이 악화됩니다. 이러한 증상은 수 시간에서 수일 내에 갑자기 나타나게 되어 서서히 진행하는 노인성 치매와는 차이가 있고, 수 시간~수일에서부터 길게는 수개월까지 지속될 수 있습니다.

섬망은 왜 생기는 건가요?

섬망이 생기는 데는 반드시 이유가 있습니다. 섬망은 다른 신체적 질환이나 약, 물질 중독 혹은 금단 등과 같은 다양한 인자들 중에 한 가지 원인에 의해 발생하기도 하고, 여러 가지 원인이 복합적으로 작용하여 발생하기도 합니다.

섬망의 원인은 신체 질환(감염, 콩팥질환, 뇌전증, 두부 외상, 심부전 등), 물질 유도(약물, 알코올, 마약 등), 기타(수면 박탈, 변비, 통증 등)로 나눌 수 있습니다. 위와 같은 원인으로 인해 아세틸콜린이라고 하는 신경전달물질에 이상이 생기면 섬망에 보이는 임상 양상이 발생한다는 것이 강력한 가설입니다.

섬망은 어떤 사람에게서 잘 생기나요?

섬망은 고령, 경도인지장애나 치매가 있는 경우, 우울증이 있는 경우, 영양상태가 불량한 경우, 감각 기능이 저하된 경우, 알코올 남용, 동반질환이 많은 경우, 빈혈, 탈수, 영양상태가 좋지 않은 경우, 요폐색, 변비가 있는 경우, 소변줄을 가지고 있는 경우, 큰 수술을 받는 경우, 복용중인 약물이 많은 경우 등에서 보다 잘 발생하게 됩니다.

섬망은 어떻게 진단하나요?

섬망은 이 환자의 증상이 섬망이 맞는지와 섬망의 원인을 찾는 과정이 포함되어야 합니다. 섬망의 진단을 위해서는 착란 평가방법(Confusion Assessment Method : CAM)이라는 평가 도구를 가장 많이 사용하고 있으나 무엇보다도 하루 동안의 경과 변화에 대한 병력 청취가 중요합니다. 또한 섬망의 원인을 찾기 위해서 기본적인 혈액 검사, 전해질 검사, 간기능/신기능 검사, 혈당 검사, 소변 검사, 흉부 방사선 사진 등과 같은 검사를 하게 되며, 필요할 경우 뇌파 검사, 뇌척수액 검사, 뇌영상 검사를 시행할 수도 있습니다.

섬망은 앞서 이야기한 것과 같이 급격히 진행한다는 점과 일중/주중 변동이 심하다는 점, 그리고 원인이 되는 신체적 질환을 치료하거나 약물을 중단하였을 경우 호전된다는 점 등으로 치매와 구별됩니다.

치매와 섬망이 혼재되어 있을 가능성도 염두에 두어야 합니다. 경도 인지장애나 치매가 있는 경우 섬망이 발생하는 경우가 많기 때문에, 섬망이 치료된 후에도 지속적으로 인지장애가 진행될 경우 기저에 치매가 진행되고 있었을 것으로 추정할 수 있고, 치매에 대한 평가와 치료를 시작해야 합니다.

섬망이 생기면 어떻게 되나요?

섬망의 원인이 되는 신체 상태를 치료하고 원인이 되는 약물을 중단하고 나면 대개는 1주일 안에 섬망은 호전되지만, 때로는 수개월까지 지속되는 경우도 있습니다.

섬망의 원인을 치료하는 것만으로도 섬망은 완전히 회복될 수 있으며, 조기에 발견하고 개입하게 되면 섬망으로 힘들어 하는 기간을 단축시킬 수 있습니다. 섬망이 발생하게 되면 낙상 등의 사고가 일어날 수 있고 치료에 방해되는 경우들이 많아 가능한 조기에 발견하여 개입하는 것이 중요합니다.

기존에 확인되지 않은 치매가 섬망 후에 보다 분명하게 진행될 수도 있으며, 실제로 이전에 치매 진단이 없는 섬망 노인 환자에게서 섬망이 해소된 후 27%, 2년 이후에는 57%가 각각 새로운 치매 진단을 받았다고 합니다.

섬망은 어떻게 치료하나요?

섬망은 원인이 되는 신체 상태를 치료하거나 원인 약물을 중단하는 것이 가장 중요합니다. 그 밖에도 환경적인 지지도 치료에 있어서 중요한데, 위험한 물건을 치우고, 낙상의 위험을 줄일 수 있도록 침대의 안전난간을 세워 침대에서 낙상하지 않도록 안전한 환경을 조성합니다. 또한 친구나 가족이 곁에서 안심을 시켜주고 지속적으로 시간, 장소, 사람 등의 지남력을 교정해주고, 방이나 병실에 시간이나 날짜들을 자주 확인할 수 있도록 시계, 달력을 잘 보이게 배치해야 합니다. 가능한 낮에는 햇볕이 잘 드는 곳에 있게 하고, 계속 말을 걸어 깨어 있을 수 있도록 하고, 할 수 있다면 도움 하에 적절한 보행을 하거나 휠체어를 이용하여 활동량을 늘리는 것이 좋습니다. 강박의 경우에는 섬망을 악화시킬 수도 있어 꼭, 필요한 경우 이외에는 가급적 피하는 것이 좋습니다.

필요할 경우 약물치료를 병행할 수 있는데, 항정신병 약제를 경구약이나 주사 제제로 투약할 수 있습니다.

하지만 가장 중요한 것은 섬망이 발생하기 전에 예방하는 것으로, 미리 약물을 먹는 약물적 중재 방법으로는 섬망을 예방할 수 없으나, 외국에서는 여러 차례 섬망 예방을 한다고 증명된 비약물적 중재(만성질환 관리, 지남력 확인 및 재교육, 안경/보청기 보조, 가능하면 이른 시기 휠체어 또는 보행 시작, 탈수 교정, 섬망 유발 약제 제거, 수면 위생 개선) 방법을 통해 예방할 수 있습니다.

인지장애

자꾸 잊어먹어요

인지기능, 기억력 외에 어떤 것이 있나요?

치매란 앞에서 설명된 것과 같이 후천적으로 다양한 인지기능이 감퇴되어 스스로 일상생활이 어려워진 상태를 의미합니다. 단순히 기억력 감퇴가 되는 것만이 치매의 증상은 아니며 다양한 원인 질환에 의한 치매 별로 다양한 증상을 보일 수 있습니다. 인지기능에는 크게 주의력, 집행기능, 학습과 기억 능력, 언어 능력, 지각-운동 능력, 사회적 인지능력이 포함됩니다.

주의력은 주의집중능력이라고도 볼 수 있는데, 지속적 주의력, 분할 주의력, 선택적 주의력, 처리 속도가 포함됩니다. 시험 공부를 할 때 옆

■ 그림 1 _ 영역별 인지기능

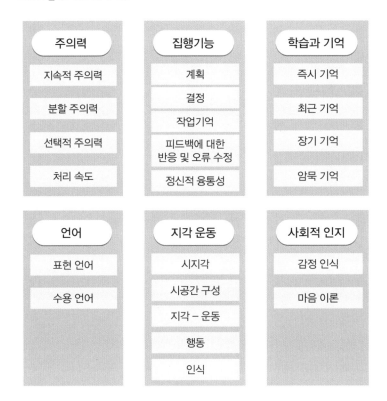

에서 말을 걸어도 공부 내용에만 집중하는 것이 한 가지 주제에 지속해
서 집중하는 지속적 주의력입니다.

반면 운전을 하면서도 음악을 듣고 옆 사람과 대화를 나눌 수 있는 것
은 동시에 여러 가지에 집중하는 능력을 나누는 분할 주의력 덕분입니
다. 학회장에서 여러 이야기가 오가는 가운데 앞 사람의 이야기에만 집
중할 수 있는 것은 선택적 주의력에 의한 활동입니다. 처리 속도는 지각

을 인식하고 해석하여 반응하는 속도를 의미하여, 기분과 수면 상태 등에 민감하게 영향을 받습니다.

집행기능에는 계획을 세우고 결정을 내리는 능력, 그 결정에 따라 대상에 집중해서 기억하고 연관된 기억을 분석, 평가하는 작업기억능력, 피드백에 따른 반응과 반영, 융통성 등이 포함됩니다. 목표를 세우고 계획에 맞게 충동을 조절하고, 주변 지각과 기억을 활용하여 행동에 옮기는 데 필요한 능력이기에 가장 고차원적이라고 볼 수 있습니다. 일의 우선순위를 정하고 무엇을 지금 하는 것이 효율적인지 결정하는 것 역시 집행기능이 담당하다 보니, 집중력과도 밀접한 관계를 보이고, 외부 환경적 요소, 기분, 수면, 스트레스에 영향을 쉽게 받아 저하될 수 있고, 또 연습을 통해 향상될 수 있기도 합니다.

학습과 기억에 대한 설명은 치매 파트에서 자세히 설명되었기에 생략하고자 합니다. 언어 기능에는 사람 혹은 사물의 이름을 대는 것, 표현할 때 적절한 대화를 찾는 것, 유창성, 적절한 문법 구사, 통사론 등의 표현하는 언어 기능과 대화나 글을 이해하는 수용 언어 기능이 있습니다. 경미하게는 유명한 탤런트 이름을 잘 기억해내지 못하는 경우부터 사물 이름이 잘 표현되지 않아 대명사로 지칭하는 대화를 하기 쉽고, 문장 구사가 단순해지고 단답형이 되기 쉽습니다.

지각 운동 기능에는 단순히 외부 자극을 인지하는 시지각과 과거 익

혔던 정보에 따라 수집된 정보를 알아차리는 인식, 익숙한 길을 찾거나 네비게이션을 따라 운전하여 목적지를 찾아가는 데 필요한 시공간 구성 능력, 지각에 따라 운동하는 능력, 움직임을 원하는 형태로 조율하는 행동능력이 모두 속합니다. 시지각 능력이 변한 경우, 동일한 자극에도 모양과 색, 자극의 강도가 다르게 들어와 통합적 정보 습득이 어렵게 되고 간판이나 길의 모양을 제대로 알아보기 어려워할 수 있습니다.

인식 능력에 손상이 오면 좌우를 구분하기 어렵고 대칭성에 대해 다르게 정보를 가지기도 하며, 실제 이름은 알고 있는데, 익숙한 물건도 알아보지 못할 수 있습니다. 시공간 구성능력 손상은 집으로 오던 길을 헤매거나, 심한 경우 실내에서 화장실을 찾기 어려워할 수도 있고 행동능력이 저하된 경우, 미세하게는 수저 사용이 떨어지거나 반사 행동 변화가 있지만, 크게는 걸음걸이 등의 이상이 보일 수도 있습니다.

사회적 인지능력에는 감정 인식, 마음 이론 등이 포함되는데, 감정 인식은 다른 사람의 표정과 행동, 말투 등의 정보를 통해서도 평소 가능한데, 이 기능이 손상되면서 원만한 사회생활의 지장을 받을 수 있습니다. 마음 이론은 나와 같이 상대방도 각자의 생각과 계획이 있을 수 있다는 것을 인지하는 것으로 다른 사람들의 특정한 행동 방식을 이해하고 예측하는 데 필요한 기능입니다.

사례를 통해 살펴보겠습니다.

갑자기 늘어난 야근으로 바쁜 요즘, 식당에서 회의를 하다 스마트폰을 두고 왔습니다. 예전에는 멀티태스킹도 잘했는데 옆 사람이 말만 걸어도 무슨 생각을 했는지 잊어버립니다. 어떻게 해야 할까요?

집중력과 집행기능은 밀접한 관계를 가지는데, 수면과 기분 상태, 신체 상태, 스트레스 등에 예민하게 영향을 받아 일시적으로 저하될 때가 있습니다. 결과적으로 일상생활에서 잦은 실수가 있을 수 있고 일과 대인관계의 효율이 떨어질 수 있는데, 우선적으로 수면의 질과 양에는 변화가 없는지, 우울하지는 않은지, 신체 건강 상태의 변화는 없는지, 음주 혹은 약물의 변화가 있었는지, 너무 많은 스트레스를 받고 있는 것은 아닌지 등을 살펴보고, 또 이런 문제로 '일상생활의 장애'가 있는 정도는 아닌지를 따져봐야 합니다. 일상 기능의 문제가 있는 정도라고 판단된다면 꼭 자세한 평가를 위하여 전문가의 진료를 받아보는 것이 좋습니다.

우리 어머님은 옛날 일은 잘 기억하시는데, 오늘 아침 반찬은 기억하지 못합니다. 장 보는 것을 도와주신다고 나가셨다가, 왜 나갔는지 기억이 안 난다며 전화를 하십니다. 집안 대소사 날짜까지 다 잘 기억하시는데, 치매인가요?

치매의 원인질환 중 가장 흔한 알츠하이머병에서는 초기에 내측 측두엽이 손상되고 따라서 최근 대화나 사건의 일부를 기억하지 못하는 모습을 보일 수 있습니다. 하지만 기억 저하 하나만으로는 앞에서 설명한 것처럼 치매 진단을 내리기 어려우며, 동반된 증상과 증상이 가지는 일상생활의 장애 정도에 따라 진단은 달라질 수 있습니다.

기억 저하의 양상이 갑자기 나타났는지, 서서히 나타났는지에 따라 원인질환을 각각 갑자기 출현한 경우에는 혈관성 치매에 좀 더 무게를 두고, 서서히 나타난 경우에는 알츠하이머병에 의한 치매에 좀 더 무게를 둘 수 있습니다.

또 잊어버린 기억에 대한 단서를 줬을 때 떠올리는지 여부에 따라서도 치매 진단에 무게를 덜 둘지, 또 원인질환 중 피질하 허혈성 혈관성 치매에 무게를 둘 수 있을지 등이 달라질 수 있습니다. 하지만 무엇보다도 인지기능에 대한 자세한 평가와 면담, 진찰을 통해서 기억력의 변화가 병적인 상태인지, 치매 진단을 받을 정도인지에 대해 평가해보는 것이 필요합니다. 치매로 인한 기억저하라고 판명된 이후에는 대상자가 기억을 못하는 데 대해 나무라지 않고 존중하는 태도를 유지하도록 합니다. 부정적인 언행은 치매 대상자에게 공격성이나 불안을 오히려 야기시킬 수 있으므로 편안한 환경을 제공하며 존중하는 태도가 중요합니다.

예전에는 시도 쓰셨던 분인데 요즘 말수가 많이 줄어들었습니다. 대화를 할 때면 잘 아는 분의 이름도 기억나지 않으시는지 돌려 말하시고, 말도 좀 더듬고 발음도 간혹 이상할 때가 있습니다. 친구분들 얼굴도 잘 못 알아보시는 일이 몇 번 있은 후로는 밖에 잘 나가지 않습니다. 답답하신지 짜증도 늘었습니다. 무슨 문제인가요?

인지장애나 행동 이상 없이도 언어 유창성이 떨어지고 발음이나 단어 선택이 어려운 치매 유형도 있습니다. 처음에는 말하기 어려워하고 자주 끊기다 보면 말하는 것을 잘 하지 않고 듣기만 하기도 합니다. 말더듬도 있고 언어 리듬이나 강세 표현에 이상이 보이기도 합니다. 문법이 이상하거나, 혹은 단어의 음소를 바꾸어서 이야기하거나, 이름을 잊어버리거나, 읽지 못하고 쓰지 못하는 등 다양한 언어문제가 동반될 수 있습니다. 종종 우울증과 사회적 위축이 흔하고 삽화적 기억, 시공간 기능 등은 보존됩니다. 이러한 유형을 진행성 비유창실어증이라고 하고 전두측두엽 치매의 언어변이형의 일종이라고 합니다.

증상이 자칫 다른 정신과적 질환인 주요 우울장애, 조현병, 양극성 장애로 오인될 수 있어 행동과 인지, 정서적 변화에 대한 자세한 면담을 통해 정확한 진단을 받는 것이 필수적입니다. FDA에서 공인된 약물치료제가 없으나, 증상 중심의 대증적 약물치료와 행동치료적이고 정신사회적인 접근을 전문가를 통해 받을 수 있도록 해야 합니다.

혹 치매로 인해 언어 표현 혹은 이해 능력이 저하된 경우에 대처방법은 아래와 같습니다. 상대방이 틀린 단어나 부정확한 표현을 사용해도 내용을 이해할 수 있을 경우에는 굳이 직면시켜 감정을 상하게 하지 않도록 조심해야 합니다. 적절한 단어를 찾으려고 하며 답답해할 때는 말해주거나 힌트를 줄 수는 있지만, 힌트를 주는 행동이 앞으로 대상의 기분이나 관계에 미치는 영향을 살피면서 도와주도록 해야 합니다. 내가 쓰는 단어를 이해하지 못하는 경우, 무리하게 이해시키려고 하기보다 더 쉽고 구체적으로 말하는 것을 권장합니다. 말하기 전에 내용을 체계적으로 정리하고, 단기 기억력 저하가 두드러질 경우에는 앞선 대화 내용을 반복하거나 요약해서 상대방의 부담을 줄여주는 것이 좋습니다.

사례 4

요즘 부쩍 잘 넘어지실 것 같고, 손 떨림도 심해졌습니다. 가만히 있는데도 한 쪽 손을 떨고 걷는 자세도 구부정한 데다가 표정도 없어져서 걱정스럽습니다. 기억력 변화도 약간 있는 것 같은데, 어떻게 해야 할까요?

전 세계적으로 두번째로 흔한 퇴행성 신경질환은 파킨슨병입니다. 파킨슨병은 안정 시 떨림, 근육 경직, 운동완만 및 불안정한 자세 등의 운동장애가 주된 증상인데, 이 역시 나이가 들면서 유병률은 꾸준히 증가합니다. 파킨슨병은 운동 증상 외에도 자율신경계 이상, 감각 신경계 이상, 정서장애와 인지장애 등이 동반되며 초기에 경도인지장애가 많이 나타나고 파킨슨병이 진행되면서 치매가 점차 증가하여 발병 20년 후에는 약 80%에서 발생한다는 보고가 있습니다.

다만, 이와 같은 유사 이상 운동 증상을 보이는 다른 유형의 치매로 루이소체 치매, 진행성 핵상마비, 피질기저핵 변성, 다기관 위축 등이 있을 수 있어서 감별에 주의가 필요합니다. 운동 증상의 출현 양상, 악화 혹은 완화 요인, 동반된 다른 감각 증상, 인지 증상 등에 대해 전문가의 자세한 면담과 진찰, 필요한 평가를 통하여 복약 중인 약물에 대한 평가와 원인질환을 감별, 적절한 치료로의 연계가 중요합니다.

경도인지장애의 50%, 치매의 90%까지 동반되는 정신행동증상, 어떻게 대처해야 하나요?

정신행동증상(혹은 행동심리증상)은 치매 혹은 경도인지장애로 인해 발생하는 생각, 정서, 지각, 행동 등의 문제를 통칭합니다. 인지장애 환자에게 생기는 비현실적인 생각, 조절이 어려운 감정, 현실과 다른 지각이나 오인, 부적절한 여러 행동들을 정신행동증상이라 할 수 있습니다. 이 종류는 매우 다양하여 분류 방법 역시 여러 가지이지만 크게 정신증상과 행동증상으로 나뉩니다.

정신증상은 환자의 정신 안에서 일어나는 내적 현상으로 대화를 통해 확인할 수 있고, 또 행동을 통해 유추해볼 수 있습니다. 의심, 망상, 착

■ 그림 2 _ 정신행동증상 일반적 대처 단계

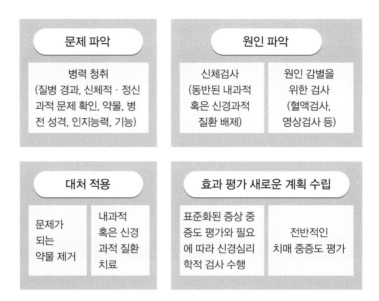

각, 환각, 우울증, 조증, 불안 등이 이에 포함됩니다. 행동증상은 환자의 외적 증상으로 행동을 관찰함으로써 확인 가능하고 배회, 초조, 공격 행동, 반복 행동, 탈억제 행동 등이 이에 속합니다. 하지만 느낌, 생각, 행동이 긴밀하게 연결되어 나타나듯이 정신증상과 행동증상을 분명하게 구별하기 어려운 경우가 많고 서로 원인과 결과로 영향을 주기도 합니다.

불안한 정서가 환자로 하여금 초조하게 만들어 반복 행동을 하기도 하고 배회하면서 길을 잃기 쉬운 상황에 처하게 되기도 합니다. 정신행동증상은 인지장애의 원인질환에 따라 출현시기가 조금씩 다르고 우세한 증상의 양상 역시 다르지만, 가장 흔한 알츠하이머 치매의 경우 중기에 많이 나타나고 동반 비율은 경도인지장애에서는 약 반수, 치매에서는 거의 90％에 이릅니다. 정신행동증상으로 인해 환자는 복용해야 하는 약물의 종류와 용량이 늘어나고, 요양원 입소의 비율이 늘어나며, 보호자들에게는 돌봄 부담이 높아진다는 통계만으로도, 적절한 정신행동증상의 조절이 무엇보다 중요하다는 것은 거듭 강조해도 지나치지 않습니다.

정신행동증상을 대처할 때에는 완전한 증상 제거가 아니라 빈도나 강도를 줄여 덜 파괴적으로 바꾸는 조절에 목표를 둬야 합니다. 또한 증상으로 인해 환자, 가족, 돌봄 제공자 혹은 제3자의 안전이 위협받는 상황을 줄이고 안전 확보에 우선해야 합니다. 마지막으로 적절한 치료를 통해 정신행동증상이 방치됨에 따라 환자의 삶의 질이 저하되는 것을 막는데 목표를 둬야 합니다.

효과적인 정신행동증상 대처를 위해서 먼저 문제를 명확하게 파악해야 합니다. 현재 문제시되는 증상이 무엇인지 파악하기 위해서는 수 주일 동안 환자의 행동을 꼼꼼히 관찰하고 기록하는 것도 도움이 될 수 있습니다. 주로 어떤 증상이 얼마나 자주, 언제, 어떻게(완화 요인은 무엇이고 악화 요인은 무엇인지를 포함) 나타나는지 파악하는 것이 도움이 됩니다. 원인은 환자의 증상을 관찰해서 저절로 파악할 수 있는 것도 있지만 전문가의 진찰과 검사를 통해 확인할 수 있는 것도 있습니다.

대개 주요 원인으로 환자 개인적인 특성(인지저하, 신체 상태, 과거 직업, 병전 성격, 스트레스 대처방법 등)에 더하여 환자가 현재 충족되지 못한 상태가 겹쳐져 작용할 수 있습니다. 환자에게 충족되지 못한 상태로는 통증, 동반질환, 불편감(언어로 충분히 요구 사항을 표현하기 어려울 수 있으므로), 배고픔, 배설, 약물 부작용 등의 신체적 상태, 외로움, 무료함, 능력에 맞지 않는 도움으로 인한 좌절감, 스트레스 등의 심리적 상태, 조명, 소음, 온도, 주변의 낯선 사람의 존재, 돌봄 제공자가 제공하는 불편한 태도 등의 환경적 상태가 있을 수 있습니다. 또한 동반된 정신행동증상이 영향을 줘서 증상을 악화시킬 수도 있습니다.

원인을 파악한 뒤에는 비약물적 대처방법을 우선 시도할 수 있고 이는 각각 상황과 개개인에 따라 다르게 적용되어야 합니다. 크게는 원인이 되는 환경 요인을 제거하거나 개선하는 방법, 혹은 환경을 전환하는 방법과 환자 행동을 수정하기 위한 설득, 칭찬, 격려, 억제 등의 다양한 행동개입이 있을 수 있습니다. 비약물적 대처방법이 효과가 없거나 안전이 위협받아서 환자의 증상을 빨리 조절해야 하는 상황 등에는 약물치료를 적극 고려해야 하고 전문가와의 충분한 상의를 거쳐 결정해야 합니다. 조치를 취한 후에는 결과로서 증상의 중증도 변화 및 돌봄 제공자의 부담의 변화 등 효과를 평가하고 성과에 따라 환류해서 좋아지지 않는다면 다시 원인을 분석하고 새로운 방법을 모색해봐야 합니다.

다양한 정신행동증상별 대처방법, 어떻게 알 수 있나요?

인지장애에 동반되는 정신행동증상별로 대처방법이 궁금하다면, 중앙치매센터의 홈페이지 www.nid.or.kr을 방문하여 정보 메뉴를 통해 자료를 얻을 수 있습니다. 정보 메뉴의 '치매대백과'에는 치매에 동반된 증상에 대해 읽어보고 돌봄의 원칙과 대처방법에 대해 잘 설명이 되어 있습니다. 해당 홈페이지 내 정보 메뉴의 '자료실' 중 '마음 읽어주기'는 여러 정신행동증상의 가능한 원인, 대처방법을 상황극을 통하여 시청자가 이해하기 쉽게 전달하고 있습니다. 중앙치매센터 홈페이지는 2017년 보건분야 웹 어워드를 수상하였고, PC와 모바일 모두 지원되며 필요한 경우 자료를 다운로드 받을 수 있으니, 간편하게 찾아볼 수 있는 페이지로 활용하길 권합니다.

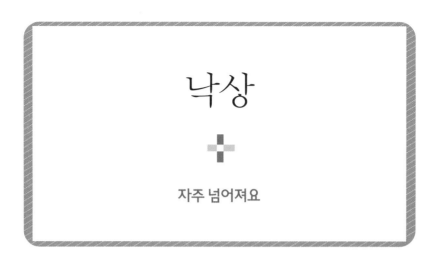

낙상

자주 넘어져요

　낙상은 의식의 소실 없이 예기치 않게 바닥 또는 낮은 곳으로 떨어지거나 넘어지는 일로, 노인들에게서 발생하는 외상의 가장 중요한 원인이며, 연령이 증가할수록 발생률이 증가합니다. 낙상은 신체에 손상을 입힐 수 있으며, 일상생활의 자립성과 삶의 질을 낮출 뿐더러, 낙상의 재발에 대한 공포로 인해 자신감이 상실되어 노인의 운동성을 감퇴시킬 수 있습니다. 또한 낙상이 발생한 노인들은 장기 요양시설에 입소할 가능성이 높고, 골절, 뇌출혈 등이 발생하여 의료비용 부담이 늘어날 뿐만 아니라, 낙상으로 인해 입원한 노인의 절반 이상이 1년 이내에 사망하는 것으로 알려져 있습니다.

　미국인의 경우 지역사회 거주 노인의 1/3이 매년 한 번 이상의 낙상을 경험하는 것으로 알려져 있으며, 우리나라 지역사회 노인들을 대상으로 한 여러 연구에서도 작게는 15%에서 많게는 40%까지로 보고되고 있습니다. 2010년 경남지역 농촌에 거주하는 노인 2,300여 명을 대상으로 한 조사에서는 지난 1년 동안 32%의 노인에서 낙상이 발생하였으며, 낙상 발생 시 손상으로 인해 1인당 1,435,000원의 손해가 발생한 것으로 조사된 바 있습니다.

이미 낙상이 발생했다면 되돌리기엔 이미 늦었기 때문에, 미리 낙상의 위험을 증가시키는 위험인자를 파악하고 관리하여 낙상을 예방하는 것이 가장 최선의 방법입니다. 여기서는 낙상의 위험 요인을 살펴보고 낙상을 예방할 수 있는 방법에 관하여 알아보겠습니다.

왜 노인에게서 낙상이 자주 발생하는가?

나이가 들수록 시력 및 청력이 떨어지며, 근육의 힘이 감소하고, 균형 감각이 저하되는 등 노화에 따른 신체의 생리적 변화로 인해 노인에게서 낙상이 빈번하게 발생합니다. 또한 노인은 뇌졸중, 파킨슨병, 치매와 같은 신경질환, 부정맥, 기립성 저혈압, 심부전과 같은 순환기 질환, 갑상선 기능이상이나 저혈당과 같은 내분비 질환, 퇴행성 관절염 등의 근골격 질환, 우울증이나 불안과 같은 정신질환과 같이 낙상을 증가시키는 위험요인을 많이 가지고 있기 때문에 낙상이 빈번하게 발생하는 것입니다. 또한 노인에게서는 골다공증이 흔하기 때문에 넘어졌을 때 골절이 발생할 가능성이 높습니다.

낙상의 임상 양상

　낙상은 일상시간의 대부분을 침상에 누워 있는 노인보다는 신체기능 저하가 있으나 보행과 이동이 어느 정도 가능한 노인에게서 주로 발생합니다. 대부분의 낙상이 가정에서 일어나며, 계단으로 이동할 때(특히 내려갈 때), 욕실에서 씻을 때, 용변을 위해 이동할 때 또는 용변을 본 등의 상황에서 자세를 변화시킬 때 흔히 발생합니다.

　낙상으로 인해 발생할 수 있는 흔하면서도 심각한 손상은 골절입니다. 팔을 짚으며 앞 또는 뒤로 넘어지게 된다면 손목관절 골절이 발생할 수 있으며, 옆으로 넘어지게 되면 고관절 골절이 발생할 수 있습니다. 대개 75세 이하에서는 손목관절 골절이 흔하지만, 75세 이상에서는 고관절 골절이 흔한데, 나이가 들면서 넘어질 때 손을 짚어 방어하는 반사능력이 떨어지기 때문입니다.

　한 번 낙상이 발생하면, 손상이 발생하지 않았다 하더라도 낙상의 재발에 대한 불안감으로 잘 움직이지 않으려 하며, 낙상으로 발생한 통증 등으로 인해 운동성이 제한되고, 근육량과 근력이 점차 줄어들면서 독립적인 일상생활 기능을 유지하기 어렵게 되는 경우도 흔합니다.

낙상의 위험요인과 조절

　낙상의 위험인자는 환자가 가지고 있는 기존 만성질환, 육체적 능력 및 환경적 인자까지 다양한 범위에 걸쳐 있지만, 정작 노인들은 낙상을 중요한 건강 문제로 인식하지 않기 때문에 낙상 문제로 의사를 찾는 경우는 드뭅니다. 지난 1년간 낙상을 경험했던 노인은 낙상이 재발할 위험이 높으므로, 병원의 노인의료센터를 찾아 다면적 낙상 평가를 포함한 노인 포괄 평가를 함께 주기적으로 받아보는 것이 좋습니다.

　다면적 낙상 평가에서는 이전에 낙상의 경험이 있는지 물어보고, 낙상의 경험이 있다면 어떠한 상황과 자세에서 넘어졌는지 평가합니다. 넘어질 때 어지럼증이 동반되었다면 기립성 저혈압, 저혈당, 부정맥 또는 약물 부작용이 낙상의 원인이 되지는 않았는지 확인해볼 필요가 있으며, 두근거림이 동반되었다면 부정맥을 의심해볼 수 있고, 요실금이나 혀를 깨무는 것 그리고 의식 소실이 동반되었다면 경련 발작이나 뇌혈관 질환을 의심해야 합니다. 이후에는 일반적인 신체 검진과 함께 보행이나 균형을 유지하는 데 문제가 없는지 몇 가지 신체적 검사를 하게 됩니다.

　시력이나 청력 장애는 없는지 확인이 필요며, 인지능력 검사나 신경학적 검사 또한 함께 시행합니다. 만약 지팡이나 보행기(워커)를 사용하고 있다면 보행 보조기의 높이가 환자에게 적절한지, 사용법이 올바른지도 확인합니다.

　낙상 예방의 목표는 일상생활에서 움직임을 줄이지 않고, 기능적인 독립성을 유지하면서 낙상의 위험을 최대한 줄이는 것입니다. 기립성 저혈

■ 적절한 지팡이와 보행기 고르기

지팡이 적합도

지팡이의 꼭대기가 넙적다리뼈의 위쪽 끝까지 올라오거나, 손목 높이 정도여야 합니다. 환자가 지팡이를 잡을 때 팔목은 약 15도 정도 구부러져야 합니다. 지팡이는 균형을 위해 주로 사용되나 반대쪽 다리의 하중을 줄이기 위해서도 사용됩니다.

보행기 적합도

한 개의 지팡이로는 충분한 보행 안정성을 제공할 수 없을 때 보행기를 사용합니다. 앞쪽이 바퀴로 된 보행기는 더 자연스러운 보행을 도와주며, 인지기능이 저하된 환자들이 사용하기 편리합니다. 4륜 바퀴 보행기는 브레이크를 함께 사용해야 하기 때문에 통합적인 능력이 필요하지만 좀 더 부드럽고 빠른 보행이 가능합니다. 또한 4륜 바퀴 보행기는 좀 더 지름이 큰 바퀴를 가지고 있어서 경사나 턱이 있는 야외에서도 사용하기 편합니다.

압이 있는 노인은 눕거나 앉은 자세에서 갑자기 일어설 때 혈압이 떨어지며 어지럼증이 발생할 수 있기 때문에, 매우 천천히 자세를 변화하도록 해야 하며, 필요할 경우 탄력 스타킹을 신는 방법을 고려해볼 수 있습니다. 노인은 여러 가지 만성질환을 가지고 있기 때문에 한 번에 많은 약물을 먹고 있는 경우가 흔한데, 본인이 복용하는 약물 중에서 어지럼증을 유발하거나 낙상의 위험을 높일 가능성이 있는 약물은 없는지 확인해야 합니다. 또한 골다공증 검사를 하고 치료를 하여, 낙상이 발생한다 하더라도 골절 등의 손상이 최소화될 수 있도록 해야 합니다.

마지막으로 대부분의 낙상은 집에서 일어나기 때문에, 넘어지기 쉬운 환경적인 요인을 제거하거나 보완하는 것이 중요합니다. 밤에 어두운 상태에서 넘어지지 않도록 적절한 간접 조명을 설치하는 것을 고려해볼 수 있으며, 미끄러지기 쉬운 깔개, 걸려 넘어지기 쉬운 전선이나 문턱을 확인하고 제거합니다. 욕실바닥이 미끄럽지는 않은지 확인하고, 화장실에 붙잡고 일어날 수 있는 손잡이를 설치하는 것 또한 좋은 낙상 예방법이 됩니다.

노인에게 낙상은 매우 흔한 손상의 원인이며, 입원 또는 사망과 밀접한 연관성이 있고, 손상이 발생하지 않는다 하더라도 추후 일상생활을 위축시킬 수 있는 원인이 될 수 있습니다. 그러므로 앞서 살펴본 낙상의 위험인자를 먼저 살펴보고, 예방할 수 있는 방법을 미리 모색해보는 데 노력을 아끼지 말아야 합니다.

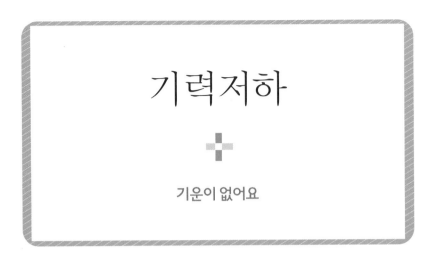

기력저하

기운이 없어요

기력저하란 무엇인가요?

기력저하에 대해서 명확한 정의는 어려우나 피로감 및 지속적인 에너지 결핍, 위약감 등으로 특징지을 수 있습니다. 보통 기력저하는 노화에 동반되는 흔한 증상이라고 생각하고 간과하기 쉬우나 일시적으로 휴식 부족 등에 의해 발생하는 기력저하 이외에 지속되는 기력저하에 대해서는 정확한 평가가 필요합니다. 기력저하를 방치하면 점차적으로 기능의 저하를 일으킬 수 있으며, 노인에게서의 기력저하는 관절 문제, 요실금, 청력 저하, 우울 및 사회적 고립 등 여러 문제와 관련되어 있음이 알려져 있습니다. 기력이 저하되면 일의 집중력을 떨어뜨리고, 일반적인 활동을 수행하는 데 더 많은 휴식이 필요하며 우울감과 고립감을 느끼게 되기도 합니다.

기력저하는 왜 발생하나요?

기력저하 자체는 특정한 질환을 지칭하지 않으며, 다양한 원인에 의하여 발생하는 증상이므로 기력저하 여부는 주관적인 평가에 의존하여 확인하게 됩니다.

노인에게서 발생하는 기력저하는 구체적으로 심장질환, 신장질환, 폐질환, 관절염 및 빈혈 등과 관련되어 생길 수 있으며, 대사 이상이나 호르몬 이상, 정신적 혹은 감정적 문제로도 발생할 수 있습니다. 흔한 원인으로는 우울증, 만성폐쇄성폐질환, 갑상선기능저하증, 당뇨, 영양결핍 등이 있을 수 있으나, 진통제 등 평소 복용하는 약제의 부작용에 의하여 발생하기도 하며 특별한 원인이 확인되지 않는 경우도 많습니다.

기력저하의 원인은 어떻게 확인하나요?

기본적으로 병력과 신체 검진을 통하여 원인질환을 파악하고, 사용 중인 약제를 확인합니다.

빈혈 여부는 혈액 검사를 통하여 확인이 가능하며, 호르몬 이상 유무

■ 기력저하의 주요 원인들

빈혈	
심폐 기능 장애	심부전, 만성폐쇄성폐질환
수면 장애	수면무호흡증
호르몬 장애	갑상선기능저하증, 폐경
대사 장애	당뇨
염증성 질환	류마티스 관절염, 루푸스
악성 종양	
감염	결핵, HIV
만성피로증후군	
영양결핍	Vitamin B12 결핍, mineral 결핍
정신건강 문제	우울증

는 혈액에서 호르몬 수치를 측정하여 확인할 수 있습니다. 심폐 기능 장애는 병력과 신체 검진 및 폐기능 검사, 심장 초음파 등 검사를 통하여 알 수 있습니다. 수면 장애 여부 또한 병력 및 수면다원검사 등을 통하여 확인할 수 있으며, 우울증 여부는 진단 기준에 따라 정신상태검사를 통하여 평가할 수 있습니다.

이외에도 기본적인 검사에서 의심되는 질환이 있는 경우에는 추가적인 검사를 시행하게 됩니다. 무엇보다 단순히 노화에 동반되는 증상으로 간과하지 않는 노력이 필요합니다.

기력저하는 어떻게 치료하나요?

기력저하의 치료를 위해서는 먼저 그 원인을 찾는 것이 중요합니다. 다양한 검사들을 통하여 기력저하의 원인이 될 수 있는 의학적 상태를 감별하고, 그에 따른 특이적인 치료를 하는 것이 우선입니다.

규칙적인 운동 등 신체 활동은 심폐 기능을 강화하고 근력을 증가시켜 기력저하를 치료하는 데 도움이 됩니다. 충분한 영양과 수분을 섭취하는 것은 탈수를 막고, 기력을 유지하는 데 중요합니다. 그리고 충분한 수면을 취하는 것은 집중력을 유지시키고, 기력을 회복하는 효과가 있습니다. 또한 적정한 몸무게를 유지하는 것은 일상 활동 중에 쉽게 탈진하는 것을 막고, 심장과 관절의 부담을 줄이는 데 도움을 줄 수 있습니다.

기력저하에 관하여 흔히 궁금해하는 내용들

✚ 수혈을 받으면 기력이 회복되나요?

일반적으로 그렇지 않습니다. 심한 빈혈이 기력저하의 원인인 경우 수혈을 통하여 도움을 받을 수 있는 경우가 있으나, 다른 원인에 의한 기력저하의 경우에는 도움이 되지 않으며 오히려 발열이나 감염과 같은 수혈과 관련된 부작용이 발생하기도 합니다. 빈혈이 기력저하의 원인이 되는 경우에도 빈혈의 원인을 찾아 그에 맞는 치료를 하는 것이 근본적인 치료입니다.

+ 기력이 저하될 때 수액 치료가 도움이 되나요?

적절한 수액 치료를 하는 것은 도움이 될 수도 있습니다. 그러나 수액도 다른 약물과 같이 환자의 상태를 파악한 이후 필요한 수액을 정확한 양만큼 사용하였을 때에 도움을 받을 수 있습니다. 부적절한 수액을 사용하는 경우 오히려 환자 상태를 악화시킬 위험도 있기 때문에 수액 치료는 반드시 의사와 상의 후에 혈액검사를 포함한 검사를 받은 이후 하는 것이 좋습니다.

+ 기력 회복을 위하여 보양식을 권하는 사람들이 있습니다. 괜찮은 가요?

권장하지 않습니다. 일반적으로 보양식이라고 불리는 음식들은 고단백 식품인 경우가 많은데, 일정 단계 이상의 만성 콩팥병 환자나 간경변 환자의 경우와 같이 단백질 섭취를 제한해야 하는 경우에는 오히려 해가 될 수 있기 때문입니다. 가장 권장하는 것은 균형 잡힌 식사이며, 식사량이 적어 영양 불량의 위험이 있는 경우에는 의사와 상의하여 경구 영양보충제 등을 통하여 영양을 보충하는 것이 좋습니다.

+ 휴식을 취해도 항상 피로감을 느낍니다. 만성피로증후군은 아닌가요?

만성피로증후군은 고혈압이나 당뇨병처럼 어떤 검사수치를 가지고 진단할 수 있는 질병이 아니라, '피로'라고 하는 매우 주관적인 증상으로 질병의 발생 여부를 판단하기 때문에 정의하기가 매우 모호한 질환입니다. 이때 피로를 유발할 만한 다른 의학적인 원인, 기질적 질환은 모두 배제되어야 하며, 피로와 함께 특정한 동반된 증상들이 있어야 합니다.

'피로'는 일반적으로 '일상적인 활동 이후의 비정상적인 탈진 증상, 기운이 없어서 지속적인 노력이나 집중이 필요한 일을 할 수 없는 상태, 일상적인 활동을 수행할 수 없을 정도로 전반적으로 기운이 없는 상태'로 정의합니다. 이러한 피로가 1개월 이상 계속되는 경우는 지속성 피로라고 부르고, 6개월 이상 지속되는 경우를 만성피로라고 부릅니다.

만성피로증후군은 잠깐의 휴식으로 회복되는 일과성 피로와 달리, 휴식을 취해도 호전되지 않으면서 환자를 매우 쇠약하게 만드는 피로가 지속된다는 특징이 있습니다. 또한 피로와 함께 기억력 혹은 집중력 장애, 인후통, 경부 혹은 액와부 림프선 압통, 근육통, 다발성 관절통, 새로운 두통, 잠을 자도 상쾌한 느낌이 없음, 운동 혹은 힘들여 일을 하고 난 후 나타나는 심한 권태감 중 4가지 이상의 증상들이 6개월 이상 지속되어야 합니다.

만성피로증후군은 명확한 원인이 밝혀져 있지 않기 때문에 치료 방법도 확립되어 있지 않습니다. 현재까지 증상의 호전에 도움이 되는 것으로 비교적 널리 인정되고 있는 치료법들은 항우울제 복용, 부신피질 호르몬제의 단기간 복용, 인지행동 치료 등이 있습니다.

최근에는 점진적으로 유산소성 운동량을 늘려나가는 운동 요법이 만성피로증후군 환자들의 증상 개선에 도움이 된다는 연구결과들이 발표되면서 걷기, 자전거 타기, 수영 등을 포함한 유산소성 운동이 권장되고 있습니다. 그렇지만 운동 강도는 최대 산소 소비량의 60% 정도로 제한하고, 처방된 한계 이상으로 지나치게 운동하지 않도록 주의해야 합니다. 아직까지는 특별한 음식을 강력히 권하거나 피하도록 조언할 만한 과학적인 근거는 부족한 상태이나, 다양하고 폭넓게 음식을 섭취할 것을 권하고 있습니다.

다만, 인공적인 첨가물이 포함된 가공식품은 피하도록 하며, 대표적으로 커피, 홍차, 콜라와 동물성 지방, 인공식품 첨가제, 알코올 등 몇몇 식품들은 대부분 환자의 증세를 악화시킬 수 있기 때문에 피하는 것이 좋습니다.

식욕부진

입맛이 없어요. 입이 써요

식욕부진을 노화로 발생하는 자연스러운 현상으로 생각하고 단순히 음식을 적게 먹는 문제라고 치부했다가는 큰 화를 부를 수 있습니다. 장기간의 식욕부진은 영양불균형이나 영양실조로 이어져 노인들이 가지고 있는 질환을 더욱 악화시킬 수 있으며 다른 질병의 원인이 될 수 있기 때문에 세심한 관심을 가져야 합니다.

식욕부진은 왜 생길까요?

노인에게서 식욕부진을 호소하는 경우가 많은데, 이는 위장기능 저하, 호르몬 불균형, 후각 노화 등이 겹쳐서 생기게 됩니다. 사람이 음식물을 먹으면 위가 늘어났다가 수축하면서 십이지장으로 내려 보내게 되는데 나이가 들면 위의 탄력이 떨어져서 음식물을 제대로 내려 보내지 못하게 됩니다. 또한 소화액의 분비가 저하되어 음식물의 소화 흡수율이 떨어지면서 단백질, 지방, 지용성 비타민, 칼슘 등의 영양소 결핍이 쉽게 발생할 수 있습니다.

노인에게서는 십이지장에서 분비되는 식욕억제 호르몬인 콜레시스토키닌 혈중 농도가 높아지고, 식욕을 돋우는 노르에피네프린 호르몬은 감소하게 됩니다. 미각, 후각 등 감각기관의 둔화도 원인이 되는데, 미각 기능의 저하는 타액 분비의 감소와 함께 음식물 섭취에 가장 큰 영향을 주고, 후각 기능이 떨어지는 것도 식욕 저하의 원인 중 하나입니다. 65~80세의 60%, 80세 이상의 80% 이상은 50세 미만과 비교하여 후각 기능이 10% 밖에 남아 있지 않으므로 음식의 맛을 잘 느끼지 못해 음식 섭취에 대한 흥미가 떨어지게 됩니다.

또한 노인들은 여러 만성질병, 암 등의 소모성 질환에 시달리고 있으며 이러한 질병들은 그 자체로도 건강에 해를 주거나 식욕부진을 일으킬 수 있습니다. 게다가 질병을 치료하기 위해 섭취하는 약물들이 식욕 저하나 영양소의 흡수를 억제하고, 배설을 증가시키며, 체내 대사를 방해할 수 있는데, 감기약에 많이 포함되어 있는 항히스타민제를 비롯해 항불안제, 수면제, 이뇨제 중에는 과다 복용하면 그 부작용으로 식욕부진을 야기하는 것들이 있을 수 있습니다.

한편 생리적 요인 이외에도 사회적 요인과 심리적 요인이 크게 작용하게 됩니다. 건강에 대한 불안감, 경제적인 문제, 배우자의 사망, 자녀관계 및 사회활동의 제한 등으로 소외감과 고독감을 쉽게 느끼며 이에 따라 불안감 및 좌절감, 우울증이 나타나면서 식욕을 상실하기 쉽습니다. 특히 식욕부진은 우울증의 대표적인 증상 중 하나이므로 식욕부진이 있는 노인에게서는 반드시 동반 증상을 확인해야 합니다.

식욕부진은 어떻게 진단하나요?

우선 영양평가나 식욕을 평가하기 위해 개발된 설문지를 활용할 수 있습니다. 식욕평가를 위해서 기본적으로 묻게 되는 항목들은 '나의 식욕은 어떠한가?', '나는 몇 숟갈정도 식사한 후에 포만감을 느끼는가?' '음식의 입맛은 어떠한가?', '나는 보통 하루에 몇 끼니의 식사를 하는가?' 등입니다.

이와 함께 혈액검사가 도움이 될 수 있는데, 혈청 알부민, 프리알부민, 트랜스페린 농도는 단백질 부족 영양상태 파악에 도움이 됩니다. 프리알부민은 반감기가 3주인 알부민에 비하여 반감기가 2~3일로 영양상태평가에 상대적으로 민감한 지표로 사용됩니다. 혈청 트랜스페린은 혈장에서 철분을 운반하는 베타글로불린으로, 반감기는 8~9일로 알부민보다 짧고 인체 저장량이 적어 단백질 섭취 상태를 비교적 예민하게 반영합니다.

그 밖에 혈색소와 콜레스테롤 혈청 농도 또한 영양상태 판별에 중요하며 다양한 미량 영양소 측정이 도움이 될 수 있습니다. 빈혈 관련 영양소는 철분 이외에 엽산과 비타민 B12 등이 있고, 아연 부족증은 노인에게 비교적 흔한데, 특히 미각 변화를 유발하여 아연을 보충할 경우 식욕부진이 호전되는 데 도움이 됩니다.

식욕부진은 어떻게 치료하나요?

✚ 급성기 질환 치료

우선 원인이 되는 급성기 질환이 있을 경우 이에 대한 적극적인 치료가 중요합니다. 급성기 질환 이후 적극적인 조기 영양치료는 급성 질환의 합병증 중 특히 감염 합병증을 감소시키며 관련 사망률을 현저하게 감소시킵니다. 노인은 이 시기의 영양치료가 향후의 일상생활 기능 유지와 밀접하게 연관되므로 건강노화와 직결되어 매우 중요합니다.

✚ 노화로 인한 부족 영양소의 보충

① **단백질** : 단백질의 필요량은 연령 증가에 따라 다소 증량시키면 근감소증 예방을 도울 수 있습니다. 우리나라 1일 권장량은 1.13g/체중 kg

으로 급성 질환이 동반될 경우 1.2~1.5g/kg까지 섭취가 필요합니다.

② **비타민과 미네랄 :** 검사결과에 따라 부족한 비타민이나 미네랄을 보충해줄 수 있는데, 특히 아연의 경우 노인의 상처 회복, 면역력, 입맛과 후각의 변화와 연관되어 노인 식욕부진 환자에게 도움이 될 수 있습니다.

③ **수분 요구량 :** 노인에게서 식사량이 급격히 감소할 경우 심각한 탈수 상태가 발생할 가능성이 있습니다. 따라서 충분한 수분을 섭취할 수 있도록 주의를 기울이는 것이 필요합니다.

✚ 경구영양보조액

경구 식사량이 부족한 노인의 경우 정규 식사 사이에 경구영양보조액(oral nutritional supplement, ONS)을 먹는 것이 도움이 됩니다. 열량 공급과 함께 미량 영양소를 함께 공급하므로 입원 혹은 시설 거주 노인뿐 아니라 가정에 거주하는 노인에게도 일상생활 기능 유지에 매우 유용합니다.

연하장애

밥을 먹으면(물을 마시면) 기침을 해요

연하장애란 무엇인가요?

밥을 먹는데 자주 기침을 하거나 사레가 들린다면 연하장애(삼킴장애)를 의심해보아야 합니다. 연하장애는 음식을 씹고 삼키는 것에 어려움이 있는 것을 뜻합니다. 연하장애가 있을 경우 흡인성 폐렴, 영양결핍, 탈수, 체중 감소, 기도폐색 등의 문제를 일으킬 수 있습니다.

연하장애는 왜 발생하나요?

　연하의 단계는 크게 구강기, 인두기, 식도기로 나뉘고 각각의 단계는 특별한 기능을 촉진하며, 각 단계가 손상될 경우 연하장애가 나타납니다. 정상 노화 과정에서도 연하 기능의 장애가 발생할 수 있는데, 구강기 및 인두기를 통과하는 시간이 길어지거나 음식물을 조절하고 조화롭게 삼키는 기능에 이상이 생기게 됩니다. 또한 인두 압력의 크기가 증가하고 시간이 길어지며, 삼킴 이후에 인두 잔여물이 증가할 수 있습니다.

　이외에도 연하장애를 일으키는 원인은 여러 가지가 있는데, 주된 원인으로 뇌졸중 등 뇌혈관계 질환이 있고, 그 밖에도 신경학적인 마비로 인한 장애, 식도 부위의 암, 수술, 폐색 등으로 인한 기계적인 장애, 그리고 기타 약물 사용 등으로 발생합니다.

연하장애의 합병증은 어떠한 것이 있나요?

　이러한 연하장애를 방치하게 되면 음식물이 기도로 넘어가 폐까지 도달한 후 썩게 됩니다. 이때 음식에 있던 각종 세균이 폐 속에 염증 반응을 일으키게 되면 흡인성 폐렴이 발생할 수 있습니다. 흡인성 폐렴은 심한 경우에는 사망으로까지 이어지게 되는 경우도 있습니다.

　또한 연하장애가 있으면 적절한 양의 음식이나 물을 섭취할 수 없게 되어 영양결핍이나 탈수와 같은 문제가 발생하게 됩니다.

연하장애는 어떻게 진단하나요?

연하장애를 진단하기 위해서는 우선 병력을 청취하고 신체 검진을 통해 원인을 파악하는 것이 중요합니다. 침상에서 신체 검진을 통하여 목, 입, 구인두 및 후두의 이상을 확인하고, 신경학적 검진도 진행합니다.

정확한 평가를 위해서는 비디오 투시 연하 검사(VFSS, videofluoroscopic swallow study)를 시행하고 있습니다(그림 참고). 특히 뇌졸중 환자의 경우 40~70%는 흡인시에도 기침 등의 증상이 없는 무증상 흡인이 나타날 수 있어, 증상이 없더라도 연하장애가 의심되는 환자에게는 비디오 투시 연하 검사를 시행하는 것이 좋습니다.

■ 그림 _ 비디오 투시 연하 검사

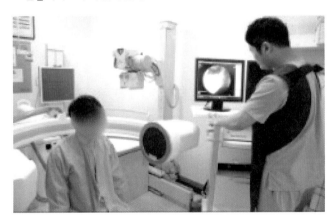

연하장애는 어떻게 치료하나요?

　연하장애의 치료는 크게 두 가지로 나뉘는데, 첫째는 식이의 점도를 조절하는 방법이 있고, 둘째는 운동과 보상기법이 있습니다.

✤ 식이조절

① 연하치료 식이의 단계

- 1단계 : 으깬 감자농도 정도. 국물 제한
- 2단계 : 일반식 죽에 반찬 다져서 제공. 식사 적응도에 따라 국물 제공
- 3단계 : 반고형음식, 일반죽에 부드러운 반찬. 식사 적응도에 따라 국물 제공

　② 만약 구강 섭취는 가능하나 묽은 액체만 삼키기 어려운 경우에는 액체의 점도를 높일 수 있는 증점제를 사용하여 점도를 환자에게 맞게 조절할 수 있습니다(예: 연하이지, 티크앤이지, 토르미엄A 등).

✤ 운동과 보상기법

　① **턱 당기기** : 고개를 숙이고 가슴 쪽으로 당기도록 합니다. 이렇게 하면 식괴를 후두 개곡에 머무르게 함으로써 바로 흡인되는 것을 막아 줄 수 있습니다.

　② **입술 운동/혀 운동** : 크게 미소 짓기, 뺨 부풀리기, 뽀뽀하기, 혀 내밀고 위아래, 좌우로 움직이기 등의 운동을 시행합니다. 이러한 운동은

환자가 음식물을 다루고, 가동범위를 증진시켜서 구강의 뒤 및 인두로 밀어주는 힘을 기르도록 해줍니다.

③ **전기자극치료 :** 목에 하는 전기자극치료를 해볼 수 있는데, 인두부를 자극함으로써 대뇌 인두의 신경신호 전달을 촉진시키고, 운동 기능에도 좋은 영향을 미칩니다. 특히 뇌졸중 환자에게서 대뇌의 재구성을 일으키는 데 도움을 줍니다.

④ **열 – 촉각 자극치료 :** 열 – 촉각 자극은 차가운 얼음으로 환자의 양측 구협궁을 문지르는 자극을 주는 방법으로, 동시에 같은 쪽의 구인두부를 자극하는 방법입니다. 이를 통해서 삼킴 반응을 일으키는 구강의 민감도를 증가시킬 수 있습니다.

⑤ **성대폐쇄운동 :** 성대폐쇄운동은 삼킴 반응 동안 기도를 수의적으로 닫는 것을 훈련하는 방법입니다. 특히 인두폐쇄가 저하된 환자에게 효과가 있으며, 깊게 숨을 들이쉬고 숨을 참고 음식물을 삼키고 삼키자마자 기침을 하는 것을 훈련하며, 처음에는 어렵게 느껴질 수 있으나 천천히 시행하면 쉽게 익힐 수 있습니다.

✛ 구강청결

구강 내 분비물은 혀와 구개에 모여서 구강의 민감도를 저하시키고 세균의 증식을 일으켜 폐렴의 위험 인자로 작용하게 됩니다. 특히 폐렴의 예방에 있어서 구강 청결이 중요하므로 젖은 거즈 등을 이용해 분비물을 적절히 제거하는 것이 중요합니다.

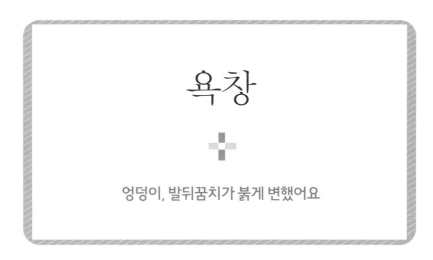

욕창

엉덩이, 발뒤꿈치가 붉게 변했어요

욕창은 감각과 움직임이 저하된 노인에게서 흔히 발생할 수 있는 건강문제입니다. 정상적으로 건강한 사람의 경우에는 피부에 압력이 가해지면 통증을 느껴 자세를 변경하지만, 자발적으로 움직일 수 없고 감각이 떨어진 사람은 이러한 통증을 느끼거나 통증을 느껴도 자세를 변경하기 어렵기 때문에 욕창이 발생할 위험성이 커집니다.

욕창은 무엇인가요?

욕창은 주로 뼈 돌출부위에 압력 또는 압력과 전단력이 결합된 힘에 의해 피부 또는 피부 밑의 조직의 국소적 손상을 욕창이라고 합니다. 하지만 욕창은 압력, 전단력 이외에도 여러 가지 요인들이 영향을 미치게 됩니다.

욕창은 어디에 많이 발생하나요?

욕창은 주로 지방과 근육이 적고 뼈가 돌출된 부위에 많이 발생하며, 취하는 자세에 따라 많이 닿는 부위에 혈액순환이 저하되어 욕창이 발생하게 됩니다. 발생 부위를 자세히 살펴보면 다음 그림과 같습니다.

■ 욕창 호발 부위

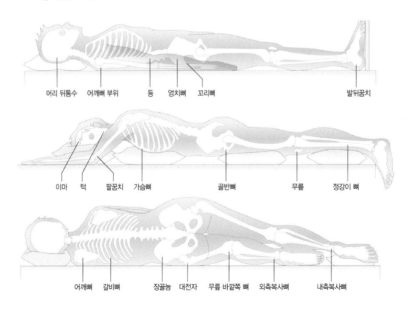

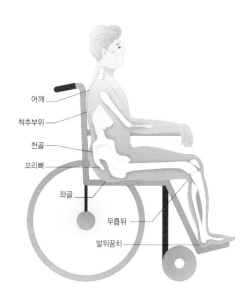

어깨
척추부위
천골
꼬리뼈
좌골
무릎뒤
발뒤꿈치

욕창은 왜 발생하나요?

욕창 발생은 압력의 강도 그리고 지속시간에도 영향을 받습니다. 이 외에도 전단력과 마찰력, 습기, 혈액순환, 전신 건강 상태, 강직, 영양상태, 연령, 흡연 등도 영향을 미칩니다.

특히 전단력은 피부와 돌출된 뼈가 서로 다른 방향으로 움직일 경우 발생합니다. 피부는 침대에 닿아 있고 뼈는 중력방향으로 미끄러져 내려오면서 피부와 뼈가 서로 어긋난 방향으로 움직이며, 혈관과 조직이 손상되게 됩니다. 마찰은 이동 시나 자세 변경 시 시트에 쓸려서 발생하게 되고 이 부위에 지속적으로 압력이 가해지면 욕창으로 진행됩니다.

■ 욕창 발생원인

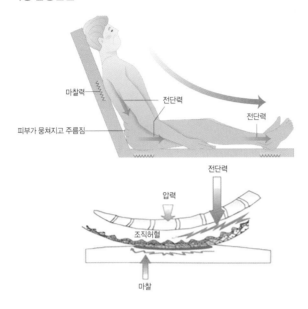

마찰력
전단력
전단력
피부가 뭉쳐지고 주름짐
전단력
압력
조직허혈
마찰

욕창은 어떻게 진행하나요?

욕창은 발생 초기에 발견하여 치료, 관리하면 빨리 회복될 수 있습니다. 따라서 피부상태의 변화를 조기에 알아차리는 것이 더 심각하게 진행되는 것을 막을 수 있습니다.

욕창의 심각성 정도는 조직이 어느 정도까지 손상되었는지에 따라 나뉘게 되고, 손상 정도에 따라 회복되는 시기와 관리 방법이 달라지기 때문에 이를 정확하게 아는 것이 중요합니다. 만일 24시간 이내 피부 이상 부위가 회복되지 않는다면 의료진을 방문하는 것이 좋습니다

욕창단계	피부 상태	간호
1단계 	• 붉게 발적된 상태 • 주변 조직보다 통증이 있거나, 단단하거나, 부드럽거나, 따뜻하거나 차가울 수 있음 • 발적은 손으로 눌렀을 때 하얗게 변하지 않으며 압력 제거 20~30분 후에도 정상 피부로 회복되지 않음	• 발적 부위에 압력이 가해지지 않도록 주의 • 깨끗이 닦고 보습제와 피부 보호 크림 사용하기 • 절대 발적 부위 문지르지 않기 • 균형 있는 식사와 충분한 수분 섭취 • 규칙적으로 자세변경 시행 • 평상시보다 더 자주 피부 상태 관찰하기
2단계 	• 피부가 일부 손상되어 붉거나 핑크 빛의 얕은 상처를 보임	• 1단계에서 제시한 관리법 적용 • 드레싱 및 관리를 위해 병원 방문 • 감염 증상(진물 증가, 악취, 진물 색깔 변화: 녹색, 화농색, 상처 크기 증가)을 관찰하고 발견 시 병원 방문
3단계 	• 지방조직이 드러나 있지만 뼈나 근육은 노출되지 않은 상태 • 보이는 것보다 상처 크기가 훨씬 크고, 상처 안쪽으로 연결된 통로도 있을 수 있음 • 지방이 많지 않은 부위나 환자의 경우 얕은 손상에도 3단계 욕창 가능성 있음	• 즉각적으로 의료진을 방문 • 수술적 치료 필요 가능성 • 욕창 상태에 따른 적합한 드레싱 필요

욕창단계	피부 상태	간호
4단계 	• 뼈, 인대, 근육층까지 손상된 상태로 죽은 조직들이 상처 바닥에 있을 수 있음 • 상처 크기가 훨씬 클 수 있고 상처 안쪽으로 연결된 통로도 있을 수 있음	• 1단계에서 제시한 관리법을 따름 • 즉각적으로 의료진을 방문 • 수술적 치료 필요 가능성 • 욕창 상태에 따른 적합한 드레싱 필요
심부조직손상 	• 국소 부위에 보라색이나 갈색의 변색은 있으나 피부 손상이 없는 피부 • 혈액이 찬 물집이 관찰될 수 있음 • 통증이 있고, 단단하고 약하거나 습하거나 따뜻하거나 차가울 수 있음 • 진행이 빠르며 적절한 치료에도 불구하고 깊은 손상이 나타날 수 있음	• 1단계에서 제시한 관리법을 따름 • 즉각적으로 의료진을 방문 • 수술적 치료 필요 가능성 • 욕창 상태에 따른 적합한 드레싱 필요
미분류 단계 	• 상처 바닥이 죽은 조직으로 덮여 있어 조직 손상의 깊이를 정확히 알 수 없는 상태 • 죽은 조직이 제거된 후에는 3-4단계의 욕창이 되는 경우가 많음	• 1단계에서 제시한 관리법을 따름 • 즉각적으로 의료진을 방문 • 수술적 치료 필요 가능성 • 욕창 상태에 따른 적합한 드레싱 필요

욕창 예방은 어떻게 해야 하나요?

　욕창 발생을 막을 수 있는 완전한 치료법은 현재 존재하지 않습니다. 하지만 욕창은 대부분의 경우 예방이 가능하며, 욕창을 예방하는 것은 환자의 신체적, 정신적 고통을 감소시킬 뿐 아니라 경제적인 측면에서도 도움이 됩니다.

✛ 피부상태 관찰

　욕창을 예방하는 데 가장 중요하고 필수적인 부분으로, 욕창 발생의 초기 단계를 파악하기 위해서는 계속적이고 규칙적인 피부 관찰을 해야 합니다.

- 최소 하루에 2번(아침 기상 후, 잠들기 전) 눈으로 보고, 손으로 만져 봅니다.
- 관찰 부위는 압력이 주로 가해지는 피부를 중점적으로 보지만, 피부 전체를 관찰하는 것이 좋습니다. 특히 피부 접히는 부위(사타구니, 엉덩이, 가슴), 보조기(브레이스) 착용 부위도 관찰합니다.
- 피부 발적(피부 색 변화), 물집, 열감(손등을 이용) 여부를 확인합니다.
- 발적이 있을 경우 압력이 가해지지 않도록 다른 자세를 취해주고 30분이 지나도 그 부위가 지속적으로 붉게 발적이 되어 있다면, 이는 욕창으로 진행 가능성이 있으므로 의료진에게 보고하고 붉게 변화된 부위로 눕거나 마사지를 적용해서는 안 됩니다.

- 관찰하기 어려운 경우 보호자에게 도움을 요청해 반드시 시행합니다.

+ 피부 간호

욕창을 예방하기 위해서는 매일 피부를 관리해야 합니다. 땀이나 소ㆍ대변으로 인한 과도한 수분은 피부 짓무름, 마찰력이나 전단력 등에 의한 손상 위험성을 증가시킵니다. 따라서 건조하고 깨끗하게 유지시키는 것이 좋으며, 너무 건조한 피부는 촉촉한 피부보다 더 약하여 쉽게 손상을 받으므로 촉촉한 피부상태를 유지하는 것이 좋습니다.

① 소ㆍ대변으로 인한 피부관리 : 소ㆍ대변으로 인한 잦은 자극과 젖은 피부 상태를 유지하면 지속적으로 피부가 약해지고 쉽게 손상될 수 있습니다. 따라서 소변, 대변을 보면 즉시 피부를 닦아내고, 옷이 젖은 경우 즉시 갈아입어야 합니다.

국제 욕창 지침서에 따르면, 욕창 예방을 위해 실변, 실금이 있을 때에는 오염물을 즉시 제거한 후 피부 세척제(skin cleanser), 피부 보습제(skin moisturizer), 피부 보호제(skin protectant)를 적용할 것을 권고하고 있습니다. 또한 기저귀는 피부로부터 수분을 빼앗아가고 밀폐된 환경으로 인해 피부의 습기를 증가시키므로 특히 설사를 할 경우 팬티형 기저귀 착용을 권장하지 않고, 부득이 사용해야 할 경우 흡습성이 좋은 것을 선택하거나 깔개형 기저귀 또는 흡수패드를 깔아주는 것이 좋다고 설명하고 있습니다.

② **세척 및 보호제 적용 :** 오염된 피부는 피부세척제를 이용하여, 부드러운 천이나 티슈로 세척합니다. 피부를 마찰하거나 문질러 닦지 않으며, 두드려 습기를 제거합니다. 피부 보호제는 충분히 펴 발라줍니다.

■ 피부 세척제, 보호제 적용 모습

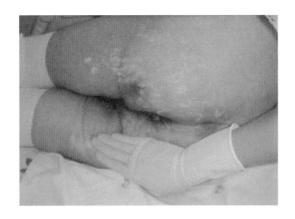

〈피부 세척제〉

가능한 빠른 시간에 세척하는 것이 자극원으로부터 노출되는 시간을 줄임으로써 피부를 보호할 수 있습니다. 피부의 정상 산도인 5.5에 가까운 중성이거나 산성을 띠는 것을 사용합니다.

컴필 클린저 (콜로플라스트)	엘타 클린징 폼 (아모젠)	프로페셔날클린 징폼(나음)	센텍스 클린저 (㈜파마엠디)	캐빌론클린저 (3M)
세척, 보습			세척, 항균, 보습, 재생	• 세척, 보습 • 저 알러지 성분

〈피부 보호제〉

　피부 표면에 반투과성 또는 불 침투성의 막을 제공하여 소변이나 대변과 같은 자극원으로부터 보호합니다.

컴필베리어크림 (콜로플라스트)	메날린 프로페셔 날 피부 보호 폼 (나음)	엘타 피부 보호크림 (아모젠)	카레즈 피부 보호 크림(세호)	캐빌론 피부 보호 크림(3M)
대소변으로부터 보호		• 징크 성분 함유 • 대소변으로부터 보호 • 긴 작용시간	• 징크 성분 함유 • 항진균 물질 함유 • 대소변으로 부터 보호	• 피부 보호를 위 한 디메치콘 성 분 함유 • 저 알러지성

〈피부보호필름〉

컴필보호필름(콜로플라스트)	캐빌론 보호 필름(3M)

• 피부 연화 예방
• 피부 차단막 역할
• 알콜 함유제품은 알콜로 인해 따가움을 느낄 수 있음

✛ 이동

욕창 예방을 위해서는 올바른 자세를 취하고 자신이 할 수 있다면 스스로 이동하고 체위 변경을 하는 것이 좋습니다. 특히 이동이나 자세 변경 시 환자를 끌어서 이동하는 것은 피부에 마찰력과 전단력으로 인해 피부 손상의 원인이 될 수 있기 때문에 예방적으로 폼으로 된 드레싱 재제나 필름 제제를 피부에 붙여두는 것이 도움이 됩니다. 또한 이동을 할 때 절대로 끌어서 움직이지 말고 부드럽게 이동할 수 있는 재질로 만들어진 슬라이드 제품을 사용하는 것이 좋습니다.

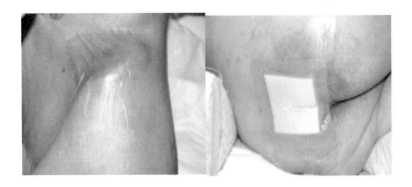

〈이동시 주의사항〉

• 이동하는 곳과의 거리를 가능한 가깝게 한다.

• 이동하는 곳의 높이가 비슷한 것이 안전한 이동에 도움이 된다.

• 이동하기 전에 휠체어나 침대를 고정한다.

• 이동 전에 팔걸이, 발판, 고정용 벨트(seal belt), 가슴 고정(chest strap) 을 제거한다.

• 미끄럼 방지 신발(non-skid footwear)을 신는다.

• 이동하는 동안 소변 줄 등이 눌리지 않도록 주의한다.

• 이동하는 동안 휠체어 바퀴, 브레이크, 발판에 닿아 피부가 벗겨지 거나 전단력이 가해지지 않도록 주의한다.

• 자동차를 탈 때는 자동차 의자에 물건이나 안전벨트가 의자 위에 놓여 있지 않은지 확인한다.

• 자동차로 이동 시에는 문에 머리가 부딪히지 않도록 주의하며, 의 자에 앉은 후에는 가능한 의자 등받이 가까이 기대고 앉아 미끄러

져 내려오지 않도록 주의한다(전단력 발생 위험 감소).

- 자동차 의자에 앉을 때에도 욕창 예방을 위한 쿠션을 사용하도록 하며, 20~30분마다 자세변경도 해야 한다.
- 휠체어에 타고 내릴 때 항상 브레이크가 잠겨 있는지 확인하며, 침대에서 미끄러져 넘어지지 않도록 이불이나 바닥을 점검한다.

✚ 올바른 자세

뼈 돌출 부위에 욕창을 예방하기 위한 효과적인 방법 중의 하나는 올바른 자세를 유지하는 것입니다. 올바른 자세는 피부상태, 의학적 안정상태, 신체 능력, 사용하고 있는 지지면에 따라 달라질 수 있지만 가장 중요한 것은 올바른 자세를 취했다 할지라도 규칙적으로 자세를 변경해주어야 합니다. 자세를 변경할 때는 돌출된 뼈 부위가 눌리지는 않았는지, 발적 부위에 압력이 가해지는 체위는 아닌지, 환자의 피부가 옷이나 시트에 쓸려 있지는 않은지를 확인해야 합니다.

욕창 예방을 위해서는 올바른 자세를 취하는 것이 중요합니다. 자신이 취하는 자세에 따라 올바른 방법은 아래와 같습니다.

① **휠체어에서 올바른 자세** : 욕창의 발생 가능성을 낮출 수 있는 휠체어에서의 자세는 등 전체가 등받이에 닿도록 기대고, 받침대를 이용하여 허벅지와 종아리 전체를 받쳐주는 자세입니다. 발판의 높이는 상체의 무게를 꼬리뼈나 엉덩이뼈가 아닌 허벅지로 이동시키기 위해 허벅지의 수평 높이보다 약간 높여줍니다. 만일 발판이 너무 높으면 체중은 골반 뒤

■ 올바른 휠체어 자세(왼쪽), 올바르지 않은 휠체어 자세(오른쪽)

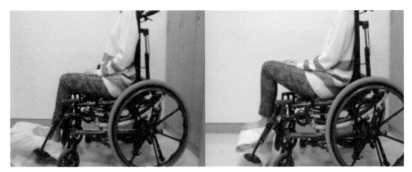

출처 : 분당서울대학교병원 욕창 자문위원단

쪽에 실리게 되고 엉덩이뼈와 꼬리뼈, 발에 스트레스를 줄 수 있습니다

② **엎드린 자세** : 금기가 아니라면, 밤에 수면을 취할 때는 엎드린 자세를 취하는 것이 좋습니다. 이러한 자세는 부드럽고 견고한 쿠션이나 폼 패드를 사용한다면 8시간까지 안전하게 누워 있을 수 있어 자세 변경을 신경 쓰지 않아도 되어, 환자와 보호자 모두 숙면을 취할 수 있기 때문입니다. 또한 엎드린 자세는 엉덩이와 허벅지를 이완시킴으로써 엉덩이와 무릎에 긴장을 막을 수 있습니다.

■ 엎드린 자세

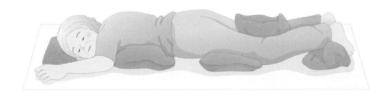

출처 : 분당서울대학교병원 욕창 자문위원단

- 머리 : 작은 폼으로 된 쿠션을 사용(피부에 자극이 되지 않는 재질), 크기는 환자 개 개인이 편안함을 느끼는 정도에 따라 달라짐
- 가슴 : 편안함을 주기 위해 가슴 부위에 하나 혹은 그 이상의 쿠션(pillow) 사용
- 허벅지 : 무릎에 압력을 주지 않기 위해서 무릎 위의 허벅지 부위에 패드(foam pad) 사용
- 정강이 : 발가락에 압력을 주지 않기 위해 정강이 부위에 패드나 쿠션 사용
- 무릎 사이 : 욕창 예방을 위해 양쪽 무릎과 발목이 붙지 않도록 무릎 사이에 쿠션 사용

주의사항 : 쿠션이나 폼 패드 대신 침대 시트나 수건을 접어서 사용하지 않음. 이것은 너무 단단하여 피부 손상의 원인이 될 수 있음

③ **옆으로 누운 자세** : 옆으로 누울 때는 90도 기울인 자세가 아니라 30 도 기울인 자세를 취해주어야 합니다.

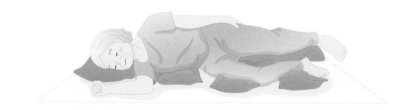

- 머리 : 작은 폼으로 된 쿠션을 사용(피부에 자극이 되지 않는 재질), 크기는 환자 개개인이 편안함을 느끼는 정도에 따라 달라짐
- 등 : 측면으로 눕는 자세를 유지하기 위해서는 등 뒤를 지탱해주어야 하며, 엉덩 이를 뒤로 약간 빼주어 몸이 앞으로 돌아가는 것을 막음
- 허벅지 : 패드를 고관절 위와 아래 부분에 둠. 패드가 정확하게 놓이면 손이 들어 갈 공간이 형성되어 압력이 경감됨.

- 발목 : 무릎과 발목 관절의 압력을 제거하기 위해 발목 관절 아래에 패드 사용
- 다리사이 : 쿠션을 다리 사이에 세로로 길게 놓아 다리가 서로 직접 닿지 않게 함

주의사항 : 쿠션이나 폼 패드 대신 침대 시트나 수건을 접어서 사용하지 않음. 이것은 너무 단단하여 피부 손상의 원인이 될 수 있음

∴ 옆으로 30도 기울임 자세 : 90도로 누울 경우 대퇴부 뼈(대전자 부위)에 압력이 가해져 욕창 발생 위험이 높기 때문에 90도 옆으로 누운 자세가 아닌 30도 기울임 자세를 유지하는 것이 좋습니다.

등을 대고 바로 누운 상태에서 등과 매트가 이루는 각이 30도 정도가 되도록 몸을 유지하는 것으로 이때 매트에 닿는 다리는 최소한으로 구부리고, 닿지 않는 다리는 무릎을 35도 정도로 구부린 상태를 유지합니다. 매트에 닿지 않는 다리가 매트에 닿는 다리보다 약간 뒤에 있는 자세를 취하도록 하며 양 무릎은 서로 닿지 않도록 베개를 덧대줍니다.

■ 30도 기울임 자세

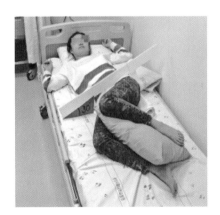

④ **똑바로 누운 자세** : 똑바로 누운 자세를 취할 때 가능한 욕창이 발생하지 않도록 과도하게 침상 머리를 올리지 않도록 합니다.

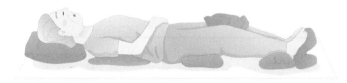

> - 머리 : 작은 폼으로 된 쿠션을 사용(피부에 자극이 되지 않는 재질), 크기는 환자 개개인이 편안함을 느끼는 정도에 따라 달라짐
> - 등 : 꼬리뼈에 압력이 가해지지 않도록 위로 들어올리기 위해 허리 밑에 쿠션을 대어줌. 이는 꼬리뼈에 압력 제거뿐 아니라 허리 근육을 이완시킬 수 있음
> - 무릎 : 무릎을 약간 구부리는 것이 자연스러운 자세이므로 무릎 위쪽으로 쿠션을 대어줌
> - 발목 : 부드러운 재질의 발 지지대를 대어줌
> - 다리 사이 : 무릎과 발목 사이의 피부 손상을 막기 위해 무릎 사이에 폼 패드나 쿠션을 놓음
>
> 주의사항 : 쿠션이나 폼 패드 대신 침대 시트나 수건을 접어서 사용하지 않는다. 이것은 너무 단단하고 피부 손상의 원인이 될 수 있다.

∴ 30도 올림 자세 : 침대 머리를 올리는 경우 미끄러져 내려와서 욕창 발생 위험이 높아지게 되므로, 침상 머리를 올리는 자세를 하길 원할 경우에는 30도 올림 자세를 취해주는 것이 좋습니다. 이는 등을 대고 바로 누운 상태에서 침대의 머리 부분을 30도 정도 올려주고, 엉덩이와 허벅지가 이루는 각도가 30도가 되도록 무릎을 올려주는 자세를 말합니다.

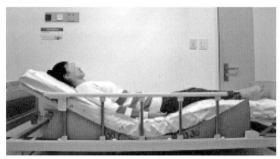

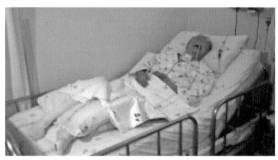

⑤ **침상에서 앉은 자세** : 욕창 발생 위험이 높은 환자를 침대에 앉은 자세로 있게 하는 것은 가급적 제한하는 것이 좋습니다. 환자가 앉은 자세를 혼자서 유지하지 못하는 경우 침대에 기댈 가능성이 크게 되고, 이런 경우 등을 기대앉거나 몸을 구부리고 앉게 되어 엉덩이뼈와 꼬리뼈에 체중이 실리고 쓸려서(shearing) 욕창 발생 가능성이 높아지게 됩니다. 따라서 침대에 앉은 자세로 있는 것은 가급적 제한해야 하고, 어쩔 수 없이 침대에 앉혀야 한다면, 베개를 엉덩이 밑에 대주어 몸이 미끄러지는 것과 구부러지는 것을 막아주어야 합니다.

■ 올바르지 않은 자세

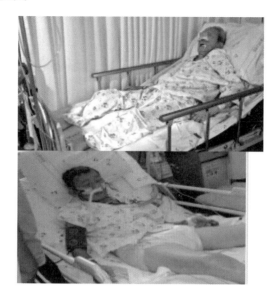

■ 올바른 자세

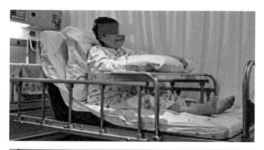

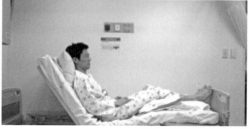

출처 : 분당서울대학교병원 욕창 자문위원단

⑥ **발뒤꿈치 올림 자세** : 발뒤꿈치 역시 욕창 발생 위험이 높은 부위로 압력 경감을 위한 자세를 취해주어야 합니다. 발뒤꿈치가 침대표면으로부터 떨어지도록 무릎 조금 아래에서 아킬레스건 위쪽 부분까지 베개를 대어주면 발꿈치에 가해지는 압력을 종아리 부위로 분산할 수 있습니다.

이때 무릎을 약간 구부러지도록 해주는 것이 좋은데 무릎을 과도하게 펴주는 것은 무릎 뒤 오금정맥의 혈액순환을 방해하여 심부정맥혈전증이 생기게 할 가능성이 있기 때문입니다. 거즈로 발꿈치를 감싸거나 물을 채운 팩 위에 발꿈치를 올려놓는 것은 효과적이지 않습니다.

■ 발꿈치 욕창 예방을 위한 베개를 사용한 자세

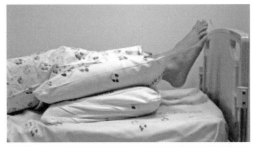

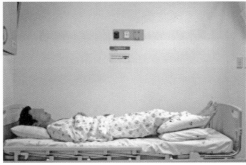

출처 : 분당서울대학교병원 욕창 자문위원단

✚ 자세 변경

자세 변경은 욕창 발생의 위험이 있는 모든 환자에게 지속적으로 실행되어야 합니다.

- 욕창 발생위험이 높은 환자의 경우 최소한 매 2시간마다 자세 변경을 해야 합니다. 하지만 만일 2시간마다 자세 변경이 어렵다면 자신의 신체 상태가 견딜 수 있는 정도에 따라 2~6시간마다 변경하는 것도 가능합니다. 하지만 이때는 꼭 피부상태를 주의 깊게 관찰하여야 합니다.
- 자세 변경의 주기는 사용하고 있는 매트/매트리스의 종류에 따라서도 영향을 받지만 압력 경감 매트/매트리스를 사용하고 있더라도 자세 변경은 꼭 해주어야 합니다.
- 자세 변경을 시행할 때는 환자 몸의 돌출된 부분이 눌리지는 않았는지, 환자의 피부가 옷이나 시트에 쓸려 있지는 않은지를 확인해야 합니다.
- 절대로 끌어서 움직이지 말고 이송을 도와주는 제품이나 도구를 이용하도록 하는 것이 좋고 혼자서 불가능할 때는 도움을 청해 2~4명이 함께 들어 자세를 변경하도록 해야 합니다.
- 자세 변경을 마친 후에는 몸 아래로 튜브나 배액관 같은 의료용 장치가 깔려 있는지 확인합니다. 이는 피부에 국소적 압력으로 욕창을 유발할 수 있습니다.

욕창은 어떻게 관리해야 하나요?

욕창은 갑자기 상태가 악화될 수도 있고, 눈으로 보이는 것과 달리 진행된 경우도 많기 때문에 일단 욕창이 발생하면 가능한 빨리 의료진에게 확인을 받고 치료를 받는 것이 좋습니다.

욕창은 소독만으로 절대 회복되지 않기 때문에 욕창 발생 원인이 무엇인지 확인하여 그 원인을 제거하는 것이 가장 중요합니다. 또한 욕창은 전신 건강상태가 좋아지지 않으면 회복되지 않기 때문에 평소에 가지고 있던 질환이 있다면 같이 치료가 이루어져야 합니다.

✛ 욕창 드레싱 원칙

- 상처는 과도하게 축축하지 않고 적절하게 습윤한 상태를 유지해야 합니다.
- 상처 바닥에 있는 죽은 조직이 있는 경우 의료진으로부터 확인을 받은 후 제거해야 합니다.
- 상처가 깊은 경우 가볍게 공간을 채워주어야 합니다.
- 상처에 이물질이 있는 경우 제거해야 합니다.
- 상처를 외부 손상으로부터 보호해야 합니다.

① 상처 세척

- 드레싱 교환 시마다 욕창과 주변 피부를 세척합니다.
- 치유되고 있는 깨끗한 욕창은 생리식염수로 세척합니다.

- 감염이 의심되거나 감염이 있는 경우 욕창을 청결히 하기 위해 소독제를 사용할 수도 있습니다.

② 욕창 상태에 따른 드레싱

욕창의 형태	목표	채우는 드레싱	덮는 드레싱
깊고 축축한 욕창 	욕창 기저부로부터 삼출물 흡수 및 습윤 상태 유지	흡수 드레싱 : 칼슘알지네이트, 하이드로 화이버, 거즈	거즈/테이프 폴리우레탄 폼
깊고 마른 욕창 	욕창 기저부에 습윤 상태 유지, 보호	습윤 드레싱: 하이드로 겔	거즈/테이프 폴리우레탄 폼
얕고 축축한 욕창 (〈0.5cm) 	삼출물 흡수, 습윤 상태 유지, 보온, 보호	흡수 드레싱: 칼슘알지네이트, 하이드로 화이버	거즈/테이프 폴리우레탄 폼
얕고 마른 욕창 (〈0.5cm) 	습윤 상태 유지, 보온, 보호		하이드로 콜로이드

③ 드레싱 제품

흡수성 드레싱(채우는 드레싱)			
하이드로화이버	칼슘알지	네이트	
아쿠아셀(Aquacel : ConvaTec)	알지사이트(Algisite M : Smith &Nephew)	칼토스탯(Kaltostat : ConvaTec)	바이아테인 알지네이트(Biatain Alginate : Coloplast)

- 중정도 이상의 삼출물이 있는 상처에 적용
- 상처가 깊은 빈 공간을 채우는 데 유용
- 상처표면 습윤하게 유지
- 위에 덮을 수 있는 2차 드레싱 필요
- 건조한 상처에 적용하지 않음

습윤 드레싱		
하이드로겔		

인트라 사이트 겔 (IntraSite Gel : Smith &Nephew)	풀리온 겔 (Purilon Gel : Coloplast)	듀오덤 겔 (DuoDERM Hydroactive gel : ConvaTec)

- 고수분 함유
- 새로운 조직 형성촉진
- 건조한 상처에 습윤 환경 조성
- 통증 감소에 도움

덮는 드레싱

하이드로콜로이드

컴필(Comfeel plus ulcer,
Comfeel transparent :
Coloplast)

- 소량에서 중간정도의 삼출물 흡수
- 1-2단계 욕창
- 제품과 삼출물이 섞여 노란색 분비물이 상처 감염과 혼동 가능성
- 감염 상처나 허혈성 상처에 적용시 주의

듀오덤(Duoderm CGF,
Duoderm extra thin :
ConvaTec)

이지덤
(Easyderm : 대웅제약)

메디폼(Medifoam :
Mundipharma)

알레빈(Allevyn Standard,
Allevyn Adhesive : Smith
&Nephew)

- 삼출물 흡수 능력 뛰어남
- 2-4단계 욕창
- 새로운 조직이 자라는 욕창

알레빈(Allevyn Gentle
border : Smith &Nephew)

바이아테인(Biatain
Adhesive,Biatain Non-
adhesive : Coloplast)

바이아테인 실리콘
(Biatain silicone :
Coloplast)

메필렉스(Mepilex, Mepilex
lite,Mepilex Border :
Molnlycke Health Care)

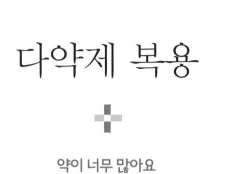

다약제 복용

약이 너무 많아요

노인 환자는 왜 이렇게 복용하는 약이 많은가요?

　노화현상이 질병은 아니지만 나이가 들수록 질병에 걸릴 위험이 많아지는 것은 사실이므로 고령화사회에서 만성질환을 가진 노인들이 많아지고 있습니다(다중이환). 특히 2011년 전국노인실태조사 결과에 의하면, 우리나라는 전체 노인의 86.7%가 최소한 한 가지 이상의 만성질환을 가지고 있는 것으로 확인되어 세계의 어느 나라보다도 만성질환을 가지고 있는 어르신들이 빠르게 늘어나고 있습니다.

　따라서 실제로 많은 어르신들이 만성질환(고혈압, 당뇨, 관절염, 골다공증, 동맥경화증, 요통 등등)을 치료하기 위해서 여러 가지 약을 복용하고 있습니다. 그 결과 약을 잘못 먹는다든지, 여러 가지의 약을 같이 먹는다든지, 혹은 중복되게 많이 먹는다든지 하게 되어, 약으로 인한 부작용이 상당히 많이 늘어나게 되었습니다. 외국 연구자료에 따르면, 노인이 병원에 입원하게 되는 원인으로 10명 중 2명(20%)은 복용한 약의 부작용과 관련이 있는 것으로 알려져 있고, 전체 어르신들이 병원에 입원하는 5번째 이유이기도 합니다. 그만큼 약으로 인한 부작용이 많고 심각하다는 것입니다.

이렇게 여러 개의 약을 한꺼번에 먹는 것을 다약제 복용이라고 하며, 보통은 규칙적으로 5가지 이상의 약제를 복용하는 경우를 이릅니다.

여러 약제를 동시에 복용하는 경우에는 기하급수적으로 약제 부작용의 출현 가능성이 증가되게 됩니다.

노년기에 흔히 복용하고 있는 약의 종류를 살펴보면, 고혈압, 고지혈증, 동맥경화증 등에 대한 심장과 혈관계통 약물, 관절염치료에 먹는 진통 소염제, 변비나 소화불량, 속쓰림 때문에 먹는 소화기계통 약물, 전립선 문제나 요실금과 같은 소변 문제로 먹는 비뇨기계통 약물, 당뇨병 치료약, 우울증약, 잠이 안와서 먹는 불면증약 등이 있습니다.

한 조사에 따르면, 우리나라 노인의 10명 중 3명은 5가지 이상의 약을 먹고 있다고 합니다. 외국의 어느 조사에서는 노인 10명 중 1~2명 정도가 10개 이상의 약을 한꺼번에 먹고 있다고 합니다.

약을 많이 먹으면 어떤 문제가 발생하나요?

다약제 복용으로 인한 약물부작용은, 특히 노인에게서 더 흔하고 심각합니다. 몇 가지 병을 동시에 가지고 있는 경우가 많기 때문입니다. 각각의 병을 여러 병원에서 따로 치료 받다 보면 비슷한 작용을 하거나 함께 복용하지 말아야 할 약들이 중복처방 되는 경우도 있고, 약국에서 처방전 없이 살 수 있는 약들이나 건강보조식품들을 함께 먹는 경우도 많습니다. 이럴 경우 약과 약, 약과 식품들 간에 서로 영향을 끼쳐서 원하지 않는 나쁜 결과가 생기기 쉽습니다.

다약제 복용 때문에 생기는 문제는 부작용이 잘 생기는 것뿐이 아닙니다. 복용하는 약의 개수가 많아짐에 따라 약을 처방전대로 올바로 복용하지 않아 치료효과 자체가 떨어지기도 하고, 스스로 약 복용을 중단하는 경우도 흔해집니다. 또한 치료 목적뿐만 아니라 불편한 증상들을 줄이기 위해 다양한 약을 복용하게 되는 경우도 생겨서 불필요한 비용 지출도 많아집니다.

이러한 다약제 사용에 따른 약과 약 간의 부작용 중첩도 문제지만, 노인에게서는 다양한 장기의 기능이 변화되어 있기 때문에, 약제와 질병이 상호작용도 발생하게 됩니다. 예를 들어, 콩팥 기능이 좋지 않은 어르신이라면 소량의 소염 진통제에 의해서도 급성 콩팥부전증이 생길 수 있고, 전립선 기능이 좋지 않아 소변을 보는 것이 불편한 남자 어르신이라면, 감기약에 들어 있는 소량의 항히스타민제에 의해서도 소변이 아예 나오지 않는, 소위 요폐색이 발생할 수 있습니다. 또한 어르신들은 다양한 건강기능식품이나 한약 등을 약제와 함께 장기 복용하는 경우가 많기 때문에, 기존에 먹고 있는 약제들이 이러한 건강기능식품, 한약 등과도 상호작용을 일으켜 예측하지 못한 부작용을 일으키기도 합니다.

다약제 복용에 의한 문제를 줄이기 위해서는 어떻게 해야 하나요?

이러한 다약제 사용에 의한 부작용을 예방하기 위해서는 환자나 보호자 입장에서 다음과 같은 수칙을 알고 있을 필요가 있습니다. 우선 여러 가지 질병을 가지고 여러 기관에서 처방을 받거나, 한 의료기관에서라도 여러 의사의 처방을 받는 경우에 자신이 현재 복용중인 약제의 목록을 제시하는 것이 좋습니다. 그리고 새로운 약을 받았을 때에, 이 약이 무엇이고 어떠한 목적으로 사용하는 것인지, 그리고 어떻게 복용하는 것인지, 잠재적인 부작용이 무엇인지, 함께 복용하면 안 되는 약이나 음식이 있는지 등에 대하여 의사와 약사에게 확인을 받는 것이 좋습니다.

노인이 복용했을 때 부작용이 흔한 약물은 어떤 것들이 있을까요?
다음 약제들은 노인에게 부작용이 흔한 약물 목록입니다.

✚ 진통소염제

근골격계 질환이나 통증 등으로 인해 진통소염제(NSAID)를 흔히 사용하게 됩니다. 특히 여러 진료과를 방문하여 처방받는 경우에 중복 처방의 위험이 많아서 통증으로 인해 약을 처방받을 때에는 반드시 기존에 진통소염제를 복용중임을 의료진에게 알려주어야 합니다. 흔히 진통소염제라 불리는 비스테로이드성 소염제는 신장의 기능을 나쁘게 할 수 있으며 몸을 붓게 하고 심장 기능이 좋지 않은 사람들은 숨이 차게 됩니다. 속이 쓰리거나 위장관 출혈을 초래하는 경우도 있습니다. 특히 노인에게서는 특별한 소화기계 증상없이 상부 위장관 출혈을 일으키는 경우가 많아 비스테로이드성 항염증제를 장기적으로 복용하는 환자에게서는 주의가 필요합니다.

✚ 항 당뇨병 약제

당뇨병은 인슐린주사나 먹는 당뇨약으로 치료하게 되는데, 노인에게서는 식욕저하로 인하여 식사를 거르거나 적게 먹게 되고 만성질환, 신체조건의 변화로 인해 약이 작용하는 대사과정이 달라지게 되어 젊은 성인보다 저혈당이 흔히 쉽게 생깁니다. 저혈당의 증상은 피로, 불안, 초조, 두근거림, 빈맥, 식은땀, 어지럼증, 오심, 구토 등이 있으나 심한 경우에는 감각저하, 의식저하, 두통, 시각장애, 혼수 등의 증상이 나타날 수 있고 심하면 사망에 이르기도 합니다. 그러므로 당뇨병이 있는 노인들은 제시된 약제 복용 스케줄을 잘 따라야 하며, 식사를 하지 않는 경우에 무리하게 혈당강하제를 복용하는 것은 위험함을 숙지해야 합니다. 식욕저하 등의 증상이 발생하는 경우에는 적절한 약 용량 조절 및 원인 진단을 위하여 병원을 방문하여 의사의 진료를 받아야 저혈당을 예방할 수 있습니다.

✛ 스테로이드

스테로이드는 부신에서 생성되는 호르몬의 일종으로 우리 몸의 면역 상태나 염증반응을 조절하며 수분과 전해질, 각종 영양소의 조절, 뇌하수체 호르몬의 조절, 뼈의 대사조절 등 체내에서 전신적 작용을 나타내는 중요한 물질입니다. 이러한 스테로이드는 류마티스 관절염을 포함한 자가면역질환, 만성 피부질환, 장기 이식수술 후, 안과 질환 등 수많은 질병의 치료제나 혹은 증상 조절제로 사용되고 있습니다. 그러나 스테로이드를 3개월 이상 장기적으로 사용하면 체중 증가, 정신장애, 섬망, 우울, 소화기 궤양, 당뇨병, 뼈의 대사 이상, 면역저하로 인한 각종 감염병의 증가, 피부질환, 호르몬 조절 이상으로 인한 전신 질환 등 심각한 부작용을 일으킬 수 있습니다.

우리나라에서는 스테로이드 주사를 관절주사라고 하여 노인에게 투여하는 경우가 많고, 이로 인한 부작용 사례도 외국에 비해 자주 발생하고 있습니다. 또한 한약제에 스테로이드 성분이 있는 약제가 포함된 것을 모른 채로 장기간 복용할 경우 앞서 말한 부작용이 일어나는 사례도 종종 있습니다. 스테로이드의 사용은 의사가 주의 깊게 관찰하면서 짧은 기간 사용하도록 권장되며 만약 장기간 사용이 필요한 경우에는 부작용에 대하여 숙지하고, 의사의 지시 없이 자의로 복용을 중단하거나 처방을 지속하면 안 됩니다.

➕ 근육 이완제

노인에게서 흔한 근골격계 질환으로 인해 근육 이완제를 복용하는 경우가 있습니다. 근육 이완제는 어지럼증이나 혼돈 등의 부작용을 생기게 하고 낙상의 위험도를 높이고 변비를 흔히 유발하게 됩니다. 또한 입마름, 소변보기 어려움 등의 증상이 나타날 수 있습니다.

➕ 수면제를 포함한 신경정신계 약물

노인에게 신경증상은 뇌와 신체의 노화, 심리적 요인, 환경적 요인과 적응력의 저하 등 많은 이유들로 인해 흔히 생깁니다. 나이가 들면서 체지방이 많아지는데 이것은 지용성약물(지방에 녹는 약물)이 체내에 축적될 위험이 높습니다. 특히 노인에게 신경정신계 약물의 이상반응은 섬망, 인지기능 저하, 배뇨장애, 낙상 등 주요 노인병 증후군의 원인이 될 위험성이 높아 약 복용시 주의를 기울여야 합니다. 또 신경정신계 약물은 항콜린 작용을 가지는 경우가 많은데, 이들은 입마름, 변비, 배뇨장애, 떨림증, 인지기능저하, 섬망 등을 초래할 가능성이 높아 매우 주의하여 사용해야 합니다. 그리고 우울증 치료약물 중 일부는 항콜린 작용과 함께 심혈관계 부작용을 일으킬 수 있어 복용시 의사의 주의 깊은 관찰이 요구됩니다.

➕ 심혈관계 약물

노인에게서는 고혈압, 심근경색, 협심증, 뇌졸중 등의 심혈관계 질환을 가지고 있는 분들이 많아서 수많은 심혈관계 약물이 사용되고 있습니다. 특히 심부전 치료제로 사용되고 있는 강심제인 디곡신은 근육량이 줄어 있는 노인의 경우에는 약물 투여 후 몸 속에서 적정수준 이상의 농도로 올라가는 경우가 흔히 생기며, 특히 신장기능이 떨어져 있는 노인에게서 더 큰 주의를 요하는 약물입니다.

✚ 이뇨제

이뇨제는 노인에게 고혈압의 초기치료로 매우 자주 처방되는 약이며 또한 녹내장이나 부종이 심한 경우에도 사용되는 약입니다. 이뇨제는 비교적 안전한 약물로 알려져 있으나 두근거림이나 가슴 통증 등의 증상을 일으킬 수 있으며 오심, 구토, 설사, 피로, 어지러움, 변비를 일으킬 수 있고, 전해질 불균형의 원인이 되기도 합니다.

✚ 처방전 없이 약국에서 살 수 있는 약

약국에서 의사의 처방 없이도 살 수 있는 약 중에서 항히스타민 성분의 알레르기약, 감기약, 타이레놀 등은 비교적 안전하다고 생각되지만 이런 약들도 노인에게서는 주의해야 합니다. 이러한 약들은 시야장애, 배뇨장애, 변비, 입마름 등의 증상을 일으킬 수 있으며 갑자기 정신이 흐려지는 섬망의 원인이 되기도 하며 과량 복용시 생명을 위협할 수 있습니다.

또한 비타민이나 식물 추출물 등을 구입하여 복용하는 경우가 많은데 이런 것들도 다른 약과 상호작용을 일으킬 수 있어 의사의 처방 없이 복용하는 것은 주의를 요합니다. 예를 들면, 은행잎 추출물 등은 와파린 등의 혈액을 묽게 해주는 약과 같이 복용시 심한 출혈을 야기할 수 있습니다.

노쇠와 근감소증 – 힘이 없고 기력이 떨어져요

강원대학교병원 노년내과 **윤솔지**

| 참고문헌 |

1. Alfonso J. Cruz-Jentoft et al. Sarcopenia: European consensus on definition and diagnosis. Age Aging 2010;39:412-23
2. 대한노인병학회, 노쇠와 근감소증, 노인병학, 제3판, 범문에듀케이션 2015.

섬망 – 갑자기 헛소리를 하고 난폭해져요

강원대학교병원 노년내과 **윤솔지**

| 참고문헌 |

1. 질병관리본부, 국가건강정보포털, 노인섬망
   (http://health.cdc.go.kr/health/mobileweb/content/group_view.jsp?categoryName=2&currentPage=3&CID=B8AG318PVT)
2. 대한노인병학회, 섬망, 노인병학 제3판, 범문에듀케이션 2015

인지장애 – 자꾸 잊어먹어요

중앙보훈병원 정신건강의학과 **김기원**

낙상 – 자주 넘어져요

분당서울대학교병원 노인병내과 **김선욱**

| 참고문헌 |

1. 김재규, 김광일, 정혜경 등. 낙상예방 진료지침. 대한내과학회. 2015
2. 대한노인병학회. 노인병학. 3판. 범문에듀케이션. 2015
3. 임남구, 심규범, 김용범 등. 일부 농촌지역 노인의 낙상 실태 및 관련 요인. 노인병 2002;6:183–96
4. Falls: Assessment and prevention of falls in older people. Centre for Clinical Practice at NICE (UK). 2013:https://www.nice.org.uk/guidance/cg161

기력저하 – 기운이 없어요

빛고을전남대학교병원 노년내과 **강민구**

| 참고문헌 |

1. 대한노인병학회, 노인병학, 제3판, 범문에듀케이션, 2015
2. 서울대학교 의과대학 내과학교실, SNUH manual of medicine, 제4판, 고려의학, 2018
3. 서울대학교병원 의학정보(http://www.snuh.org/)

식욕부진 – 입맛이 없어요. 입이 써요

강원대학교병원 노년내과 **윤솔지**

| 참고문헌 |

1. 대한노인병학회, 영양불량, 노인병학 제3판, 범문에듀케이션 2015
2. 백현욱, 노인의 영양 평가와 영양 집중지원, 대한내과학회지, 2010; 79(2):S517–518

연하장애 – 밥을 먹으면(물을 마시면) 기침을 해요

강원대학교병원 노년내과 **윤솔지**

| 참고문헌 |

1. 질병관리본부 국가건강정보포털, 노인 삼킴장애
   (http://health.cdc.go.kr/health/HealthInfoArea/HealthInfo/View.do?idx=13540&page=2&s
   ortType=date&dept=&category_code=&category=3&searchField=titleAndSummary&sear
   chWord=&dateSelect=1&fromDate=&toDate=) .
2. 대한노인병학회, 연하장애, 노인병학, 제3판, 범문에듀케이션 2015

욕창 – 엉덩이, 발뒤꿈치가 붉게 변했어요

분당서울대학교병원 간호본부 **김정윤**

| 참고문헌 |

1. 김정윤, 김정하, 서희원, 원은애, 이윤진, 한은진, 황지현(2017). 상처 시각화 사전. 서울 : 군
   자출판사
2. NPUAP, EPUAP & PPPIA(2014). Prevention and Treatment of pressure ulcers :
   International clinical practice guideline
3. 정희호, 김철호 외(2016). 100세 건강영양 가이드. 서울 : 삼호미디어
4. 오타히토시, 미요시 하루키(2005). 새로운 케어기술 : 환자가 주인이 되는. 서울 : 동학사
5. 이혜옥 외(2017). 상처관리. 서울 : 포널스
6. 분당서울대병원 욕창 자문위원단(2010, 2011, 2012, 2013, 2014). 욕창 가이드라인

다약제 복용 – 약이 너무 많아요

서울아산병원 노년내과 **정희원**

| 참고문헌 |

1. American Geriatric Society, American Geriatric Society 2016 updated Beers Criteria for potentially inappropriate medication use in older adults, 2015
2. 대한노인병학회, 노인병학 제3판, "노인 약물 치료의 원칙" 범문에듀케이션 2015

노인에게 흔한 증상 및 질환

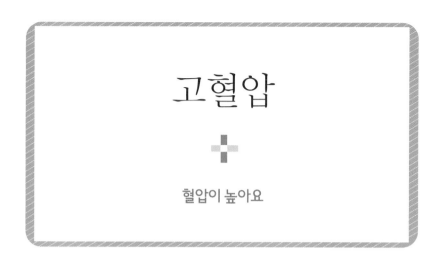

고혈압

혈압이 높아요

고혈압의 정의는 무엇인가요?

　일반적으로 수축기혈압이 120mmHg 미만이고, 확장기혈압이 80mmHg 미만인 경우를 정상혈압으로 정의하고, 젊은 성인과 마찬가지로 노인에게서도 수축기혈압 140mmHg 이상 또는 확장기혈압 90mmHg 이상인 경우를 고혈압으로 정의합니다. 특히 노인에게서는 수축기 혈압은 상승되어 있으나 확장기 혈압은 정상 또는 저하되어 있는 수축기 단독 고혈압(isolated systolic hypertension, ISH)이 흔하게 관찰됩니다. 고혈압은 혈압의 정도에 따라 1기 고혈압과 2기 고혈압으로 분류됩니다.

■ 표 1 _ 고혈압의 정의와 혈압의 분류

혈압 분류		수축기 혈압		확장기 혈압
정상혈압		〈 120	그리고	〈 80
고혈압 전단계	1기	120–129	또는	80–84
	2기	130–139	또는	85–89
고혈압	1기	140–159	또는	90–99
	2기	≥160	또는	≥100
수축기단독고혈압		≥140	그리고	〈 90

고혈압은 어떤 증상이 있나요?

일반적으로 혈압 상승과 관련된 특이 증상은 없으며, 대부분 우연히 혈압이 상승되어 있거나 고혈압에 의한 심뇌혈관질환의 증상 혹은 이차성 고혈압을 유발하는 기저질환에 의한 증상을 가지고 진료실을 찾게 됩니다. 두통은 흔히 혈압상승으로 인한 증상으로 여겨지지만 중증 고혈압의 경우 이외에는 관련성을 찾기가 어렵습니다. 그 밖에도 혈압 상승과 관련이 있을 수 있는 증상으로는 어지럼증, 심계항진, 피로감, 성기능 장애를 들 수 있습니다. 또한 고혈압성 심뇌혈관질환에 의한 증상으로는 거품뇨, 혈뇨, 시야 흐림, 흉통, 호흡곤란 등이 있을 수 있습니다.

증상이 없는 경우에도 합병증을 최소화하기 위하여 고혈압은 치료해야 합니다.

고혈압은 어떻게 진단하나요?

　혈압을 측정하여 고혈압을 진단할 수 있습니다. 그러나 혈압은 근본적으로 변동성을 가지고 있기 때문에 혈압을 정확하게 측정하는 것이 중요합니다. 고혈압 진단을 위한 혈압 값의 기준은 진료실에서 측정한 혈압수치이지만 최근에는 진료실 측정 혈압 이외에 활동혈압, 가정혈압 등을 활발히 활용하여 백의 고혈압, 가면 고혈압(masked hypertension) 등을 진단할 수 있습니다.

■ 표 2 _ 측정방법에 따른 고혈압의 진단 기준

측정방법	수축기혈압(mmHg)	확장기혈압(mmHg)
진료실 혈압	≥140	≥90
24시간 활동혈압		
하루 평균혈압	≥130	≥80
주간 평균혈압	≥135	≥85
야간 평균혈압	≥120	≥70
가정혈압	≥135	≥85

　병원에 와서 잰 혈압이 높게 나오는 것은 백의 효과 때문일 가능성이 높으며, 가정혈압이나 활동혈압을 측정하여 보완할 수 있습니다. 가정혈압의 경우 혈압을 자주 측정하게 됨으로써 보다 정확한 진단을 할 수 있고, 약물 순응도를 높이는 데 도움이 되지만, 잘못된 측정방법으로 인

해 불필요한 걱정이나 약제의 추가 복용을 초래하는 경우도 있어 올바른 혈압 측정법에 대한 교육이 필요합니다. 특히 전자식 혈압계를 이용하여 자가 혈압을 측정할 때에는 상완형을 사용할 것을 추천하며, 혈압 측정시 움직이거나 환자에게 부정맥이 있는 경우에는 부정확하게 측정될 수 있다는 사실을 고려해야 합니다.

노인 고혈압은 왜 발생하나요?

연령이 증가할수록 혈관이 노화되면서 중심 동맥의 혈관 경직도가 증가하며 대동맥의 완충 능력이 감소하게 됩니다. 또한 혈관 노화에 의해 혈관내피세포의 기능이 저하되고 맥박파(pulse wave)의 전파속도가 증가됩니다. 그 결과 노인에게서는 확장기 혈압은 정상이나 수축기 혈압이 상승되어 있는 수축기 단독 고혈압이 흔히 관찰되며, 수축기 혈압과 확장기 혈압의 차이, 즉 맥압(pulse pressure)이 증가됩니다. 이는 심근허혈의 원인이 되기도 합니다.

고혈압이 진단되면 어떠한 검사를 하게 되나요?

고혈압이 진단되면 일차성과 이차성 고혈압을 감별하고, 고혈압의 중증도를 평가하며, 심뇌혈관 질환의 위험인자를 파악하고, 심뇌혈관 질

■ 표 3 _ 고혈압 환자의 기본검사, 권장검사, 확대검사

기본검사	12-유도 심전도, 소변검사, 혈색소, 적혈구 용적률, 칼륨, 크레아티닌, 계산된 사구체여과율, 요산, 공복혈당, 지질(총콜레스테롤, HDL-콜레스테롤, LDL-콜레스테롤, 중성지방), 흉부 X-선 촬영, 미세알부민뇨
권장검사	75g 경구 당부하 검사 또는 당화혈색소(공복혈당 이상시), 심초음파 검사, 경동맥초음파검사, 발목-위팔 혈압 지수 측정, 맥박파 전파속도 측정, 안저검사(당뇨병에서 필수), 24시간 소변 단백뇨 검사, 혈동혈압모니터 및 가정혈압
확대검사	무증상장기손상에 대한 검사, 이차성 고혈압의 진단을 위한 검사

환 유무와 치료에 영향을 줄 수 있는 동반 질환 또는 무증상 장기손상 유무를 확인해야 합니다. 이를 위하여 병력 청취 및 신체 검진을 실시하고, 치료시작 전에 기본 검사를 반드시 시행하여야 합니다. 또한 필요하다면 권장검사 및 확대검사를 실시할 수 있습니다.

고혈압은 치료가 필요한가요?

고혈압은 뇌졸중, 심근경색, 심부전, 만성콩팥병 등과 같은 합병증 발생을 증가시키는 중요한 위험인자입니다. 또한 이러한 합병증 발생은 노인의 인지기능 저하 및 신체적 기능 의존의 위험성을 높이게 됩니다. 노인에게서도 혈압을 잘 조절하여 혈압 상승에 의한 심뇌혈관 질환을 예방함으로써 기능을 유지하고, 삶의 질을 향상시키며, 사망률을 감소시킬

수 있기 때문에 노인 고혈압은 치료가 필요합니다. 특히 노인 환자는 심혈관 사고의 발생 위험도가 높은 고위험군이기 때문에 노인 고혈압 치료는 비용-효과 측면에서도 효과적입니다.

고혈압은 어떻게 치료하나요?

노인 고혈압 치료는 비약물치료를 우선적으로 강조해야 하며, 약제를 사용할 때에는 약물의 순응도를 고려하여 작용시간이 길어 하루 한 번 복용할 수 있는 약제로서 다른 약제와의 상호작용이 적고 환자의 동반질환을 악화시키지 않는 약제를 선택해야 합니다.

비약물치료로는 체중조절과 저염식, 알코올 섭취 제한과 금연이 혈압 조절에 도움이 됩니다. 또한 유산소 운동을 30~60분 정도, 일주일에 3~5회 시행하는 것은 혈압 조절에 도움이 되나 허혈성 심질환, 심부전, 퇴행성 관절질환이 있는 환자에게서는 주의해야 합니다.

노인 고혈압의 치료 약제는 여러 종류가 있으며, 고혈압은 여러 가지 원인에 의해 발생하는 질병이기 때문에 한 가지 기전에 작용하는 약제만으로는 만족할 만한 강압 효과를 기대할 수 없는 경우가 많아, 많은 수의 환자가 2가지 이상의 약제를 사용하게 됩니다. 서로 다른 기전의 약제를 추가하였을 때 강압 효과가 더 우수한 경우가 많아 최근에는 고혈압 초기부터 저용량의 병합요법을 더 추천하고 있습니다.

대부분의 진료 지침에서 노인 환자의 경우에도 140/90mmHg 미만으

로 혈압을 조절할 것을 권고하고 있으며, 75세 이상의 노인 환자에게서
는 우선적으로 수축기 혈압을 150mmHg 미만으로 낮추는 것을 목표로
하고 있으나, 최근 연구에서는 진료실 자동 혈압을 기준으로 수축기 혈
압을 120mmHg 미만으로 엄격하게 조절하는 것이 심혈관질환의 발생
을 감소시킨다는 결과를 보고한 바 있습니다. 노인 환자의 경우 환자의
특성과 상태를 고려하여 추가적인 강압을 고려할 수 있으며, 과도한 확
장기 혈압 감소는 주의해야 합니다.

고혈압에 관하여 흔히 궁금해하는 내용들

✛ 가정혈압은 언제 측정하는 것이 좋은가요?

아침 기상 1시간 후와 취침 전에 측정하는 것이 좋습니다.

✛ 고혈압은 유전되나요?

유전적 요인이 있습니다. 부모가 모두 고혈압이면 자녀가 고혈압일
가능성이 80% 정도되며, 유전적 요인에 나쁜 생활 습관 같은 환경적 요
인이 겹치면 발생할 확률이 높습니다.

✛ 고혈압으로 약제를 복용하기 시작하면 중단할 수 없다고 하는데 사
실인가요?

대부분 그렇습니다. 혈압이 적절히 조절되는 경우 혈압 약제를 점차

감량하는 것은 가능합니다. 혈압 약제를 중단하기 위해서는 혈압과 관련된 합병증이 없고, 고혈압 치료 전 혈압이 너무 높지 않아야 하며(1기 고혈압), 한 가지 약제로 치료하던 경우에만 제한적으로 가능하기 때문에 대부분은 지속적으로 약제를 복용하게 됩니다.

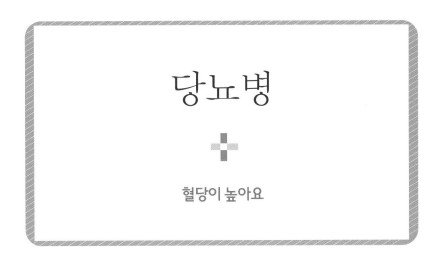

당뇨병

혈당이 높아요

당뇨병은 노인에게서 흔한 대사장애 질환 중 하나입니다. 국내의 국민건강영양조사 자료(2013~2014년)에 따르면, 65세 이상의 인구에서 당뇨병의 유병률은 30% 이상이며, 당뇨병 전단계도 25%대로 높은 수준입니다.

노인 당뇨병의 임상적 특징은 무엇인가요?

노인에게서 발생하는 당뇨병의 경우 다음(물을 많이 마시고), 다뇨(소변을 많이 보고), 다식(음식을 많이 먹게 됨) 과 같은 전형적인 당뇨병 증상을 동반하지 않는 비전형적인 형태로 나타나는 경우가 매우 많습니다. 특히 신장의 고혈당에 대한 역치가 연령이 증가함에 따라 증가하여 혈당치가 200mg/dL 이상이어도 소변을 통한 당의 배설이 없고, 이로 인한 다음 등의 증상이 잘 나타나지 않을 수 있습니다.

　　노인의 당뇨병은 처음 발현할 때에 합병증의 양상만으로 나타나는 경우가 많이 있으며, 이전에 당뇨병의 병력이 전혀 없던 노인 환자에게서 말초신경병증이나 백내장 또는 급성 심근경색증, 뇌졸중 등과 같은 대혈관합병증이 당뇨병의 처음 증상으로 나타날 수 있으며, 심지어 의식장애 등을 동반한 고혈당성 고삼투압성 상태(hyperglycemic hyperosmolar state)로 나타나는 경우도 있습니다. 이러한 이유로 노인의 경우는 증상이 없어도 당뇨병의 선별검사를 시행하는 것이 좋습니다.

　　노인의 경우 진단시부터 많은 합병증을 가지고 있으며, 말초혈관 협착, 사지괴사, 고혈압, 급성 심근경색증, 뇌졸중과 같은 대혈관합병증은 모두 당뇨병이 없는 노인에 비해 발생률이 높습니다. 특히, 무증상의 급성 심근경색증이 흔히 나타나고, 당뇨병이 없는 환자들에 비해 심근경색증의 합병증이 보다 심하게 나타납니다.

　　노인 당뇨병환자들은 정상 노인에 비해 사망률이 두 배가 되며, 하지절단의 위험도 10배 이상으로 증가하게 됩니다. 신질환은 당뇨병이 없는 노인들에 비해 발생률이 25배나 높으며, 당뇨병성 망막병증도 25배 더 높습니다. 그 밖에도 신경계 합병증이나 녹내장, 백내장의 발생빈도가 더 높습니다.

당뇨병은 어떻게 진단하나요?

당뇨병의 진단은 혈당치를 근거로 합니다. 2011년 미국 당뇨병학회(American Diabetes Association, ADA)에서 제시한 당뇨병 진단기준은 다음과 같습니다.

①8시간 이상 금식 후 채혈한 공복 혈장 포도당 농도가 126mg/dL 이상일 때

②75g 경구당부하검사에서 2시간 혈장 포도당 농도가 200mg/dL 이상일 때

③식사와 관계없이 무작위 채혈한 혈장 포도당 농도가 200mg/dL 이상이면서 당뇨병의 전형적인 증상(다뇨, 다음, 체중감소)이 있을 때

④당화혈색소(HbA1c)가 6.5% 이상일 때

①, ②, ④의 경우 다른 날에 검사를 반복하여 확인하게 됩니다.

당뇨병 전단계에 해당하는 공복혈당장애와 내당능장애의 진단기준은 다음과 같습니다.

①공복혈당장애(impaired fasting glucose, IFG): 공복 혈장 포도당 농도가 100~125mg/dL일 때

②내당능장애(impaired glucose tolerance, IGT): 경구당부하검사에서 2시간 혈장 포도당 농도가 140~199 mg/dL일 때

당뇨병은 왜 발생하나요?

노인에게서 발생하는 당뇨병은 주로 제2형 당뇨병이며, 젊은 연령층에서 많이 발생하는 제1형 당뇨병도 드물게 발생합니다. 제2형 당뇨병의 경우 발생기전은 아직 명확하게 밝혀지지 않았지만, 노인에게서 당뇨병의 유병율이 높은 이유는 연령증가에 따라 인슐린 저항성이나 인슐린분비가 감소하고 노인에게서 흔히 관찰되는 비만, 신체활동의 감소, 신장기능 저하, 혹은 무절제한 이뇨제 등의 약물사용 등이 기존의 인슐린 저항성을 악화시켜 노인 당뇨병을 유발하거나 악화시키는 요인으로 지적되고 있습니다.

당뇨병은 어떻게 치료하나요?

✛ 치료 목표

노인 당뇨병 환자에게서 혈당 조절 목표는 확립되어 있지는 않으나 미국당뇨병학회(ADA)에서는 당화혈색소를 노인의 경우에는 7.5% 이하로 조절하도록 권고하고 있고, 대한당뇨병학회(KDA)에서는 6.5% 이내로 조절하도록 권고하고 있으나 이는 나이와 관계없이 일반적으로 적용되는 기준입니다. 인지기능의 문제가 없고 활동적이며 기대 여명이 많은 경우에는 노인 환자라고 하더라도 청장년의 경우와 같이 적극적으로 조절하도록 하고(7.5%), 기대 여명이 얼마 남지 않았거나, 심각한 인지기능장애 또는 기능장애를 가지고 있는 경우에는 적극적인 치료로 인한 저혈당 등과 같은 부작용이 더 해로울 수 있으므로 덜 엄격하게 조절하는 것(8.0~8.5%)이 바람직하겠습니다.

✚ 식사요법 및 운동요법

노인 환자들의 경우 기존의 식습관을 바꾸어 식사요법을 따르는 것이 쉽지 않으나 식사계획에 있어 섭취 열량과 지방, 단백질, 당질 그리고 비타민 등 영양소를 골고루 섭취하는 것이 필요하며 이는 고혈당을 개선하기 위해서라기보다 심혈관계 질환을 예방하는 데 중요합니다.

특히 당뇨 영양교육을 받은 적이 없다면 영양교육을 시행하는 것이 좋으며, 과체중 또는 비만(BMI 20 또는 25)의 경우 섭취량을 줄이는 것을 권고합니다.

노인 당뇨병 환자의 운동요법은 의견이 분분하나 심혈관계 질환의 위험을 낮출 수 있다는 점을 고려할 때 자신에게 알맞은 운동을 선택하여 꾸준히 실행하는 것이 매우 중요하며, 금주 및 금연을 권고하고 있습니다.

일주일에 150분 이상 중등도 강도(최대 심박수의 50~70%) 또는 90분 이상의 고강도(최대 심박수의 70% 이상)의 유산소 운동을 권고하며 운동은 적어도 일주일에 3일 이상 해야 하며 연속해서 2일 이상 쉬지 않도록 하고 있습니다. 금기사항이 없는 한 일주일에 2회 이상 저항성 운동을 실천하는 것이 좋으나 심한 당뇨병성 망막병증이 있는 경우 망막출혈이나 망막박리의 위험이 높으므로 고강고 유산소 운동과 저항성 운동은 주의하는 것이 좋습니다.

✛ 약물치료

노인 환자들은 신장이나 간기능이 저하되어 있는 경우가 많고, 식사가 불규칙하며 여러 가지 약제들의 상호작용으로 인해 저혈당이 발생하기 쉬우므로, 설폰요소제와 같은 약제를 복용하는 경우에는 저혈당 발생에 주의를 기울여야 합니다.

노인 환자에게 인슐린을 사용할 때 고려할 점은, 시력이 감퇴되고 미세한 운동능력과 인지능력이 떨어지므로, 정확한 양의 인슐린 주사와 자가혈당측정기 사용에 있어서 어려움이 있다는 점입니다. 하지만 적절히 혈당조절이 이루어지지 않을 때에는 인슐린 투여를 하게 되며 환자와 환자 가족은 저혈당에 대한 교육이 필요합니다.

〈저혈당 증상 발생시 대처요법〉

단순 당질 15~20g에 해당하는 탄수화물을 섭취하고 15분 후 혈당검사를 했을 때 저혈당이 지속되면 한 번 더 반복한다.

- 설탕 한 숟가락
- 꿀 한 숟가락
- 주스 또는 청량음료 3/4컵(175ml)
- 요구르트(65ml 기준) 1.5개, 요플레(100g 기준) 1개
- 사탕 3~4개
- 의식이 없는 경우 정맥주사로 포도당 수액 20~50ml를 1~4분에 걸쳐 투여

✚ 심혈관 위험인자의 관리

노인 당뇨병 환자의 혈압은 140/80mmHg 미만을 목표로 하고, 이상 지질혈증이 있는 경우 생활습관 개선과 함께 약물 투약을 고려하게 됩니다. 심혈관질환의 병력이 있는 노인 당뇨병 환자는 이차예방목적으로 아스피린을 사용할 수 있으며, 이상지질혈증이 있는 경우 임상영양요법, 신체활동 증진 등의 생활습관 개선과 함께 스타틴과 같은 약물을 사용해서 치료합니다.

저혈당은 왜 무서운 것인가요?

노인 당뇨병 환자의 치료에 있어서 가장 조심해야 되는 문제입니다. 젊은 층과는 달리 뇌나 심장의 기능이 저하되어 있는 노인 환자에게는 심각한 손상을 일으킬 수 있기 때문입니다. 노인 당뇨병 환자의 경우 저혈당 증상 발생과 동시에 인지기능장애까지 초래되는 경우가 많기 때문에 저혈당의 위험이 높은 경우, 보다 자주 혈당측정을 해주어야 합니다. 또한 저혈당 증상들은 뇌혈관질환이나 부정맥에 의한 혈류장애로 오인될 수 있어 환자와 가족들도 이에 대해 잘 알고 있어야 합니다.

따라서 노인 환자의 경우는 엄격하게 혈당을 조절하는 것을 지양합니다. 경구약제 중에 설폰요소제의 경우 저혈당을 일으킬 수 있어 주의하여야 하고, 인슐린을 투약하는 경우 급격히 식사량이 감소한 경우에는 인슐린을 투약하지 않거나 용량을 줄여서 투약하는 것이 필요합니다.

저혈당이 의심되는 경우 주스나 사탕과 같은 것을 먹도록 하고, 의식이 없는 경우에는 바로 응급실로 내원하여 포도당 주사를 맞는 것이 필요합니다.

당뇨병의 무서운 합병증은 또 어떤 것들이 있나요?

당뇨병이 있는 환자 중에서 의식저하가 발생할 경우에는 저혈당 아니면 고혈당 상태를 의심해봐야 합니다.

고혈당성 고삼투압성 상태는 노인에게서 주로 발생하는 급성 합병증으로 심근경색증, 패혈증, 위장관 출혈, 감염 등과 같은 유발원인이 동반된 경우가 많으며, 심한 탈수, 의식저하 등을 일으킬 수 있고 사망률이 높습니다.

만성콩팥질환

콩팥이 나빠졌어요

만성콩팥질환은 노인에게서 매우 흔합니다. 노인의 약 절반 정도에서 65세 경이 되면 중등도의 만성콩팥질환(3기)을 가지게 됩니다. 만성콩팥질환은 어느 정도 예방 가능하고, 조기에 진단된다면 진행을 막거나 늦출 수 있으며 심혈관계 질환을 예방할 수 있습니다. 노인 환자의 전체적인 예후에 매우 중요하므로 잘 알고 있어야 합니다.

만성콩팥질환의 정의는 무엇인가요?

미국 NKF-K/DOQI에서 발표한 만성콩팥질환의 정의가 국제적으로

■ 만성콩팥질환의 단계

단계	사구체 여과율(mL/min/1.72m²)
1기	≥90
2기	60~89
3A기	45~59
3B기	30~44
4기	15~29
5기	〈 15 또는 투석

통용되고 있는데, 만성콩팥질환은 사구체 여과율의 감소에 관계없이 3개월 이상 동안 콩팥의 구조적 그리고 기능적 이상을 나타내는 콩팥손상의 표식자가 양성이거나 다른 콩팥손상의 증후의 유무에 관계없이 사구체 여과율이 60mL/min/1.72m² 미만일 때로 정의합니다.

만성콩팥질환은 5단계로 분류되며 1기(경증)에서 5기(중증)로 진행하고, 초기 단계는 콩팥기능이 천천히 감소하고 그 속도는 개인에 따라 차이가 납니다. 초기 3단계까지는 증상 없이 진행하므로 정기적인 검진이 중요합니다.

만성콩팥질환은 어떻게 발생하나요?

노화에 따라 콩팥의 구조가 변하고, 콩팥기능 및 콩팥혈관의 보상기능이 감소함에 따라 유발되기도 하고, 약물로 인해 급성콩팥손상이 발생하기도 합니다. 대한신장학회 신대체 요법 현황 보고서에 따르면, 만성콩팥질환의 원인질환으로 당뇨병이 48%였고 투석을 받는 65세 이상의 노인 환자가 1986년 8%에서 2013년 39.5%로 급격하게 증가하였다고 합니다.

만성콩팥질환은 어떻게 치료하나요?

만성콩팥질환은 위험인자를 관리하여 진행을 막거나 늦추는 것이 중요한 질환입니다. 노인인구에서 흔한 고혈압, 당뇨 등의 위험인자들을 관리해야 합니다.

✛ 고혈압

고혈압, 특히 수축기 고혈압은 만성콩팥질환에서 가장 중요한 위험인자 중 하나입니다. 노인 만성콩팥질환 환자의 목표 혈압에 대한 정확한 지침은 없는 상태이나 KDIGO 지침에서는 혈압목표를 단백뇨가 없는 경우 140/90mmHg 이하, 단백뇨를 동반한 경우 130/80mmHg 이하로 제시하고 있고, JNC 8에서 발표한 지침서에서는 60세 이상의 고혈압 환자 치료시 150/90mmHg 이하를 목표로 하는 것을 권장하고 있습니다.

고혈압을 동반한 만성신부전 환자의 경우 적절한 항고혈압제와 더불어 이뇨제 또는 저염식요법이 단백뇨 감소에 도움이 될 수 있습니다.

✛ 당뇨병

당뇨병은 만성콩팥질환의 가장 흔한 원인 중의 하나입니다. 대규모 연구에서 엄격한 혈당조절이 미세알부민뇨의 발생과 진행을 감소시킨다고 밝혀졌으나 만성콩팥질환 환자의 경우 저혈당이 발생하기 쉬우므로 주의를 기울여야 합니다. KDIGO 만성콩팥질환 가이드라인에서는 당화혈색소 수치 7%를 목표치로 제시하였으나 심각한 기저질환을 동반하거나 수명이 얼마 남지 않은 경우, 저혈당의 위험이 높은 경우는 7%보다 높게 설정하여야 합니다.

✛ 급성콩팥손상

노인 환자들은 상대적으로 여러 약물을 복용하는 경우가 많기 때문에 이로 인해 급성콩팥손상이 발생할 수 있습니다. 특히 비스테로이드성 항염제와 같은 경우 급성콩팥손상의 흔한 원인이기 때문에 만성콩팥질환 환자에게는 가능한 복용하지 않는 것이 좋습니다.

만성콩팥질환의 다른 합병증은 어떤 것이 있나요?

✛ 심혈관계 질환

만성콩팥질환 환자는 만성콩팥질환이 없는 환자에 비해 심근경색, 뇌졸중, 부정맥이 발생할 위험이 3배나 높습니다. 65세 이상의 환자에게서 만성콩팥질환이 있는 경우는 전체 사망률이나 심혈관계 질환에 의한 사망률, 심혈관계 질환, 심부전의 독립적인 위험인자입니다.

✛ 인지기능과 신체기능

중증의 만성콩팥질환 환자의 경우 인지기능 장애 유병률이 높으며, 평형과 보행속도에서도 기능 저하를 보이는 경우가 많습니다. 만성콩팥질환 환자의 경우 쇠약한 경우가 많고 기능장애가 발생할 확률이 높으며, 이는 다른 장애 발생과 요양시설 이용을 증가시키게 됩니다.

✛ 골질환

만성콩팥질환 환자는 호르몬 변화 및 비타민 D의 감소로 인해 대사성 골질환이 발생하게 되고, 이로 인해 골절의 위험이 높습니다. 따라서 골밀도가 낮은 경우 이에 대한 적절한 골다공증 치료제를 사용하여야 합니다.

뇌졸중

갑자기 말이 어눌해졌어요. 한쪽 힘이 빠졌어요

뇌졸중은 어떤 병인가요?

　뇌졸중은 중풍이라고도 불리며, 인체에서 가장 많은 에너지를 소비하는 장기 중 하나인 두뇌로 흐르는 혈액의 흐름에 장애가 생겨 발생하는 응급질환입니다. 성인의 경우 뇌세포는 일단 죽게 되면 거의 재생되지 않기 때문에 영속적인 기능 장애가 발생하는 경우가 많아, 특히 급성 뇌졸중은 시분을 다투는 응급질환으로 여겨지고 있습니다. 뇌졸중의 위험인자는 조절되지 않은 고혈압, 부정맥을 포함한 심장질환, 당뇨병, 고지혈증, 흡연 등이 있으며, 예방을 위해서는 이러한 요인들을 평소에 조절하는 것이 중요합니다.

■ 혈관 파열에 의해 발생하는 출혈뇌졸중(우)와 혈전이 혈관을 막아서 발생하는 허혈뇌
졸중(좌)

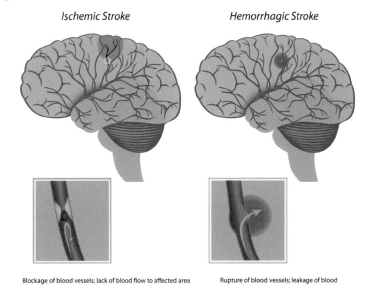

Ischemic Stroke   Hemorrhagic Stroke

Blockage of blood vessels; lack of blood flow to affected area   Rupture of blood vessels; leakage of blood

    뇌졸중은 크게 2가지 종류가 있는데, 뇌에 혈액을 공급하는 혈관이 막혀서 발생하는 '허혈뇌졸중'과 뇌로 가는 혈관이 터지면서 출혈이 발생하는 '출혈뇌졸중'이 있습니다. 그리고 잠깐 동안 뇌의 혈관이 막혔다가 회복되는 것을 '일과성허혈발작'이라고 하며, 넓게 허혈뇌졸중에 포함시키기도 합니다.

    우선, 어떤 원인에 의해 뇌혈류가 줄어들거나 중단되면 뇌조직이 죽게 되는데, 그렇게 손상되어 괴사에 빠진 뇌조직을 뇌경색이라고 하고, 이처럼 혈관이 막혀 뇌경색이 발생하는 질환을 허혈뇌졸중이라고 합니다. 허혈뇌졸중은 전체 뇌졸중의 80% 가까이를 차지하고 그 원인의 대

부분은 '혈전'이라고 하는 응고된 혈액 덩어리가 뇌에 산소와 영양분을 공급하는 혈관을 막아서 발생합니다.

이러한 혈전은 심방세동과 같은 심장질환이 있을 때 심장에 생겨있던 혈전이 핏줄을 타고 날아와서 뇌 혈관을 막게 되는 경우가 있습니다. 다른 경우로는 혈관질환이 있을 때 혈관벽에서 혈전이 잘 생길 수 있습니다. 우선 동맥경화증이 있을 때, 동맥경화가 혈전 생성을 촉진시켜 동맥벽에서 혈전이 생길 수 있습니다. 혈전이 점점 커져 혈관을 막아버리거나, 혈전이 떨어져 나와 혈관을 따라 이동하다가 작은 뇌동맥을 막아 뇌경색이 발생할 수 있습니다(동맥경화성 혈전증). 한편, 비교적 큰 뇌동맥에서 발생하는 동맥경화성 혈전증 외에 대뇌동맥에서 수직으로 분지하는 관통동맥이라는 작은 혈관이 막히면서 비교적 작은 크기의 뇌경색이 발생하는 것을 '열공경색'이라고 부릅니다.

반대로, 뇌에 혈액을 공급하는 뇌혈관이 어떤 원인에 의해 파열되어 출혈을 일으키면서 발생하는 뇌졸중인 출혈뇌졸중이 있습니다. 뇌혈관이 출혈을 일으키면 해당 부위의 혈액공급이 차단되어 뇌신경이 손상될 뿐 아니라 혈액이 뇌 속에 고이면서 뇌조직을 압박하거나 손상시켜 뇌손상이 발생합니다. 이러한 뇌출혈은 뇌의 혈관이 여러 가지 원인에 의해 파열되면서 발생하는데 발생 부위에 따라 주로 조절되지 않은 고혈압에 의하여 발생하는 뇌실질내출혈(뇌내출혈)과 동맥류(동맥꽈리) 파열에 의하여 발생하는 거미막하출혈로 구분됩니다.

이외에 일과성허혈발작이라는 개념이 있는데, 이것은 처음에는 뇌졸중과 똑같은 증상으로 시작합니다. 그러나 시간이 경과하면서 증상이 저절로 소실되고, 뚜렷한 장애를 남기지 않는 특징이 있어서 '작은 뇌졸중'으로 불리기도 합니다. 이러한 증상이 발생한 사람들 중 30% 가량은 미래에 뇌졸중이 발생하는 것으로 알려져 있어, 뇌졸중의 경고로 판단되며, 따라서 적극적 검사와 치료가 필요합니다. 또한 뇌졸중이 발생한 환자들 중 약 25%에서는 5년 이내 다시 뇌졸중이 재발하는 것으로 알려져 있습니다. 뇌졸중은 재발될수록 그로 인한 후유장애와 합병증도 심각해질 수 있으며 사망률 또한 높아지는 것으로 보고되고 있습니다.

뇌졸중의 증상은 무엇인가요?

뇌는 대동맥에서 분지된 좌, 우의 경동맥과 척추동맥에 의하여 혈액 공급을 받고 있습니다. 뇌는 부위에 따라 각 영역에 혈액을 공급하는 혈관이 구분되어 있으며, 각자 담당하는 기능이 다르기 때문에 어느 혈관이 문제를 일으켰는지, 손상된 뇌의 위치와 범위가 어떠한지에 따라 매우 다양한 증상을 나타낼 수 있습니다.

한편, 뇌졸중은 발생 즉시 심각한 증상을 느끼고 응급실을 찾게 되기도 하지만 발생 후 수개월 지나서 병원을 방문할 정도로 애매한 증상을 가진 분들도 있고, 어지러움, 운동장애, 간질, 치매와 같은 다른 신경과적 문제로 방문하여 뇌 촬영 결과 뇌경색이 발견되는 경우도 있습니다.

뇌졸중의 발생을 의심해보아야 할 대표적인 증상은 한쪽 마비, 언어장애, 시각장애, 어지럼증, 그리고 심한 두통 등이 있습니다.

① **한쪽 마비** : 한쪽 뇌혈관에 병변이 생겨 혈액공급이 중단되면 그 반대쪽의 팔, 다리와 얼굴에 마비가 발생합니다.

② **감각이상** : 한쪽 뇌의 기능에 이상이 생기면 그 반대쪽의 얼굴, 몸통 및 팔다리의 감각에 이상이 생겨 남의 살 같거나 저리고 불쾌한 느낌이 생기는 수도 있고, 닿는 감각이나 아픈 감각이 떨어지기도 합니다.

③ **두통 및 구토** : 뇌졸중에서 심한 두통과 반복적인 구토에 이어 의식장애가 나타나는 것을 많이 볼 수 있는데, 이는 뇌압이 높아져서 발생하며, 주로 출혈성 뇌졸중에서 나타나는 증상입니다.

④ **어지럼증** : 평형을 담당하는 소뇌와 뇌관에 이상이 생기면 오는 증상입니다.

⑤ **언어장애(실어증)** : 말을 듣고 하는 능력의 대부분을 좌측 대뇌가 담당하는데, 해당 영역의 기능이 떨어지게 되면 언어장애가 발생하며, 오른쪽의 한쪽 마비가 동반되기도 합니다.

⑥ **발음장애(구음장애)** : 입술이나 혀가 제대로 움직여지지 않기 때문에 정확한 발음이 어렵게 된 것입니다.

⑦ **안면신경마비** : 얼굴의 운동을 지배하는 뇌 영역의 이상으로, 마비된 반대편으로 입이 끌려가게 되고 마비된 쪽의 눈은 잘 안 감기게 되는데, 이러한 증상은 한쪽 마비와 동반되는 경우가 많습니다.

⑧ **운동실조증** : 팔다리의 힘은 정상이나 마치 술 취한 사람처럼 비틀

거리고 한쪽으로 자꾸 쓰러지려는 경향을 보이거나, 물건을 잡으려고 할 때 정확하게 잡지 못하고 자꾸 빗나가는 것입니다.

⑨ **시각장애/시야결손** : 시각을 처리하는 경로 중 한 곳이라도 이상이 생기는 경우 발생합니다.

⑩ **연하곤란** : 음식을 먹거나 물을 삼키기 힘들어지는 증상으로 뇌간이나 양측 대뇌의 경색이 있을 때 발생할 수 있습니다. 특히 노인에게서 연하곤란이 발생한 환자는 사레가 곧잘 들게 되어 삼킨 음식물이 기관지로 들어가게 되고 그 결과 흡인성 폐렴이 발생할 수 있습니다. 흡인성 폐렴은 연하곤란이 발생한 뇌졸중 환자에게서 비교적 흔한 합병증이며, 뇌졸중 환자가 사망하는 주요한 원인이 되므로 주의해야 합니다.

⑪ **치매** : 사람의 지적 능력, 즉 기억력, 계산력, 판단력 등을 담당하는 뇌의 영역이 손상을 입을 경우 치매와 유사한 증상이 발생할 수 있습니다.

뇌졸중은 어떻게 진단하나요?

뇌는 부위에 따라 각각의 담당 기능이 다르기 때문에 특정한 부위가 손상을 입을 경우 이에 해당하는 특징적인 신경증상이 발생합니다. 따라서 의사는 혈압 등 전신상태와 의식상태를 체크하고 다양한 신경학적 검사를 통해 뇌졸중 발생 여부와 손상의 범위, 손상의 위치 등을 확인합니다. 최근에는 뇌졸중을 진단하고 손상의 위치와 범위를 정확히 평가할 수 있는 다양한 검사(자기공명영상 및 혈관조영술MRI, 전산화단층촬영 및 혈관조영술CT)들이 개발되어 환자의 진단과 치료에 적극적으로 활용되고 있습니다.

뇌졸중은 어떻게 치료하나요?

뇌졸중은 심각한 후유증을 남기거나 생명까지 위협할 수 있지만 발생 초기에 신속히 진단하여 적절한 치료를 시행하면 후유증을 크게 줄일 수 있고 환자의 생명을 구할 수 있습니다. 만일 자신이나 주변의 누군가가 갑작스런 두통을 호소하거나 갑자기 마비가 생기거나 발음이 어눌해지는 등 뇌졸중을 의심하게 하는 증상이 나타나면, 그냥 무심히 지나치지 말고 뇌졸중의 가능성을 생각하고 즉시 도움을 요청하여야 합니다. 무엇보다 119에 즉시 신고하는 것이 중요합니다. 직접 환자를 이송하는 것보다 119에 의해 이송하는 것이 이송 도중 응급처치를 받을 수 있고 전문 치료가 가능한 의료기관으로 연결하는 장점을 가지고 있습니다.

병원에서의 뇌졸중 치료는 뇌졸중의 원인이 허혈성인지 출혈성인지에 따라 이루어지게 됩니다. 허혈 뇌졸중에서는 발생 직후 내원한 경우에는 혈전용해제를 정맥으로 전신 투여하거나 또는 해당 혈관에 카테터를 통하여 투여하는 방법을 사용할 수 있습니다. 또한 추가적 혈전 생성, 즉 재발과 악화를 막기 위하여 항혈소판제와 항응고제를 장기간 복용하게 됩니다. 발생 직후의 급성기 치료가 어느 정도 경과되면, 이후에는 여러 가지 동반 질환(혈압, 혈당, 고지혈증, 만성콩팥병 등)에 대한 적극적인 교정과 재활치료가 진행됩니다.

출혈 뇌졸중의 경우는 CT와 같은 영상의학 검사의 결과에 따라 수술적 치료나 약물, 보존적 치료의 여부가 결정됩니다. 동맥류 파열에 의한 출혈은 동맥류를 결찰하거나 내부를 폐쇄시키는 시술을 실시하게 됩니다. 출혈 뇌졸중의 경우에도 허혈 뇌졸중과 마찬가지의 생활습관 치료를 향후 지속적으로 받게 됩니다.

파킨슨병

팔이 떨리고 종종걸음을 걸어요

환자 사례

성남시에 사는 65세 박인순(가명) 씨는 가만히 앉아있을 때 오른손이 떨리고, 몸을 움직일 때는 행동이 굼뜨고 느리며, 걸음을 걸을 때에는 오른팔에 힘이 빠지는 증상을 느끼고 있었다. 이러한 증상이 1~2년은 더 된 것 같은데, 으레 나이가 들면서 나타나는 증상이라고 여기며 방치하고 있었다. 그러다 서너 달 전부터는 오른손을 넘어 왼손도 떨리기 시작하고, 걷다가 자꾸 발걸음이 빨라지면서 앞으로 넘어질 뻔한 일도 겪기 시작했다. 최근에는 심한 변비까지 생겨 결국 병원을 찾게 됐는데, 진단결과 박씨는 파킨슨병을 앓고 있는 것으로 확인됐다.

100세 시대로 접어들면서 노인인구가 증가함에 따라 노인성 질환에 대한 조기진단과 치료가 중요해지고 있습니다. 그 중에서도 파킨슨병은 뇌의 신경세포가 파괴되는 퇴행성 질환 중 하나로, 평균 수명이 연장됨에 따라 최근 환자수가 점차 늘어나고 있습니다.

파킨슨병이란?

파킨슨병은 1817년 영국 런던의 제임스 파킨슨이라는 의사가 발견해 그의 이름을 따 파킨슨병이란 명칭이 붙었습니다. 파킨슨병은 신경세포가 파괴되는 퇴행성 질환 중 알츠하이머병, 치매 다음으로 흔한 병으로 65세 이상 100명당 1명 정도의 비율로 발병하며, 우리나라에서는 파킨슨병 환자수를 수십만 명으로 추정하고 있습니다.

파킨슨병에 걸리면 주로 몸이 떨리고 잘 걷지 못하는 운동장애가 나타나는데, 이 증상은 도파민이라는 신경전달물질을 만들어내는 뇌의 특정부분 신경세포들이 정상적인 노화 속도보다 빠르게 파괴되기 때문입니다.

파킨슨병의 대표적인 증상

- 가만히 있을 때 자신도 모르게 손발이 떨린다. 대개 떨림이 왼쪽이

나 오른쪽 한쪽부터 시작한 후 시일이 경과하면서 왼쪽에서 오른쪽으로 진행한다든지, 팔에서 다리로 진행한다든지 하는 식으로 그 부위가 넓어진다.

- 떨리는 쪽의 행동이 굼뜨고 느리고 힘이 없다.
- 걸을 때 팔 운동이 부자연스럽고 발을 끌면서 걷는다.
- 얼굴 표정에 감정 표현이 없어진다. 이를 가면을 쓴 것 같다고 표현하기도 한다.
- 목소리의 음량이 작아지고 웅얼거리게 된다.
- 글씨를 쓸 때 글씨 크기가 점점 작아져서 알아보기 힘들게 된다.
- 변비, 소변을 자주 보는 증상, 불면증, 이상한 통증, 불안감이나 우울감 등이 같이 나오기도 한다.

유사 질환이 많은 파킨슨병, 정확한 구별이 필수

파킨슨병은 환자의 다양한 증상에 의거하여 진단하는 질병이기 때문에 특정 검사장비를 이용해 간단히 수치를 재는 식으로 진단할 수는 없습니다. 파킨슨병 진단에는 신경과 전문의의 정확한 진찰이 가장 중요합니다. 뇌 자기공명영상촬영(뇌 MRI), 단일광자방출단층촬영(SPECT), 양전자방출단층촬영(PET), 혈액화학검사, 자율신경계검사 등 여러 검사들을 참고하여 파킨슨병을 정확히 진단하는 데 활용합니다. 일반적인 MRI로는 정상적인 뇌와 파킨슨병에 걸린 뇌의 구분이 잘 되지 않습니다만,

최근의 영상기술 발달에 힘입어 **MRI**를 특수한 기법으로 찍어서 파킨슨병 환자의 뇌에서 발견되는 이상 부분을 직접 사진으로 보는 것이 가능해졌습니다〔Bae et al., 2016 ; Kim et al., 2016〕.

파킨슨병과 혼동하기 쉬운 질환들이 있습니다.
- 뇌경색이나 뇌출혈로 인해 파킨슨병과 유사한 운동장애 증상을 보이는 '뇌졸중(중풍)'
- 치매 현상과 보행장애 증상을 보일 수 있는 '알츠하이머병'
- 뇌의 자율신경계 및 소뇌 혹은 추체외로계 이상이 원인인 '다계통위축증'
- 몸을 꿈틀거리는 무도증, 성격 변화와 치매 등을 보이는 '헌팅턴병(무도병)'
- 약물 중독, 연탄가스 중독과 같이 독성에 의한 '이차성 파킨슨증'

정확한 진단과 꾸준한 관리가 최상의 치료!

파킨슨병을 진단받는 순간부터 모든 환자들이 '내가 무엇을 잘못해서 파킨슨병에 걸리게 되었을까, 이제 나는 몇 년 후에는 일어나지도 못하게 되고, 결국 인생을 비참하게 마무리할 것이다' 하는 비통함을 느낍니다. 파킨슨병을 극복하기 위해 가장 중요한 것이 두 가지 있습니다. 하나는 좋은 약이고, 다른 하나는 운동입니다.

파킨슨병은 한 번 발병하면 병 자체를 없앨 수는 없습니다. 대신 진행을 늦추고 증상을 완화하는 적절한 치료를 병행하면 문제없이 일상생활을 할 수 있습니다. 환자의 생활방식과 운동능력에 맞춘 최적의 약물치료와 운동을 꾸준히 해야 합니다.

파킨슨병 치료제는 세계 어디를 가도 다 똑같습니다. 우리나라에서도 세계적으로 널리 쓰이는 약은 물론이고 새롭게 개발된 약들도 재빨리 도입하여 환자 치료에 이용하고 있습니다.

파킨슨병 약은 약효를 내는 방식에 따라 대략 대여섯 계열로 나뉘고 각 계열에 속하는 서너 가지 약들이 있습니다. 그렇지만 이 약들의 조합은 무궁무진합니다. 어느 약으로 치료를 시작하고, 어떤 약들을 조합해서 쓰고, 각각의 용량은 어떻게 하고, 잠자고 식사하고 일하는 생활 리듬은 이러이러하니 약은 어떻게 먹는 게 좋겠고, 하는 등 무한한 가짓수의 약물치료방법이 있습니다. 그리고 같은 약, 같은 용량이라 하더라도 환자마다 약효의 정도도 다르고 부작용도 다르게 나옵니다.

게다가 세월이 흐르면서 파킨슨병의 현상들이 변하게 되면 그에 따라서 약도 맞춰가야 합니다. 그래서 그 사람에 맞는 최적 최고의 약물치료를 끊임없이 찾고 노력해야 하는 것인데, 이것은 의사와 환자가 함께 해나가는 것입니다. 즉 환자 개개인에 맞추어진 최적의 약물 조합을 찾는 것이 치료의 요체가 되겠습니다.

치료를 시작하고 5년이 지나면 약효가 소진되어 더 이상은 치료가 안

된다는 '약물효과 소진현상'에 대한 정보를 접하고 불안해하는 경우가 많습니다. 과장된 표현이니 너무 겁내지 마십시오. 최적의 약물 조합을 계속 찾아나가면서 일상생활을 잘 해나갈 수 있습니다. 그리고 새로운 약을 개발하거나 또 기존의 약을 개량하여 효과는 더욱 좋게 하고 부작용은 줄이는 방향으로 약물치료법을 계속 개선하고 있으며, 새로운 치료법의 개발도 근본적 치료를 목표로 용감하게 전진하고 있습니다.

파킨슨병의 진행을 늦추기 위해서는?

병이 서서히 진행하고 나빠지는 것, 이것이 모든 환자와 가족이 가장 두려워하는 것입니다. 어떻게 해야 진행을 늦출 수 있을까요? 정답은 운동입니다. 걷고 체조하고 움직여야 합니다. 이것은 여러 연구들로 입증되고 있는데, 파킨슨병이 진행되는 것을 늦추는 가장 확실한 방법입니다(Hou et al., 2017). '나는 일 하느라 운동할 시간이 없다, 나는 지팡이 짚는 모습을 다른 사람들이 보는 것이 싫어서 안 나간다'는 핑계로 운동을 소홀히 하면 안 됩니다.

운동은 어떻게 해야 할까요? 근육과 관절을 부드럽게 하는 운동을 해야 합니다. 걷기, 체조, 스트레칭, 필라테스, 요가가 좋습니다. 수영과 등산도 좋습니다. 최소한 일주일에 3회 이상, 한 시간 정도, 힘들면 30분씩 두 번이라도 걷기 시작하세요. TV를 볼 때도 스트레칭을 하거나 서서 제자리걸음을 하면서 보세요. 단, 너무 열심히 해서 무리가 가면 안 됩니다. 자신의 현재 체력에 맞춰서 시작하되, 꾸준히 걷는 시간과 거리를 조금씩 늘리면서 운동 강도를 조절해보세요.

파킨슨병의 비운동증상에 대하여

한편 파킨슨병은 운동 기능의 장애 외에도 우울증, 불면증, 치매, 자율신경계 장애에 의한 변비, 소변 장애, 저혈압증, 통증 등이 같이 나타나기도 합니다. 이 현상들은 떨림이나 걸을 때 불편함과 같은 운동증상에 대비하는 표현으로 '비운동증상'이라고 합니다. 이러한 비운동증상을 치료하려면 신경과의 파킨슨병 전문가가 처방하는 약물치료와 함께 각 분야 전문가들의 종합적인 치료가 필요합니다. 신경과와 신경외과, 정신건강의학과, 재활의학과, 비뇨기과, 소화기내과와 노인병내과, 척추센터와 관절센터, 핵의학과, 영상의학과, 약제부가 서로 긴밀하게 협조하면서 파킨슨병 환자의 치료를 종합적으로 조화롭게 하는 것이 필요합니다.

비운동증상 중 우울증이나 치매와 같은 현상들은 환자 본인뿐만 아니라 가족에게도 심각한 영향을 줍니다. 적절한 약물치료 및 재활치료와 함께, 환자-가족-병원이 삼위일체가 되어 서로 협조하여 이겨내겠다는 용기를 가지고 대처해나간다면 극복할 수 있습니다[Han et al., 2018].

좋은 음식과 피할 음식은?

보통 변비가 많이 생깁니다. 평소에 채소, 과일을 많이 먹고, 물도 충분히 마셔야 합니다. 꾸준히 규칙적으로 운동하는 것도 변비를 예방하고 치료하는 데 필수적입니다. 건강보조식품이나 한약을 오남용해서는 안 됩니다. 항상 담당의사와 상의한 후에 먹어야 합니다. 파킨슨병 약 외에 다른 약을 먹을 때도 주의가 필요합니다. 어떤 약들은 파킨슨병의 증상을 안 좋게 할 수 있습니다. 특히 소화제 중에서 도파민과 반대로 작용하는 약들이 많이 있으니, 병원과 약국에서 약을 받을 때 반드시 파킨슨병 치료 중이라는 것을 말해야 합니다.

파킨슨병에 대한 흔한 오해

Q. 파킨슨병은 노인들만 걸린다?

파킨슨병은 노인에게서 훨씬 흔하지만 40~50대의 비교적 젊은 연령대에서도 발생할 수 있는 질병입니다.

Q. 파킨슨병은 치매다?

파킨슨병은 뇌의 도파민 생산 신경세포가 서서히 없어지면서 손발이 떨리고 관절이 굳어지는 만성의 퇴행성 질환이고, 치매는 인지장애, 성격 및 감정변화가 나타나는 증상을 지칭하는 것으로 서로 다릅니다. 파킨슨병 환자에게서 인지장애를 겪는 '파킨슨병 치매'가 발생하기도 하므로 생긴 오해입니다.

Q. 운동으로 파킨슨병의 악화를 막을 수 있다?

네, 이것은 오해가 아닙니다. 최근에도 새로운 치료법을 개발하기 위하여 많은 연구들이 진행되었습니다. 그 중 가장 좋은 결과는 놀랍게도 새로운 약이나 수술이 아니라, 환자가 직접 하는 운동이 가장 확실한 결과를 냈습니다. 병의 진행을 막기 위해서는 규칙적으로 꾸준히 운동하는 것이 무엇보다 중요합니다. 근육과 관절을 부드럽게 하는 운동, 걷기, 체조, 요가 등을 추천합니다.

Q. 파킨슨병은 수술로 고칠 수 있다?

파킨슨병 진단과 약물치료를 시작하고 10여 년 정도가 흐르면서, 아무리 열심히 약을 조절하고 관리를 해도 증상이 너무 심한 아주 일부의 환자에만 선택적으로 수술을 고려합니다. 수술은 근본적인 치료법이 아니라 증상을 경감시키는 것이 목적입니다. 계속해서 치료방법이 연구되고 있는 만큼, 최신 수술법이라는 말에 너무 현혹되기보다는 환자에게 적합한 치료법을 선택하는 것이 중요합니다.

Q. 파킨슨병을 이기려면 고기는 먹지 말고 과일과 채소를 많이 먹어라?

파킨슨병 환자가 섭취해야 하는 음식이 따로 있지는 않습니다. 영양 섭취가 골고루 되도록 하고, 과일과 채소는 파킨슨병 증상 중 하나인 변비 해소에 도움을 주므로 챙겨 먹는 것이 좋습니다. 단, 씹거나 삼키는 기능이 약한 경우 보호자가 잘게 썰거나 무르게 요리하면 좋습니다. 고기도 변비가 오면 안 되니 야채와 곁들여서 충분히 먹습니다. 근육의 구성성분인 단백질을 충분히 섭취해야 합니다.

마무리

영국 의사 제임스 파킨슨이 자신이 관찰한 파킨슨병 환자들에 대해 발표한 것이 200년 전인 1817년입니다. 200년의 십 분의 일인 지난 20년 동안 파킨슨병의 원인을 밝히고 치료법을 개발하는 데 많은 발전이 있었습니다. 머지않아서 근본적인 치료법을 찾을 것입니다. 그날을 기다리며, 최적의 약물치료와 꾸준한 운동을 계속하세요.

파킨슨병 환자의 건강한 일상생활을 위한 주의사항

1) 지금까지 해왔던 일상생활과 일을 계속해서 이어간다.
2) 편하고 즐거운 마음가짐을 갖도록 노력한다.
3) 가족 혹은 친구들과 어울리는 사회활동을 지속한다.
4) 가족은 주변 환경을 환자의 증상에 맞춰 조절해주고, 환자는 변화에 적응하려고 노력한다.
5) 생활이나 움직임이 어렵다면 의자, 잠자리 혹은 식당 등을 개선시켜본다.
6) 여가 생활을 찾고 즐기는 자세가 필요하다.
7) 운동을 규칙적으로 꾸준히 한다.

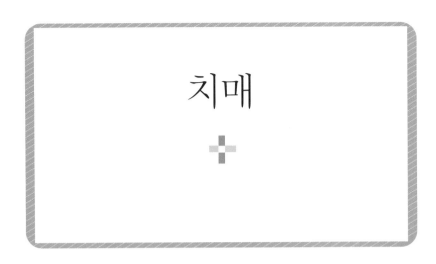

치매

치매, 알츠하이머병과 무엇이 다른가요?

치매는 후천적으로 기억, 언어, 판단력 등 다양한 인지기능이 감퇴되어 스스로 일상생활을 유지하기가 어려워진 상태를 의미합니다. 즉 한가지 질환을 일컫는다기보다는 종합적인 상태를 이르는 일종의 '증후군'을 이르는 말이라는 뜻입니다. 만약 인지기능이 감퇴되기는 했지만 스스로 일상생활을 유지하는 것이 가능한 상태라면 치매가 아니라 '경도인지장애'라고 부릅니다. 치매나 경도인지장애라는 증후군을 유발할 수 있는 원인질환은 100가지가 넘습니다. 그러나 치매 환자 3명 중 2명은 알츠하이머병이라는 원인질환 때문이다 보니, 흔히 알츠하이머병을 치매의

■ **치매의 경과**

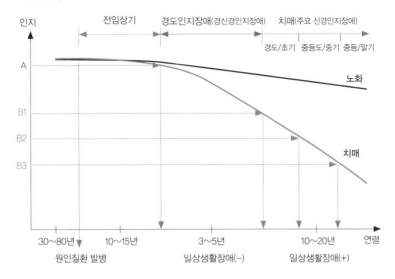

대명사처럼 사용하는 경우가 있지만, 알츠하이머병은 치매를 일으킬 수 있는 수많은 원인질환들 중의 한가지일 뿐입니다.

　치매는 원인질환에 따라 증상, 경과, 예후뿐만 아니라 치료법도 다릅니다. 알츠하이머병에 의한 치매는 기억력부터 나빠지지만, 픽병에 의한 치매는 성격부터 바뀌고, 루이소체병에 의한 치매는 환각이나 파킨슨증상부터 나타나며, 수두증에 의한 치매는 보행장애나 배뇨장애부터 나타납니다. 알츠하이머병이나 루이소체병에 의한 치매는 언제 발병했는지를 알기 어려울 정도로 증상이 서서히 시작되어, 경도인지장애 단계를 거쳐 치매 단계로 장기간에 걸쳐 서서히 진행되지만, 혈관성 치매

■ 알츠하이머병에 의한 치매와 혈관성 치매의 비율

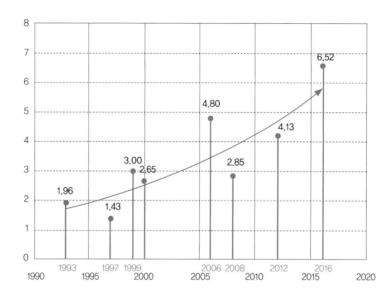

는 어느 순간 갑자기 모든 증상이 일시에 시작되어 바로 치매 단계로 진
입하는 경우가 많습니다. 또 알츠하이머병에 의한 치매처럼 아직 완치
가 어려운 경우도 있지만, 갑상선기능저하나 비타민결핍 등 원인질환만
잘 치료하면 완치 가능한 경우도 전체 치매의 10~15%에 이릅니다. 치
매라고 해서 다 같은 치매가 아니기 때문에, 조기에 원인질환을 정확히
진단하여 맞춤 치료를 하는 것이 무엇보다 중요합니다.

　치매를 일으키는 원인질환의 분포도 계속 변하고 있습니다. 과거 뇌
경색이나 뇌출혈에 의해 발생하는 혈관성 치매는 서양인들보다는 동양
인들에게 훨씬 더 흔하다고 알려져 있었습니다. 그러나 이런 동양인의

특징적인 치매 원인질환 분포도 고령화와 생활습관의 변화로 빠르게 서구화되고 있습니다. 우리나라도 1990년대에는 알츠하이머병에 의한 치매와 혈관성 치매의 비율이 약 2대 1 수준이었으나, 2016년에는 약 7대 1 수준으로 혈관성 치매의 비율이 확연히 줄어들었습니다.

치매, 걱정할 만큼 많은가요?

치매가 인류에게 처음 알려진 것은 이미 6000년 전이지만, 급격한 고령화로 인류 건강을 위협하는 최대 현안으로 부각된 것은 채 몇십 년이 되지 않습니다. 우리나라는 세계에서 그 유례를 찾기 어려울 만큼 빠른 속도로 고령화되고 있어, 치매는 이미 우리 사회의 최대 보건 현안이 되었습니다. 2018년 현재 우리나라 65세 이상 어르신 중 75만 명이 치매 환자로 추정됩니다. 65세 이상 노인 10명 중 1명(10.32%)이 치매 환자인 셈입니다. 경도인지장애 환자는 치매 환자수의 약 2.5배인 약 200만 명으로 추정됩니다. 결국 우리나라 65세 이상 노인 3명 중 1명이 정확한 진단이 필요한 인지장애를 갖고 있는 셈입니다.

물론 치매가 65세 이상 노인에게만 생기는 것은 아닙니다. 알츠하이머병에 의한 치매도 40~50대부터 발병할 수 있습니다. 65세 이전에 발병하는 경우를 초로기 치매라고 부르는데, 65세 이후에 발생하는 노인성 치매에 비해 증상도 심하고 진행속도도 빨라 환자나 가족에게 주는 부담은 훨씬 더 큽니다. 다행히 초로기 치매 환자수는 노인성 치매 환자

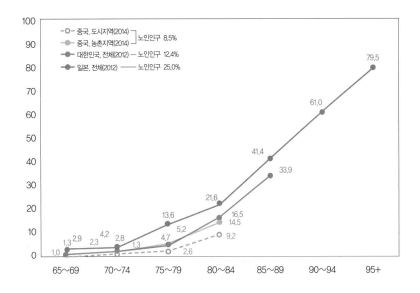

수에 비해 비교할 수 없을 만큼 적습니다.

    치매 환자의 비율은 연령이 증가할수록 높아집니다. 우리 국민의 평
균 수명은 이미 80세를 넘어선 지 오래인데, 80세 이상 노인의 경우에는
4명 중 1명이 치매 환자입니다. 이는 우리 국민 4명 중 1명은 사망 전 몇
년간은 치매를 앓을 확률이 있다는 뜻이고, 결혼한 청장년층 우리 국민
은 양가 부모 네 분 중 한 분이 돌아가시기 전에 치매를 앓을 확률을 갖고
있다는 의미가 됩니다. 사망 전 본인이 치매에 걸릴 확률이 25%, 결혼
했다면 적어도 한 명 이상의 치매에 걸릴 부모님을 돌볼 확률이 100%에
가까우니, 정말 걱정스럽지 않을 수 없습니다.

■ 연령별 기대여명과 치매 발병 확률

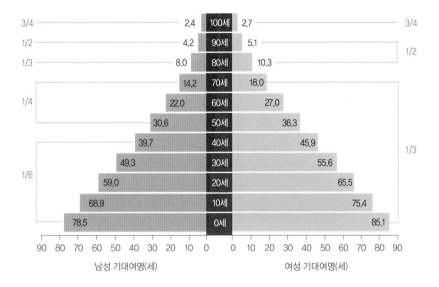

    더욱 걱정스러운 것은 우리나라 치매 환자수가 세계에서 가장 빠른 속
도로 증가하고 있다는 사실입니다. 지금도 10분마다 한 명씩 새로운 치
매 환자가 발생하고 있습니다. 현재 75만 명인 치매 환자수가 2024년에
는 100만 명, 2040년에는 200만 명을 넘어서게 됩니다.

    치매로 인한 사회경제적 비용도 막대합니다. 국가가 치매 관리에 사용
하고 있는 연간 비용이 현재는 우리나라 GDP의 약 1% 수준이지만, 2050
년이 되면 GDP의 약 4%에 육박할 것으로 추정됩니다. 우리 후손들이
짊어지게 될 부담을 생각한다면, 치매 극복을 위한 대책이 시급합니다.

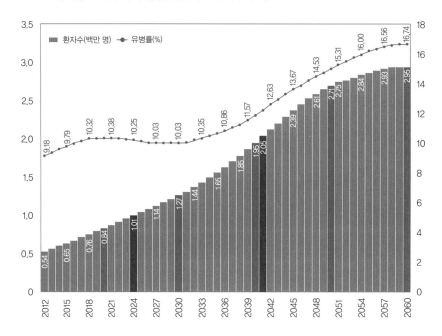

건망증이 심하면 치매가 되나요?

기억력 감퇴는 대표적인 치매의 초기 증상으로 알려져 있습니다. 치매의 가장 흔한 원인질환인 알츠하이머병이 기억력 감퇴부터 시작되기 때문에 기억력 감퇴가 가장 흔한 치매의 초기 증상임은 분명하지만, 앞서 말한 바와 같이 모든 치매가 기억력 감퇴로 시작되는 것은 아니니, 기억력 감퇴가 없다고 해서 치매가 아닌 것으로 속단하는 것은 금물입니다. 또 반대로, 기억력 감퇴가 모두 치매의 증상은 아닙니다. 기억력 감퇴는 우울증이나 불안, 노화로 인해 나타날 수 있는 대표적 증상이기도 합니다.

흔히 '건망증'이라고 부르는 기억력 감퇴는 대다수 노인들이 경험하게 되는 노화과정으로, 치매 증상으로 나타나는 기억력 감퇴와 차이가 있습니다. 우선 노화로 인한 건망증은 사건이나 경험의 내용 중 일부분을 잘 기억하지 못하는 반면, 치매로 인한 기억력 감퇴는 사건이나 경험 자체를 기억하지 못하는 경우가 많습니다. 건망증은 기억나지 않던 사실이 어느 순간 저절로 다시 생각나는 경우가 많지만, 치매로 인한 기억력 감퇴는 그런 경우가 드뭅니다. 건망증은 1~2년이 지나도 크게 악화되지 않는 경우가 대부분이지만, 치매로 인한 기억력 감퇴는 해를 거듭할수록 점점 더 악화됩니다. 건망증은 증상이 주로 기억력 감퇴에 국한되지만, 치매는 시간이 흐르면 기억력 감퇴 이외의 다양한 증상들을 함께 보입니다. 예전에는 혼자서 잘 다니던 곳에서 길을 잃기도 하고, 계절을 잘 분간하지 못해 엉뚱한 옷차림을 하기도 하며, 적절한 어휘를 생각해내지 못해 의사표현이 점차 모호해지고, 돈 계산을 자주 틀리거나 돈 단위를 구분하지 못하게 되기도 하고, 돈이 없어졌다며 근거 없이 가족을 의심하기도 하는 등이 그 예라 할 수 있습니다.

물론 이러한 몇 가지 차이점만으로 건망증과 치매를 항상 구분할 수 있는 것은 아닙니다. 치매로 인한 기억력 감퇴도 아주 초기에는 건망증과 비슷한 특징을 보이기 때문에 전문가가 아니라면 구분하기 쉽지 않습

■ 기억 생성 과정

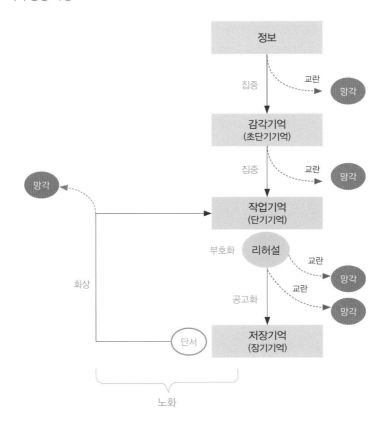

니다. 치매로 인한 기억력 감퇴의 특징이 뚜렷해지는 시기라도, 환자 본인이나 가족들의 기억력에 대한 잘못된 상식 때문에 치매 진단의 적기를 놓치기도 합니다. 어제 오늘 있었던 일을 기억하지 못하는 경우가 잦은 데도 몇십 년 전 일을 잘 기억하고 있으면 치매가 아니라고 오판하는 경우가 가장 흔한 예입니다. 치매로 인한 기억력 감퇴는 새로운 정보를 기억 속에 집어 넣는 것이 어려운 상태이므로, 치매 발병 후 발생한 최근에

일어난 일들은 쉽게 잊어버리지만, 치매 발병 전에 이미 기억 속에 들어가 있는 수십 년 전 일들은 잘 기억할 수 있습니다.

치매 진단, 왜 그렇게 복잡한가요?

치매의 진단은 환자가 치매라는 증후군 상태인지를 판단하는 단계와, 치매를 유발한 원인질환을 찾아내는 단계로 이루어집니다. 첫 번째 단계에서는 철저한 병력청취, 이학적 검사, 신경학적 검사, 정신상태검사, 신경심리학적 검사(신경인지기능 검사) 등을 통해 치매 여부를 판단합니다. 이 단계에서는 환자의 상태가 정상인지, 경도인지장애인지, 아니면 치매인지를 결정하게 됩니다. 이 단계에서 전문의가 CERAD-K와 같이 표준화된 진단 평가 도구를 이용하면, 단순 문진을 통해 진단하는 경우에 비해 진단 정확도를 높일 수 있습니다.

첫 단계 검사에서 치매나 경도인지장애로 진단되면, 혈액검사, 뇌척수액검사, 유전자검사, 뇌 단층촬영(CT) 또는 뇌 자기공명촬영(MRI), 양전자방출단층촬영검사(PET) 등 원인질환 진단을 위한 두 번째 단계 검사를 진행하게 됩니다. 최근 분자영상학적 검사 기술이 발전하면서 뇌영상검사의 중요성이 점점 더 높아지고 있습니다. 특히 PET를 이용하여 뇌조직 속에 쌓여 있는 아밀로이드 베타라는 알츠하이머병의 원인 단백질을 영상으로 직접 확인할 수 있게 되면서, 경도인지장애 단계에도 침습적인 뇌척수액 검사 없이 알츠하이머병의 진단이 가능해졌습니다. 올

해부터는 뇌 아밀로이드 PET 검사를 제외한 모든 치매 진단 검사들이 국민건강보험의 혜택을 받게 되어 치매 진단에 대한 경제적 부담도 많이 줄었습니다.

혹시 전문병원에서 치매에 대한 정밀검사를 받기 부담스러운 상황이라면, 전국 치매안심센터에서 제공하는 치매무료조기검진 서비스를 이용하면 됩니다. 60세 이상 노인은 누구나 주민등록상 거주지 치매안심센터에서 무료로 간단한 치매선별검사를 받을 수 있습니다. 만약 치매선별검사에서 인지기능이 감퇴되었다는 결과가 나온다면, 치매안심센터나 치매안심센터와 협약을 맺은 협력병의원에서 신경심리검사, 전문의 진찰, 혈액검사 및 뇌 CT 검사를 추가로 받을 수 있습니다. 소득수준이 낮을 경우, 이런 추가 검사들까지 모두 무료로 받을 수도 있으니 치매안심센터의 안내를 받으면 됩니다.

■ 치매체크

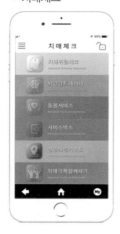

치매안심센터의 무료 치매조기검진조차 받아볼 필요가 있는지 알 수 없는 단계라면, 중앙치매센터에서 개발 보급하고 있는 '치매체크'라는 어플리케이션을 이용하여, 본인 혹은 가족이 스스로 간단한 인지검사를 시행해볼 수 있습니다. 치매체크는 IOS와 안드로이드 기기에서 모두 사용 가능하며, 2014년 보건분야 앱 어워드를 수상하기도 했습니다. 치매체크

는 검사결과에 따라 다음 단계로 피검자가 해야 할 사항을 자세히 안내해줍니다. 치매체크는 치매선별을 위한 인지기능검사뿐만 아니라 뇌건강 향상, 치매돌봄, 치매정보 등 다양한 서비스를 제공하니 꼭 한 번 이용해보길 권합니다.

치매, 치료가 되기는 하나요?

치매 환자의 경우, "차라리 빨리 죽기나 하는 병이면 좋겠다"는 푸념을 자주 듣게 됩니다. 아직도 치매를 노화 과정으로 착각하거나 치료방법이 없다고 잘못 알고 있는 이들도 많아, 국내 치매 환자 4명 중 1명은 진단조차 받지 않고 있거나, 진단을 받고도 적절한 치료 없이 방치되거나 단순 보호 상태에 놓여 있습니다. 적절한 치료 없이 방치된 치매 환자들은 증상도 빠르게 악화되고, 다양한 정신병적 증상들을 조기에 보이게 됩니다. 이와 같은 정신병적 증상들은 치매의 핵심 증상인 인지감퇴보다 더 큰 절망감을 가족들에게 안겨줌으로써 최소한의 보호마저 포기하게 만들기도 합니다.

치매는 아직까지 완치할 수는 없지만, 얼마든지 증상을 경감시키고 악화를 지연시킬 수 있습니다. 치매를 조기에 진단하여 적극적으로 치료한 경우에는, 그렇지 않은 경우보다 5년 뒤 중증으로 진행하여 요양시설에 입소하게 될 확률이 5분의 1 수준으로 낮아집니다. 같은 기간 동안 치매

■ 치매 조기진단의 효과

[조기에 발견하여 적절한 치료와 관리를 병행하면]

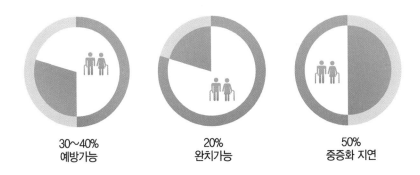

30~40%
예방가능

20%
완치가능

50%
중증화 지연

환자의 가족들은 연간 약 1,000시간의 돌봄 부담과 800만 원의 돌봄 비용을 절약할 수 있습니다.

　현재 치매 치료제로 널리 쓰이고 있는 아세틸콜린분해효소 억제제나 NMDA 수용체길항제의 경우, 인지감퇴를 경감시키고 악화를 지연시키는 효과가 있습니다. 다양한 인지훈련과 활동적인 생활습관을 병행한다면 더욱 효과를 볼 수 있습니다. 정신병적 증상은 증상의 종류에 따라 다소 차이가 있지만 항우울제, 항정신병 약물 등의 약물치료와 환경 조절을 통해 대부분 잘 치료할 수 있습니다. 치매 치료의 적은 우리들 마음 속에 있는 근거 없는 무력감임을 잊지 말아야 합니다.

치매, 예방이 최고입니다!

　　다양한 유전자들이 사람의 생활습관을 통해 다양한 환경 요소들과 상호작용하여 치매 발병 위험을 결정합니다. 연구마다 차이가 있지만, 건강한 생활습관만으로도 치매에 걸릴 위험을 절반까지 낮출 수 있습니다. 2014년 중앙치매센터는 치매 예방에 도움이 되는 3 – 3 – 3 치매예방수칙을 발표했습니다.

　　우선 세 가지를 금해야 합니다(三禁). 첫째는 과음입니다. 과음은 치매 위험을 1.7배 높입니다. 한 번에 세 잔 이상 술을 마시지 않는 절주를 생활화해야 합니다. 둘째는 금연입니다. 흡연은 치매 위험을 1.6배 높이고, 치매 환자의 13.9%가 흡연 때문에 발생합니다. 담배는 아예 시작하지 않아야 하고, 피우고 있다면 지금 당장 끊어야 합니다. 셋째, 뇌를 다치지 않게 조심해야 합니다. 뇌 손상은 치매 위험을 2배 이상 증가시킵니다. 보호장구 없이는 운동하지 않도록 하고, 자주 쓰는 물건은 높은 곳에 보관하지 않아야 합니다.

　　다음으로 세 가지를 열심히 해야 합니다(三勸).

　　첫째는 운동입니다. 운동 부족은 치매 위험을 1.8배 이상 높이고, 전체 치매의 12.7%가 운동 부족으로 발생합니다. 매주 세 번 이상, 한 번에 30분 이상 땀이 나도록 걷는 습관을 들이는 것이 좋습니다.

　　둘째는 왕성한 두뇌 활동입니다. 교육 수준이 낮으면 치매 위험이 1.6배 높아지고, 전체 치매의 19%가 저학력 때문에 발생합니다. 꾸준한 독서와 글쓰기를 통해 치매 위험을 낮춰야 합니다.

셋째는 건강한 식단입니다. 채소와 생선을 충분히 섭취할 경우 치매 위험을 30% 이상 줄일 수 있습니다. 또 음식을 천천히 꼭꼭 씹는 것이 좋습니다.

끝으로 세 가지를 잘 관리해야 합니다(三行).

첫째는 고혈압, 당뇨, 고지혈증과 같은 생활습관 질환을 충실하게 관리해야 합니다. 중년에 흔히 발생하는 이 질환들은 치매 위험을 1.5배 이상 높일 수 있지만, 관리만 잘하면 전체 치매 환자의 10%를 줄일 수 있습니다.

둘째는 우울증과 스트레스를 잘 관리해야 합니다. 우울증은 치매 위험을 약 1.6배 증가시키고, 전체 치매 환자의 8%는 우울증 때문에 발생합니다. 한 달에 한 번 이상 가까운 사람을 만나고, 함께 여가생활을 즐기면 치매 위험을 20% 이상 낮출 수 있습니다.

셋째는 정기적인 치매 조기검진입니다. 앞서 이야기한 바와 같이 치매 발병은 절반이 생활습관, 나머지 절반이 타고한 소인에 달려 있습니다. 생활습관을 건강하게 유지 관리하면, 치매에 걸릴 위험을 많이 낮추지만 완전히 없앨 수는 없다는 뜻입니다. 따라서 60세 이상 노인은 가까운 치매안심센터 등에서 해마다 한 번 치매 조기검진을 받는 것이 좋고, 검진을 받지 않은 분들은 가족들이 치매체크를 이용해 해마다 인지건강을 체크해드리는 것이 좋습니다.

특히 치매의 가족력이 있는 경우, 고혈압이나 당뇨병 같은 생활습관

질환을 앓고 있는 경우, 두부 손상의 병력이 있는 경우, 우울증을 장기간 반복적으로 앓은 경우 등 치매 발병 위험인자가 있는 사람이 기억력 장애를 경험한다면 반드시 치매 조기검진을 받아보는 것이 좋습니다.

치매의 원인

노년기에 발생하는 치매의 가장 흔한 원인은 알츠하이머병입니다. 그 외 다른 치매의 원인으로는 혈관성 치매(vascular dementia), 레비소체치매(dementia with Lewy bodies), 정상압수두증(normal pressure hydrocephalus), 행동변이성 전두측두엽치매(behavioral variant of frontotemporal dementia) 등이 있습니다.

알츠하이머병

알츠하이머병은 치매의 가장 흔한 원인으로 전체 치매의 약 60%가 알츠하이머 치매입니다. 알츠하이머병은 서서히 발생하여 점진적으로 진행하는 특징을 가지고 있으며, 초기에는 기억력에 문제를 보이다가 점차 진행하면서 계산능력, 방향감각이 저하되고 이후 판단력, 충동조절 능력 등이 떨어집니다. 병이 점차 진행하면서 불안, 우울, 망상, 환각과 같은 증상이 동반됩니다. 진행속도는 사람마다 다르지만 몇 년에서 수십 년 동안 점차 진행하는 경과를 보입니다. 알츠하이머병은 대개 65세 이후에 많이 발생하지만 40, 50대의 젊은 연령층에서도 발생합니다.

알츠하이머병의 발병 기전에 대해서는 정확하게 알려져 있지는 않습니다. 베타 아밀로이드(beta-amyloid)라는 작은 단백질이 과도하게 만들어지거나 잘 제거되지 않아 뇌에 침착되면서 뇌세포를 손상시키는 것이 핵심 기전으로 알려져 있습니다. 그 외에 뇌세포골격 유지에 중요한 역할을 하는 타우 단백질의 과인산화, 염증반응 등 뇌세포 손상에 기여하는 다양한 원인들이 발병에 영향을 미치는 것으로 생각하고 있습니다.

알츠하이머병의 근본적인 치료방법은 아직 개발되지 않았으나 인지기능이 쇠퇴하는 것을 억제하여 병의 진행을 지연시킬 수 있는 약물들이 최근 개발되어 사용되고 있습니다. 대표적인 약물로 아세틸콜린 분해효소 억제제가 있습니다. 이 약물은 알츠하이머병 환자의 뇌에서 감소되어 있는 아세틸콜린이라는 신경전달물질의 분해를 막는 작용을 하여 약 6개월에서 2년 정도 병의 진행을 늦추는 효과가 있습니다. 이를 통하여 환자가 최대한 오랜 기간 다른 사람의 도움 없이 독립적인 일상생활을 할 수 있도록 도와줍니다.

알츠하이머병의 위험 요소에는 조절할 수 있는 인자와 조절할 수 없는 인자들이 있습니다. 알츠하이머병의 가족력, 아포지단백 E ε4유전형과 같은 위험인자는 조절할 수 없지만 생활습관을 통하여 조절할 수 있는 인자들을 조절하면서 알츠하이머병을 예방할 수 있습니다. 이러한 조절 가능한 인자에는 고혈압, 당뇨, 고지혈증, 운동부족, 비만, 흡연, 과음 등이 있습니다.

혈관성 치매

혈관성 치매는 허혈성 및 출혈성 뇌혈관 질환 또는 심혈관질환에 의한 허혈성 뇌병변에 의해 치매가 발생하는 경우를 일컫습니다. 혈관성 치매는 알츠하이머병 다음으로 흔한 치매의 원인으로 전체 환자 중 약 15%를 차지하는데 유럽이나 미국에 비해 동아시아에서 특히 유병율이 높습니다. 우리가 개념으로는 알츠하이머병과 혈관성 치매를 구분하지만 실제로는 이 두 질환이 섞인 혼합 치매가 흔합니다.

혈관성 치매의 증상은 원인에 따라 다릅니다. 여러 번의 뇌경색이 반복되어 발생하는 다발경색치매(multi-infarct dementia)나 한 번의 뇌경색이지만 인지 기능에 중요한 뇌 부위가 손상되어 치매를 일으키는 전략뇌

■ 그림 1 _ 혈관성 치매 환자의 뇌 MRI

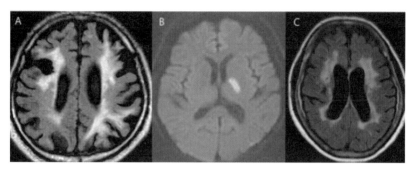

| 다발경색치매 | 전략뇌경색치매 | 피질하혈관치매 |

경색치매(strategic infarct dementia)의 경우 침범되는 뇌 부위에 따라 실어증, 시공간력 저하, 기억 저하, 수행기능 저하(executive dysfunction) 등 다양한 증상이 나타나고 진행 양상은 갑작스럽게 악화되는 계단식 진행이 흔합니다. 그에 비해 피질하영역의 다발성 열공경색(lacunar infarction)이나 심한 백질변성에 기인한 피질하혈관치매(subcortical vascular dementia)는 수행기능 저하가 특징적인 증상이고 임상 양상이 점진적으로 진행하는 경우가 많습니다(그림 1).

계단식 진행이나 국소신경학적 증후는 일반적으로 혈관성 치매의 특징으로 잘 알려져 있으나 피질하혈관치매에서는 이런 소견이 잘 나타나지 않아 증상이나 검진만으로 혈관성 치매를 진단하는 것은 한계가 크고 뇌 CT나 MRI 등 영상검사를 통해 혈관성 병변을 확인하는 과정이 필요합니다.

혈관성 치매의 치료로 콜린분해효소억제제(cholinesterase inhibitor)나메만틴(memantine)과 같은 알츠하이머병 치료제들이 시도되었으나 효과가 크지 않았습니다. 고혈압, 당뇨, 흡연, 운동 부족 등 혈관성 위험 인자를 관리하는 것이 예방을 위해 중요합니다.

레비소체치매

레비소체치매는 혈관성 치매에 이어 치매의 세 번째 흔한 원인으로 전체 환자 중 적게는 5%, 많게는 20% 정도 차지한다고 알려져 있습니다. 레비소체치매는 병력 청취나 신경학적 검진을 주의깊게 하지 않으면 알츠하이머병으로 오진되기 쉽습니다. 병리 검사에서 신경세포 안에 레비소체가 나타나는 것이 특징이어서 이렇게 이름이 지어지게 되었습니다.

레비소체치매에서 나타나는 인지저하는 초기에 기억저하보다는 주의력, 수행기능 및 시공간력의 저하가 두드러지고, 시간에 따른 인지저하의 정도가 달라서 짧게는 수분 단위로 길게는 며칠 단위로 크게 변할 수 있습니다. 낮시간에 종종 졸려 보이고 멍하게 빈 공간을 바라볼 때가 많습니다. 이러한 인지저하와 함께 레비소체치매에서는 환시가 자주 나타나는데, 어른이나 아이 및 동물 등이 생생하게 보여서 환자들이 형상을 구체적으로 표현하는 경우가 많습니다. 환시 외에도 무언가 지나가는 느낌이나 착시도 자주 나타납니다.

그리고 렘수면장애(REM sleep behavior disorder)는 렘수면 시기에 근육

■ 그림 2 _ 레비소체치매 환자의 도파민 운반체 SPECT

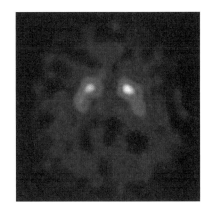

이 이완되지 않아 꿈에서 나오는 말과 행동을 실제로 하게 되는 수면장
애인데 레비소체치매의 주 증상 중 하나이며 인지저하보다 더 먼저 나타
나는 경우가 종종 있습니다. 그 외에 레비소체치매의 주요 증상으로는
파킨슨증을 들 수 있습니다. 파킨슨병에 비해 대개 그 정도가 덜하고 떨
림보다는 서동증 및 자세불안정이 두드러질 때가 많습니다.

SPECT나 PET 검사에서 기저핵의 도파민운반체 섭취 소견이 줄어들
거나, MIBG 검사에서 심근의 섭취 소견이 줄어드는 것이 영상검사의 주
요 소견이며, 뇌 CT나 MRI에서 알츠하이머병에 비해 내측두부 위축이
덜한 것도 특징 중 하나입니다.

약물치료로는 콜린분해효소억제제가 인지저하 개선에 효과적입니다.
레비소체치매 환자의 정신신경증상 개선을 위해 항정신병제(antipsychotics)
를 사용하는 경우, 절반에 가까운 환자에서 의식 저하 및 자율신경계 마

비 등 과민 반응이 나타나는 것으로 알려져 있어 주의가 필요합니다.

정상압수두증

우리 뇌는 단단한 두개골 안에 뇌척수액과 함께 들어 있는데, 뇌가 뇌척수액에 떠 있어서 뇌척수액은 뇌가 두개골에 눌리는 것을 막아주고 외부 충격에 대한 완충 역할도 합니다. 뿐만 아니라 여러 신경호르몬을 전달해주고 노폐물도 제거해줍니다. 이러한 뇌척수액은 뇌 안에서 생성되어 뇌 주변을 순환한 뒤 뇌 안에서 꾸준하게 흡수되어 양은 120~150ml 정도로 유지됩니다. 뇌척수액의 생성이 과다해지거나 흡수가 덜 이루어지면 뇌척수액의 양이 많아지는데, 뇌와 뇌척수액은 두개골 안에 갇혀 있기 때문에 뇌척수액이 많아지면 뇌척수액이 뇌를 눌러 뇌의 기능을 떨어뜨립니다. 이러한 상태를 수두증이라 부르는데, 기억저하, 보행장애, 배뇨장애가 특징적으로 잘 나타나고, 뇌 CT나 MRI에서 뇌척수액이 들어 있는 뇌실 공간이 커진 것을 볼 수 있습니다(그림 3).

정상압수두증은 70세 이상 노인 100명 중 2명에서 볼 수 있는 비교적 흔한 병입니다. 뇌척수액을 허리에서 30~50ml 정도 뽑아주면 보행, 기억, 배뇨 증상이 두드러지게 개선되는 경우가 많은데, 뇌척수액을 한 번 뽑아준 효과는 며칠 지나면 사라지기 때문에 정상압수두증이 확실한 경우 과다한 뇌척수액을 복강 등 몸의 다른 곳으로 빼주는 션트 수술을 통

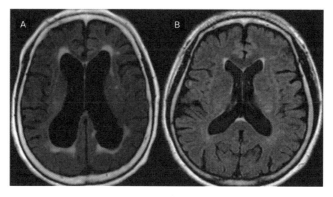

정상압수두증 환자(A)의 뇌실이 정상인(B)의 뇌실에 비해 커져 있다.

해 개선 효과를 유지할 수 있습니다.

행동변이성 전두측두엽치매

행동변이성 전두측두엽치매는 초기에 나타나는 성격 및 행동 변화가 특징입니다. 뇌 CT나 MRI에서 전두엽과 측두엽의 위축이 뚜렷한데(그림 4), 임상 증상은 측두엽보다는 전두엽에 관련된 증상이 더 두드러집니다. 탈억제로 인해 사회적으로 부적절하고 예의에 어긋난 행동을 하거나 충동을 참지 못하고, 의욕 저하 및 무력감이 나타날 수 있습니다. 그리고 공감 능력 저하로 다른 사람의 기분을 잘 이해하지 못하거나 사회관계에 문제가 발생할 수 있습니다. 또한 특정 동작이나 말을 의미 없

■ 그림 4 _ 행동변이성 전두측두엽 치매 환자의 뇌 MRI

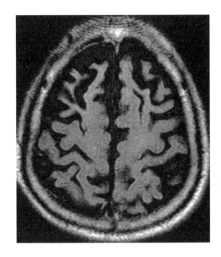

이 반복하고, 폭식이나 과음 또는 먹지 않아야 할 것을 먹는 행동이 나타날 수 있습니다.

　이러한 행동을 줄이기 위해 세로토닌재흡수억제제(serotonin reuptake inhibitor)를 시도해볼 수 있고, 콜린분해효소억제제는 인지 및 행동 개선에 효과가 없는 것으로 알려져 있습니다.

우울증

자꾸 여기저기가 아프고 우울해서 나쁜 생각이 들어요

노년기 우울증은 치매와 함께 노년기에 가장 흔한 정신과적 질환 중 하나입니다. 65세 이상 인구의 10~20%까지 우울증 증상을 보이는 것으로 보고되기도 합니다. 그에 비해 진단이 덜 되는 경향이 있습니다. 자연스러운 노화 현상의 하나로 보거나, 환경적 변화, 사회적 위치의 변화 등에 대한 자연스러운 반응으로 보기 쉽습니다. 그러다 보니 진단과 치료의 적기를 놓치기가 쉽습니다. 물론 가끔 우울한 증상을 보인다고 해서 바로 우울증으로 진단하는 것은 아닙니다. 우울 증상이 있고 그로 인하여 일상생활에서 영향을 받을 때, 우울증을 의심해야 합니다.

우울증에 관심을 기울여야 하는 이유는, 우울증 자체가 내가 가지고 있는 신체질환의 증상 혹은 경과를 악화시킬 수 있기 때문입니다. 우울증이 있으면 다른 신체질환의 치료 효과도 떨어집니다. 또한 치매의 위험도도 높이는 것으로 알려져 있습니다. 사회적으로는 OECD 국가 중 노인자살율 1위의 불명예스러운 기록과 관련이 있습니다. 노인 자살의 가장 큰 원인이 우울증이기 때문입니다.

여기저기 아픈데 검사해도 아무 문제가 없다면 우울증이던데 병원에 가야 할까요?

정확한 우울증 진단을 받고 원인을 파악하기 위해서는 정신건강의학과 진료를 받는 것이 필요합니다. 최근에는 우울증에 대한 인식이 높아져서, 정신건강의학과가 아닌 진료과에서도 검사에서 이상이 없을 경우 우울증 가능성을 의심하고 정신건강의학과 진료를 권하는 경우가 많습니다.

여기저기 아프고 기분도 약간 가라앉기는 하지만 일상생활에는 문제 없이 잘 지내고 있다면 아직 우울증이 심한 것은 아니므로 일단 환경적 노력을 해볼 수 있습니다.

규칙적인 생활을 하세요.
가능하면 햇볕을 쬐면서 많이 걸으세요.
식사를 규칙적으로 하세요.

사람들과 많이 만나세요.
새로운 것을 배우러 다니세요.

이러한 활동들은 치매 예방에도 도움이 됩니다. 그러나 우울증상이 심한 경우에는 위와 같은 노력 자체가 어렵습니다. 이러한 환경적 노력을 할 수 있는 의욕과 힘이 없기 때문이지요. 이런 경우에는 전문적인 도움을 받아야 합니다.

잠이 안 오고 나쁜 생각이 들 정도이면 필히 정신건강의학과 진료를 받으셔야 합니다.

우울증을 조심해야 할 사람은 누구인가요?

연구에 따라 결과가 다소 다르기는 하지만 전반적으로는 연령이 높아질수록 우울증 위험이 높습니다. 남성보다는 여성이 더 위험하고, 이혼이나 별거 상태인 경우, 사회적 지지 체계가 낮은 경우 더 위험하다고 할 수 있습니다. 노년기 이전에 주요 우울장애를 앓은 경험이 있는 경우, 노년기에도 위험도가 높아집니다. 뇌혈관 위험인자가 있거나 뇌졸중 등을 앓은 경우 혈관성 우울증의 위험도가 높아집니다. 그 외에도 만성대사성질환, 내분비질환, 만성폐쇄성폐질환, 심근경색증, 악성 종양 등의 신체적 질환을 가진 경우 위험도가 높아집니다.

우울증은 마음의 병이라는데, 내가 마음이 약해서 걸린 걸까요?

우울증은 마음의 병이 아니라 뇌의 병입니다. 우울 증상이 나타나는 것은 결국 기분을 관장하는 뇌의 기능에 문제가 생겨서 나타난 것입니다. 무릎 관절염이 생긴 것이 내 탓이 아니듯이, 기분을 관장하는 뇌의 기능에 문제가 생긴 것도 내 탓은 아닙니다. 뇌의 기능이 약해졌다면 왜 약해졌는지 원인을 찾고, 치료를 하는 것이 중요합니다. 노인성 우울증은 동반된 신체질환이나 약제에 의해 발생하는 경우가 많고, 혈관성 우울증인 경우가 많기 때문에 동반된 신체질환을 잘 관리하고, 약제 남용 및 오용을 조심하고, 혈관성 위험인자인 혈압, 당뇨, 고지혈증 등을 잘 관리하는 것이 필요합니다.

우울증을 앓고 있는 어르신의 가족들도 환자분에게 마음을 굳게 가지면 좋아진다 등의 표현을 할 때에는 주의가 필요합니다. 우울증은 마음을 굳게 가질 힘 자체가 줄어드는 것이 문제이기 때문에, 격려가 아니라 비난으로 받아들여질 수도 있습니다.

우울증 증상이 무엇인지요?

노년기 우울증은 '내가 우울하다'라고 바로 감정을 인지하는 경우가 적습니다. 오히려 우울하지 않다고 하는 경우도 많습니다. 대신 의욕이 떨어지고, 흥미가 저하되고, 사회활동 범위가 줄어드는 증상이 흔하게 나타납니다. 특별히 우울하다고 호소하지 않고 신체적으로도 크게 문제가 없는데 활동량이 줄어든다면 우울증을 의심해보아야 합니다. 특히 혈관성 우울증의 경우에는 전반적으로 무심하고, 감정적으로 둔한 느낌이 들고, 판단력이나 사고력이 다소 둔해지는 증상이 흔히 나타납니다.

노인 우울증의 가장 큰 증상은 특별한 원인을 찾을 수 없는 신체증상입니다. 어지럽고, 소화가 안 되고, 가슴이 아프고, 머리가 아프고, 심장이 두근두근거리고, 팔다리에 힘이 없는데 검사를 해보면 이상이 없습니다. 사실 우울증이라는 원인이 있는 것이지요. 뇌가 그러한 신체증상들을 '감지'하기 때문에 증상이 발생하는 것인데, 실제 그 신체증상들이 나타날 법한 신체 부분(위장관, 심장, 뇌 등)은 검사를 해보아도 이상이 없습니다. 이러한 경우, 우울증으로 인하여 뇌의 기능에 변화가 발생하여 실제가 아닌 신체증상들이 나타나는 것입니다. 물론, 원인이 있는 증상들도 있지요. 대표적인 것이 척추협착증, 무릎 관절염 등에 의한 통증입니다. 이렇게 원인이 있는 신체증상들도 우울증이 가세하게 되면 실제보다 더 증상이 악화되고 치료에 반응이 없게 되어, 약제 남용이 발생하기 쉽습니다.

이유 없이 불안하고 초조한 것도 우울증 증상일 수 있습니다. 빈뇨나 변비 등으로 나타나기도 합니다. 우울증이 심할 경우에는 집중력, 실행력, 기억력 등이 떨어져서 마치 치매처럼 보이기도 합니다. 불면과 식욕저하, 체중저하도 우울증의 대표적인 증상 중 하나입니다.

우울증이 심할 경우에는 망상까지도 나타날 수 있습니다. 과도한 무가치감, 죄책감, 건강염려증, 피해망상 등이 나타날 수 있고, 자살에 대한 생각도 나타날 수 있습니다.

노년기 우울증은 왜 생기나요?

　노년기에 발생하는 우울증은 취약해진 뇌가 스트레스를 받아 발생하는 것으로 알려져 있습니다. 노화에 따라 뇌의 크기가 줄어들고 신경세포가 줄어듭니다. 동반된 뇌혈관 질환들로 인하여 뇌의 백질에 변화가 오면 감정과 인지를 조절하는 신경회로들이 다치게 됩니다. 이러한 경우를 혈관성 우울증이라고 하는데, 노년기 전체 우울증의 약 3분의 1이 혈관성 우울증이라는 연구결과도 있습니다. 당뇨, 고혈압, 신장질환과 같은 만성질환에서 증가하는 염증촉진물질(proinflammatory cytokine) 역시 뇌에 작용하여 우울증에 취약한 뇌를 만듭니다.

　이렇게 취약해진 뇌에 여러 가지 스트레스가 작용하게 되면 우울증이 발생합니다. 노년기에는 사회활동이 줄고, 경제활동이 줄어 이러한 사회적, 경제적 어려움들이 스트레스로 작용할 수 있습니다. 배우자나 친구와의 사별 역시 큰 스트레스로 작용할 수 있습니다. 또한 갑상선 기능저하와 같은 신체질환이 직접적으로 우울증을 일으키기도 하고, 스테로이드와 같은 약물 역시 직접적으로 우울증을 일으킬 수 있습니다.

노년기 우울증은 어떻게 진단하나요?

노년기 우울증의 원인이 다양한 만큼, 1차적으로는 원인이 될 수 있는 신체적 질환이 있는지 여부를 먼저 확인합니다. 이를 위해 필요시 신체 검진 및 실험실적 검사, 뇌영상검사 등을 할 수 있습니다. 우울증을 유발하거나 악화시킬 수 있는 약제를 사용하고 있는지 확인하기 위하여 복용하고 있는 약제들을 모두 확인하는 과정도 필요합니다.

우울한 기분, 흥미 혹은 즐거움 저하, 식욕 저하 혹은 증가(체중), 불면이나 과다수면, 초조 혹은 불안, 피로감, 무가치감 혹은 죄책감, 사고력이나 집중력 감소, 자살사고 혹은 시도 이렇게 총 9개의 항목 중에 5개 이상의 증상이 하루의 대부분 나타난다면 이는 꼭 치료가 필요한 '주요 우울장애'입니다. 증상의 수가 5개가 되지 않거나, 하루의 대부분은 아니고 대략 절반 정도에서만 증상이 나타난다면 그보다는 경한 우울장애이지만 이 역시 생활에 불편함을 줄 수 있으므로 주의해야 합니다.

자가진단을 해봅시다. 아래 단축형 노인우울척도 15개 항목 중에 8개 이상의 문항에 해당한다면 우울증 가능성이 있습니다. 물론 8개 이상의 증상이 있어도 활동 범위, 식사, 수면 등에 있어 평소와 다를 바 없이 잘 지낸다면 이는 '증상'은 있으나 '우울증'은 아닌 상태이니 안심해도 됩니다[단축형 노인우울척도, 조맹제, 1999에서 변형].

노인우울척도 자가진단

① 현재의 생활에 대체적으로 만족하지 못한다. ☐

② 요즘 들어 활동량이나 의욕이 많이 떨어졌다. ☐

③ 자신이 헛되이 살고 있다고 느껴진다. ☐

④ 생활이 지루하게 느껴질 때가 많다. ☐

⑤ 평소에 기분은 상쾌한 편이 아니다. ☐

⑥ 자신에게 불길한 일이 닥칠 것 같아 불안하다. ☐

⑦ 대체로 마음이 즐거운 편이 아니다. ☐

⑧ 절망적이라는 느낌이 자주 든다. ☐

⑨ 바깥에 나가기가 싫고 집에만 있고 싶다. ☐

⑩ 비슷한 나이의 다른 노인들보다 기억력이 더 나쁘다고 느낀다. ☐

⑪ 현재 살아 있다는 것이 즐겁게 생각되지 않는다. ☐

⑫ 지금의 내 자신이 아무 쓸모 없는 사람이라고 느껴진다. ☐

⑬ 기력이 좋은 편이 아니다. ☐

⑭ 지금 자신의 처지가 아무런 희망도 없다고 느껴진다. ☐

⑮ 자신이 다른 사람들의 처지보다 더 못하다고 생각한다. ☐

노년기 우울증의 경과는 어떻게 되나요?

주요 우울장애의 경우 7~30%는 만성적인 경과를 보입니다. 우울 증상이 심각하거나, 망상이 동반되었거나, 동반된 만성질환이 있을 경우 만성화될 위험이 높습니다. 3~6년간 추적관찰시 재발율이 40%까지 증가하는 것으로 알려져 있어 지속적인 관심이 필요합니다. 늦은 연령에 발병할수록, 재발을 자주할수록 재발 위험도가 높습니다.

　노년기 우울증은 치매 위험도를 2~4배 정도 높인다고 알려져 있습니다.

　자살에 대해서도 주의가 필요합니다. 노년기 우울증은 여성에서 더 많이 나타나지만, 자살은 남성에서 더 많이 나타납니다. 대부분 자살 시도 전에 자살 사고를 표현하기 때문에, '죽고 싶다'라는 표현을 하는 경우 주변에서 더 많은 관심을 가지고 치료를 놓치지 않도록 주의해야 합니다.

치매와 노년기 우울증은 어떤 관련이 있나요?

　노년기 우울증이 치매 위험을 대략 2배 정도 높인다고 알려져 있습니다. 치매의 전구 단계나 초기 단계에 우울증이 나타날 수 있습니다. 이는 치매와 관련된 증상으로 나타나는 우울증입니다. 기억력 저하 현상 자체에 대한 반응으로 우울증이 나타나기도 합니다.

노년기 우울증 치료는 어떻게 하나요?

　약물치료, 정신치료, 가족치료, 전기경련요법, 경두개자기자극요법, 광치료 등 다양한 치료방법이 있습니다. 최근에 사용되는 우울증 치료제들은 부작용이 거의 없습니다. 우울증 외에도 기능성 소화불량, 두통,

어지러움 증 심인성 신체증상에도 우울증 치료제를 사용합니다. 약물치료를 시작하면 6개월 정도는 유지하는 것을 권장하며, 그 이후에도 재발의 위험도가 높다면 유지 치료를 하게 됩니다. 우울증 치료제로 치료할 경우 약 70%에서 증상이 호전된다는 보고가 있습니다.

혈관성 우울증의 경우에는 약물치료에 대한 반응이 다소 떨어지는 편입니다. 이에 혈관성 위험인자에 대한 관리를 병행하는 것이 중요합니다.

물론 우울증을 직접적으로 일으키는 신체질환이나 약제가 확인되었다면 해당 질환을 치료하고, 약제를 조정하는 것이 선행되어야 합니다.

부작용으로 인해 약제를 사용하기 어렵거나 치료를 최대한 빨리 해야 하는 상황일 때에는 전기경련치료를 하면 효과가 좋습니다. 최근에는 경두개자기자극요법이라고 하여 머리의 특정 부분에 자기자극을 주기적으로 가하여 좋은 효과를 보고 있습니다.

소위 상담치료라고 알려져 있는 정신치료 역시 도움이 됩니다. 상실이나 스트레스 등에 건강히 적응하도록 도움을 받을 수 있으며, 이는 우울 증상이 경할 때에 효과가 있습니다. 인지치료라고 하여 우울장애를 지속시키는 부정적 생각을 파악하여 수정하는 정신치료도 있습니다.

우울증 약은 어떠한 것들이 있나요?

가장 흔하게 사용하는 약은 선택적 세로토닌 재흡수 억제제라는 항우울제입니다. 우울증과 관련된 신경전달물질로 세로토닌이 많이 알려져 있지요. 에시탈로프람, 설트라린, 플루옥세틴 등의 선택적 세로토닌 재흡수 억제제는 효과가 좋고 의존성이 없으며, 부작용이 적어 흔하게 쓰이는 약제입니다. 두통, 어지러움, 소화불량 등에도 사용됩니다. 소수에서는 소화불량이나 불면증, 과도한 주간졸음, 불안 초조 등이 나타날 수 있습니다만 이러한 경우 약제 용량을 변경하거나 종류를 변경할 수 있으니 바로 의사와 상의하면 됩니다.

세로토닌 외에도 노르에피네프린, 도파민 등의 신경전달물질들을 같이 조절해주는 항우울제들이 있어 해당 약제들도 많이 사용되고 있습니다.

삼환계 항우울제는 선택적 세로토닌 재흡수 억제제가 개발되기 전에 주로 사용하던 우울증약제입니다. 우울증상에는 효과가 좋으나 노년기에 사용하기에 주의가 필요한 부작용(입마름, 어지러움, 심혈관계 부작용)이 나타날 수 있습니다. 그러나 부작용에 주의해서 용량을 적절히 조정하면 괜찮습니다. 어지러움, 통증, 다리저림, 당뇨병성 신경병증 등의 신체증상에도 효과가 좋은 편이어서 노르트립틸린, 아미트립틸린 등이 흔히 사용됩니다.

그 외에 항정신병약제인 쿠에티아핀, 아리피프라졸 등도 우울증에 보조적으로 사용될 수 있습니다. 불안, 초조 증상에 벤조디아제핀 계열의 안정제도 사용 가능하며, 불면 증상이 동반된 경우 수면제 등이 사용될 수 있습니다.

약을 먹어도 효과가 부족한 것 같아요

일단 치료를 시작했으면 충분한 시간이 필요합니다. 우울증 치료제는 진통제나 안정제처럼 바로 효과가 나타나는 것이 아니라, 충분한 기간 동안 복용하여 기분을 관장하는 신경전달물질들이 뇌 안에서 균형을 찾는 데 시간이 걸립니다. 항우울제들은 적어도 4~6주는 지나야 효과를 판정할 수 있는 것으로 알려져 있습니다. 약을 먹고 바로 효과가 나지 않는다고 복용을 중단하면 효과를 볼 수 있는 기회가 없어지는 것이므로, 조금만 더 천천히 기다려야 합니다.

혈관성 우울증의 경우 약제에 대한 반응이 다소 떨어지는 편이므로 약제 조절에 조금 더 시간이 걸릴 수 있고, 호전이 부분적일 수 있습니다. 그래도 약물치료를 하지 않는 경우에 비해서는 증상의 호전을 기대할 수 있으니 꾸준한 치료가 필요합니다.

'기분은 좋아졌고, 식욕도 좋아졌고, 활동도 다 좋아졌는데 통증은 아직 남아 있어요'라고 표현하는 분들도 상당히 있습니다. 통증이 있을 수밖에 없는 신체질환을 가진 상태라면 우울증이 호전된다고 하여 통증이 완전히 없어지기는 힘듭니다. 통증도 있고 우울증 때문에 일상생활도 하기 힘들었던 상태보다는, 통증이 남아 있지만 즐겁게 일상생활을 할 수 있는 상태가 더 좋은 상태이겠지요. 남아 있는 통증은 통증치료를 받으면서 동시에 인지행동적 접근으로 치료하는 것이 좋습니다. 통증을 잊을 수 있는 즐거운 활동을 많이 하는 것입니다. '사람들과 만나서 이야기하고 즐거운 시간을 보낼 때에는 통증을 잊는다'라고 말씀하시는 분이 많습니다. 생활이 무료하고 외부 자극이 적을 경우에는 내 몸의 통증에 더 신경이 쓰이게 되고, 통증은 해당 통증에 관심을 기울일수록 더 악화되는 양상이 있습니다. 통증을 해석하는 최종 기관이 뇌라는 것을 기억하세요. 뇌를 즐겁게 만들면 남아 있는 통증도 덜하고, 우울증 재발 가능성도 낮아집니다. 신체적 원인 없이 소화가 안 되고, 어지러운 증상들도 모두 비슷한 원리로 호전될 수 있습니다.

우울증을 앓고 있는 환자의 가족들은 환자에게 어떻게 해주는 것이 좋을까요?

치료를 받도록 적극적으로 권유해주고, 약물치료를 하는 경우 약을 잘 복용하도록 격려해주세요. 우울증이 심할 경우 약제의 필요성에도 심한 회의를 보이게 되어 복용을 안 하는 경우들이 있습니다. 시간을 가지고 격려해주시면서 우울증은 치료될 수 있음을 같이 확신해주시면 좋습니다. 환자분의 어려움을 충분히 들어주고 이해해주고, 공감은 하되 선부른 충고는 조심해주세요. 또한 여러 가지 활동에 참여를 권하거나 함께하되, 조급하게 강요하지는 않는 것이 좋습니다.

가장 중요한 것은 죽고 싶다는 표현을 하거나, 실제 계획을 하거나, 시도한 경우에는 반드시 의사와 상의하여야 합니다.

아직 병원에는 가고 싶지 않은데, 상담은 받아보고 싶어요

거주지 소재의 정신건강복지센터를 방문하세요. 대부분의 정신건강복지센터에서 노인 우울증에 특화된 사업을 하고 있습니다. 상담을 받아보고 병원 방문 필요성에 대해서 자문을 구해도 되고, 지역사회에서 우울증 예방 및 회복을 위해 지원하는 여러 프로그램 등에 참여할 수 있습니다.

자살사고가 심할 경우에는 병원진료를 받는 것이 급선무이지만, 역시 상담을 먼저 받아보고 싶다면 중앙자살예방센터(www.spckorea.or.kr, 02-2203-0053)로 연락하여 거주지 근처의 자살예방센터 연락처를 받으면 도움이 됩니다.

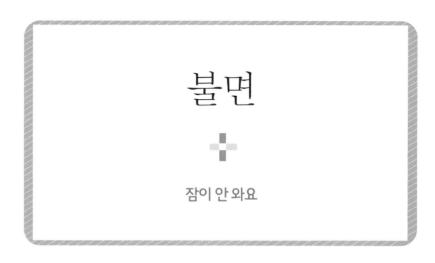

불면

잠이 안 와요

노인에서의 수면장애는 흔하게 나타납니다. 한국 노인인구의 50％에서 불면을 호소한다는 보고도 있습니다. 정상 노화에서도 수면 구조의 변화가 일어나게 되어 깊은 잠이 줄어들고 낮잠이 늘어납니다. 신체질환에 대해 복용하고 있는 약이 불면증을 일으키기도 하고, 우울증 혹은 불안증의 증상의 일종으로 불면증이 나타나기도 합니다. 단순한 원발성 불면증 외에도 폐쇄성수면무호흡증, 렘수면행동장애, 하지불안증후군 등 다양한 수면장애가 나타날 수 있습니다. 최근에는 수면과 치매와의 관계에 대한 연구가 활발하게 이루어지면서 노년기에서의 수면장애에 대한 관심이 더욱 커지고 있습니다.

노인에게서 보이는 수면의 변화는 어떤 것들이 있나요?

총 수면 시간이 감소하게 되고, 수면의 효율성이 떨어집니다. 일찍 자고 일찍 일어나게 되는데 이를 수면 위상(sleep phase)의 전진(advance)이라고 표현하기도 합니다. 잠자리에 누운 뒤에 잠들기까지 시간도 오래 걸리고, 야간에 자주 깹니다. 렘수면 잠재기도 짧아집니다. 낮잠과 주간 졸음도 늘어납니다. 이는 노화에 따른 시신경교차상핵의 변화에 기인하는 것으로 추정됩니다.

노인에게서 수면 문제가 많은 원인은 무엇인가요?

정상 노화에서 나타나는 수면의 변화도 있지만, 규칙적인 활동이 줄어드는 것도 원인이 됩니다. 퇴직 이후라든지, 신체적 문제 때문에 주간에 충분한 활동을 하지 못하는 경우 주간 낮잠이 늘어날 수 있고, 그에 따라 야간 수면 역시 영향을 받게 됩니다.

노인에서 흔한 우울증이나 불안증 역시 불면을 흔히 동반합니다. 음주 문제가 있는 경우에도 불면이 발생할 수 있습니다. 치매 역시 불면이나 소위 낮-밤이 바뀌는 수면-각성 리듬 변화가 흔히 일어납니다. 울혈성 심부전, 천식, 전립선비대, 위식도역류 등의 동반 질환들도 수면 문제를 일으킬 수 있습니다. 감기약, 진통제, 스테로이드 등도 수면을 방해할 수 있습니다. 노년기에 발생할 수 있는 여러 스트레스도 수면을 방해할 수 있고, 수면 자체에 대한 집착 역시 불면을 악화시킵니다.

노인에게서 흔한 수면장애는 어떤 것들이 있나요?

원인과 상관없이 3개월 이상 불면으로 힘들 경우에 불면증으로 진단합니다. 수면 중 10초 이상 호흡이 정지되는 현상이 나타나며 그와 관련하여 코골이, 저산소증, 불면증, 주간의 과도한 졸음이 나타나는 폐쇄성 수면무호흡증도 흔합니다. 폐쇄성 수면무호흡증은 낮 동안 집중력, 주의력이 떨어지는 인지기능의 문제와 연결되기도 하며, 고혈압 등 심혈관질환의 위험도를 높이기도 합니다.

하지불안증후군은 자기 위해서 누웠을 때 다리를 움직이고 싶은 충동이 들고 다리에 이상한 감각이 느껴지는데 주무르거나 걸어다니면 완화되고 자리에 누우면 다시 증상이 발생하는 수면장애입니다. 다리의 이상한 감각이라는 것은 가렵기도 하고, 당기기도 하고 저리기도 하고, 벌레가 기어가는 것 같기도 하고, 아프기도 합니다. 낮에도 나타날 수 있으나 주로 밤에 심해지는 경향이 있습니다.

관련하여 흔히 동반되는 수면장애로 주기성 사지운동장애라는 것이 있습니다. 잠들어 있는데 사지가 반복적으로 움직이는 증상이 나타납니다. '다리를 찬다'라고도 표현하는데 본인은 잘 모르고 불면과 주간 졸음을 호소합니다. 주로 배우자들이 발견합니다.

렘수면행동장애는 꿈에서 하는 행동들을 자면서 그대로 재연하는 장애입니다. 정상적으로는 렘수면 중에 근육의 긴장도가 떨어져야 하는데, 긴장도가 그대로 유지되면서 소리를 지르고, 손을 휘젓고, 발길질을 합니다. 심한 경우 배우자가 다치는 경우도 있고, 본인이 침대에서 떨어지거나 벽에 부딪히는 일이 있어 치료와 함께 안전관리가 중요합니다. 이 질환은 추후 파킨슨병이나 치매로 진행할 위험도가 높아 주의가 필요합니다.

이러한 수면장애들은 수면다원검사라는 검사를 통해 진단이 가능합니다. 수면다원검사는 수면 중의 뇌파, 안구 운동, 산소포화도, 호흡근 움직임, 근전도, 혈중 산소포화도, 다리 움직임, 코골이 등을 동시에 관찰하여 기록하는 검사입니다.

노인에게서 나타나는 수면장애 치료는 어떻게 하나요?

비약물적인 접근으로 수면위생을 지키는 것이 가장 우선입니다.
① 일어나는 시간과 잠자리에 드는 시간을 정해서 가급적 해당 시각을 맞춥니다.
② 낮잠은 최대한 자지 않도록 하고, 자더라도 시간을 짧게 하고 매일 같은 시각으로 맞춥니다.
③ 카페인, 술, 담배를 피합니다.
④ 자기 전에 과식하거나 음료수를 과도하게 먹지 않습니다.

⑤ 낮에는 햇볕을 쬐면서 일정 시간 이상 야외에서 활동하고, 실내도 어둡지 않게 합니다.

⑥ 침실에는 TV를 두지 말고, TV를 틀어놓고 잠을 청하지 않습니다. 라디오나 잔잔한 음악을 활용합니다.

⑦ 수면 중간에 깨어 잠이 다시 오지 않을 경우, 시간을 확인하지 않습니다. 잠깐 거실에 나갔다가 들어와서 다시 잠을 취합니다.

⑧ 졸릴 때에만 침실로 갑니다. 졸리지 않거나 잠을 청하지 않을 때에는 침실에서 활동하지 않습니다.

⑨ 호흡훈련이나 명상 등을 통해 이완요법을 시행합니다.

⑩ 야간 수면 부족시에도 낮에 잠을 보충하지 않습니다.

⑪ 금일 잠들지 못하면 다음날 잘 수 있을 거라고 편하게 생각합니다.

(불면에 집착하면 수면이 더 어려워집니다.)

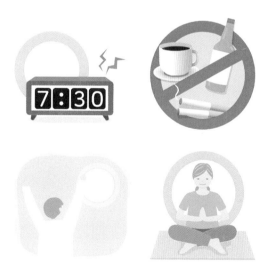

불면증 인지행동치료도 있고, 바이오피드백 등의 치료법도 있습니다. 이러한 수면위생 및 인지행동치료에도 불구하고 불면이 지속되어 생활에 많은 불편을 초래하거나, 정신생리성 불면증이 아닌 폐쇄성 수면무호흡증 등 다른 수면장애가 의심되는 경우에는 적극적으로 약물조절 내지는 치료를 받는 것이 좋습니다. 수면제나 멜라토닌, 항우울제 등의 약물치료는 약물의 선택과 사용, 남용 가능성, 부작용 가능성에 주의가 필요합니다. 렘수면행동장애, 하지불안증후군, 주기성 사지운동장애는 증상에 따른 약물치료가 필요한 경우가 많으며, 폐쇄성 수면무호흡증의 경우 무호흡지수와 증상이 경하면 체중 감량, 옆으로 누워자기 등으로 증상이 호전될 수 있으나, 중등도 이상에서는 양압기 치료를 받는 것이 좋습니다.

수면제는 어떤 것들이 있고, 부작용이나 주의해야 할 점은 어떤 것이 있나요?

가장 흔하게 사용하는 수면제로 졸피뎀(성분명)이 있습니다. 선택적 벤조디아제핀수용체작용제로 일반적인 벤조디아제핀에 비해 부작용이 적은 것으로 알려져 있으나, 부작용으로 수면 중 이상행동이나 복용 후 기억상실, 섬망 등이 나타날 수 있어 주의가 필요합니다. 수면제 복용 후 자다가 일어나서, 내지는 약간 졸린 상태에서 음식을 섭취하고 다음날 기억하지 못하는 현상이 발생하기도 하며, 심한 경우에는 흔하지는 않지만 외출을 하기도 합니다.

이러한 부작용을 치매 증상으로 생각하여 걱정하는 분들이 많으나, 해당 수면제를 끊었을 때 이러한 증상이 나타나지 않는다면 수면제 부작용이라고 생각하면 됩니다. 주의할 점은, 지속적으로 부작용 없이 복용해왔다고 해도 어느 시점에 갑자기 부작용이 나타나는 경우도 있다는 점입니다.

이에 문제없이 복용하고 있더라도 지속적인 주의가 필요하며 가급적 최소량을 복용하는 것을 권유합니다. 벤조디아제핀 계열인 트리아졸람 역시 수면제로 많이 사용되고 있으나 의존 위험이 있어 이 역시 단기간만 사용하는 것이 좋습니다.

그 외에도 히스타민수용체 길항작용을 하는 독세핀, 뇌에서 분비되는 수면주기조절과 관련된 생체리듬 호르몬인 서방형 멜라토닌 등도 수면제로 사용되고 있습니다. 이 두 약제는 의존성과 부작용이 적습니다. 서방형 멜라토닌은 해외에서 처방없이 구입 가능한 멜라토닌 제제와는 달리, 신체 내에서 분비되는 멜라토닌의 분비 패턴을 최대한 반영하여 작용하도록 조제된 것으로 55세 이상 불면증 환자 단기치료(13주까지)에 사용되고 있습니다.

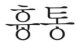

흉통

가슴이 아파요. 가슴이 답답해요

가슴 속에는 기도와 폐, 심장, 대동맥, 식도와 같은 삶을 지탱하는 데 매우 중요한 장기들이 들어 있으며, 따라서 가슴의 통증은 가벼운 문제부터 생명을 위협하여 당장의 의학적 처치가 필요한 중증의 질병까지 다양한 기저 원인에 의하여 발생할 수 있습니다. 말의 표현으로는 다 똑같은 가슴의 통증(흉통)이라고 할지라도, 단순히 근골격계 통증(즉 갈비연골관절에서 생기는 일시적 통증에 의한 답답한 느낌)이 원인일 수도 있으며, 당장 생명의 위협이 되는 폐 색전증이나 급성 심근경색, 대동맥 박리와 같은 무서운 질환이 원인일 수도 있습니다. 따라서 가슴이 답답하고 불편한 것을 느낀다면 가벼이 넘기기보다는 의학적으로 문제의 원인을 밝히는 것이 중요합니다.

흉통은 왜 발생하나요?

흉통을 일으키는 원인은 다음과 같이 매우 다양합니다.

+ 심장질환

① **협심증** : 심장에 혈액을 공급하는 관상동맥에 죽상동맥경화와 같은 병변이 발생하여 혈관이 좁아지게 되면 심장 근육의 혈액공급이 감소하면서 흉부 불편감이나 흉통 등의 증상이 생기는 질병입니다. 협심증 단계에서는 흉통이 있을 때도 있고 사라질 때도 있습니다. 앞가슴에서 왼쪽 가슴으로 발생하며, 묵직한 양상의 통증이 특징입니다. 운동시 흉통이 생겼다가 쉬면 호전되는 경우도 있습니다.

② **심근경색** : 관상동맥의 막히는 병이 심화되어, 심장근육세포가 죽을 정도가 되면 심근경색이라고 합니다. 가슴이 무지근하게 아픈 것이 점점 심화되고 식은땀이 나게 되며, 호흡곤란과 같은 동반증상도 나타나게 됩니다. 가슴이 답답하고 조이는 듯한 흉통이 시작되면 일상생활을 하기 힘들고, 흉통이 목과 왼쪽 팔로 동시에 퍼지듯이 아픈 경우에는 심근경색이 강하게 의심됩니다. 하지만 어르신, 특히 당뇨 환자의 심근경색은 증상 자체가 매우 다양하게 발생할 수 있어 어깨가 아프거나, 소화가 안 되는 등의 위장관 관련 증상을 호소하거나 실신과 같은 증상으로 나타날 수 있습니다.

③ **대동맥 박리** : 심장에서 우리 몸으로 혈액을 운반하는 가장 큰 혈관인 대동맥 혈관의 내부 파열로 인해 대동맥 혈관벽이 찢어져서 발생하는

질환으로 등쪽까지 퍼지는 찌르는 듯한 가슴 통증이 발생하며, 빠른 의학적 처치(혈압조절을 포함한 내과적 치료와 중재시술 및 수술을 포함한 외과적 치료)가 필요한 응급상황입니다.

④ **심장막염** : 심장을 싸고 있는 막에 감염 등으로 염증이 생기거나 다른 원인(종양 전이)에 의하여 공간에 물이 차는 것으로, 숨을 깊게 들이마시거나, 기침을 할 때 통증이 발생하는 경우가 많으며, 때로는 묵직한 통증으로 나타나 협심증과 혼동되기도 합니다. 하지만 상체를 앞으로 기울이면 완화될 수 있는 것이 특징입니다.

✚ 호흡기계 질환

① **폐색전증** : 폐색전증은 폐에 혈액을 공급하는 혈관에 혈전이 생겨서 폐로 혈액공급이 안 될 때 발생하며 숨이차거나 가슴이 아프게 됩니다.

② **흉막염** : 흉막염은 폐를 둘러싼 비닐 랩과 같은 막의 염증을 말하며, 폐렴이나 결핵, 암 등에 의하여 발생하는 경우가 흔합니다.

✚ 소화기계 원인

위식도 역류 : 위산이 식도로 역류해 식도 점막에 염증을 일으키거나 식도 근육의 경련을 유발하는 병입니다. 명치부터 앞가슴 부위에 타는 듯한 양상의 통증이 특징적입니다. 과식, 야식, 복부 비만 등이 있는 경우 잘 발생하며, 식사 후 바로 눕는 습관이 원인이 될 수 있습니다.

✚ 근골격계 원인

흉통을 일으키는 가장 흔한 원인이 됩니다. 가슴을 이루고 있는 근육이나 근육막이 늘어나면 숨을 깊게 쉬거나 몸을 움직일 때, 가슴을 누를 때 통증을 느끼게 됩니다. 흉부의 근골계 질환은 가슴을 부딪히거나, 갑자기 움직이다가 삐끗하여 발생하는 경우가 많습니다. 하지만 어르신들은 예기치 못한 낙상 등으로 인하여 갈비뼈 골절이 생기는 경우도 흔합니다. 이 경우는 다친 부위를 만져보면 명확한 통증을 느낄 수 있습니다.

✚ 피부 병변

노인에게서는 가슴의 통증으로 묘사되지만, 피부를 잘 확인하여야만 하는 질병인 대상포진이 흔하게 발생합니다. 처음에는 피부의 명확한 붉은 반점이 없이, 피부의 가렵고 욱신욱신한 느낌만 있다가 점차 붉은색 반점과 수포가 발생되게 됩니다. 대상포진은 대상포진 자체도 통증이 심하지만 치료 후에도 수개월~수년간 통증이 지속되는 포진 후 신경통 때문에 삶의 질이 급격히 감소하는 경우가 많은데, 대상포진 관련 통증 증상이 발생하고 하루나 이틀 내의 가급적 빠른 항바이러스제 투여가 나중의 포진 후 신경통 예방에 중요합니다.

✚ 심리적 원인

가슴이 답답하다고 느끼는 경우 심리적으로 압박감을 느끼고 있거나 스트레스 때문에 느끼는 흉통인 경우가 많습니다. 만일 갑자기 심한 흉통이 생겼는데 전에도 갑자기 놀라거나 불안하거나 크게 동요된 사건을 경험한 적이 있고, 아무 이유 없이 심장이 뛰고 어지럽고 숨이 멎을 것 같은 느낌을 경험한 적이 있다면 공황장애 등의 심리적인 원인일 가능성이 높습니다.

흉통이 있을 때에는 어떻게 해야 하나요?

흉통은 앞서 설명한 바와 같이 중증 질병을 숨기고 있을 수 있는 증상에 속하기 때문에, 늘 최악을 고려하고 진단을 하게 됩니다. 무엇보다 중요한 것은 환자의 설명을 중심으로 흉통의 부위, 발생 양상, 통증의 특징을 파악하는 것입니다. 만약 통증을 느끼는 부위가 국소적으로 한정되어 정확한 위치를 지적할 수 있으며, 피부 표면에서 통증을 느낀다면 근골계 문제이거나 대상포진 등일 가능성이 높습니다. 상대적으로 통증 부위가 광범위하고, 무지근한 느낌이라면 내부 장기의 이상이 문제일 가능성이 높습니다.

이런 흉통이 매우 갑작스럽게 생기고 통증의 정도가 쪼그려 앉아야 하고 식은땀이 날 정도로 심각하다면 바로 주위의 도움을 요청하고 119를 불러야 합니다. 생명과 직결되는 질병일 수 있으므로 빨리 응급실로 가야 하고, 매우 서둘러서 원인을 밝히고 치료를 시작해야 합니다. 간혹 심각한 흉통이 있다가 사라지는 경우도 있는데, 이런 경우에도 빨리 큰 병원 응급실을 가야 합니다. 대동맥 박리의 경우 증상이 사라졌다가 다시 올 때는 사망에 이르게 할 정도로 심각한 문제이기 때문입니다.

심계항진과 부정맥

두근거려요

심계항진과 그 원인인 부정맥은 무엇인가요?

심계항진은 '두근두근' 하는 느낌이 드는 것으로, 불규칙하거나 빠른 심장 박동이 느껴지는 증상을 말합니다. 실제 심장 율동의 이상(부정맥)에 의하여 생기는 경우도 있지만, 약물(카페인이나 테오필린과 같은 물질부터 교감신경 항진을 초래하는 다양한 약제를 포함), 음식, 정신적 요인에 의하여 발생하는 경우도 있습니다. 사람에 따라 증상은 매우 다양하지만, 심계항진이 생김에 따라 어지럽거나, 가슴이 아프고 답답하거나, 속이 메슥거릴 수도 있습니다. 그 중 여기서는 부정맥에 대하여 다루어봅니다.

심장은 근육주머니로, 심장근육이 수축과 이완을 규칙적으로 반복하

■ 정상 심장의 경우(좌)에는 심장의 전도 계통 (전깃줄) 기능이 정상이어서 규칙적으로 심장이 뛰게 되지만, 부정맥의 경우(우) 심장 전도 계통의 어딘가에 이상이 발생하여 규칙적인 맥박이 유지되지 못하게 됩니다

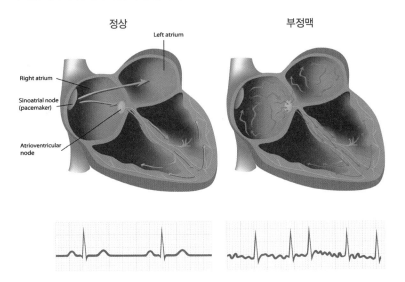

면서 혈액을 온몸으로 흐르게 합니다. 그리고 심장근육이 수축하기 위해서는 전기가 발생해야 합니다. 그래서 심장 내에는 자발적으로 규칙적인 전기를 발생시키고 심장 전체로 전기신호를 전달하는 전기전달체계가 있습니다. 이런 체계의 변화나 기능부전 등에 의해 초래되는 불규칙한 심박동을 부정맥이라 합니다. 부정맥은 심각한 심장질환의 신호일 수도 있고 아닐 수도 있습니다. 또 환자가 그 증상을 인지할 수도 있고 인지하지 못할 수도 있습니다. 부정맥은 심장박동수의 이상 혹은 율동의 이상을 의미하며, 심장근육 내의 어느부분에서든 발생할 수 있습니다.

부정맥은 (분당 60~100회 범위가 정상 맥박) 심박동수가 너무 빠른 빈맥과 너무 느린 서맥, 두 가지가 있습니다. 빈맥은 또 그 규칙성에 따라 규칙적인 빈맥과 불규칙적인 빈맥으로 구분됩니다. 빈맥이 심실에서 기원할 경우 심실세동으로 진행할 수도 있는데, 심실세동은 심정지를 유발할 수 있는 심각한 상태입니다. 서맥에는 전기를 발생시키는 박동원 자체에 문제가 발생한 동기능 부전 증후군과 전기신호가 지나가는 길에 문제가 생겨 제대로 전기신호가 전달되지 못하여 발생하는 완전 방실전도차단이 있습니다. 이러한 부정맥은 궁극적으로 심장이 혈액을 내보내는 능력을 떨어뜨리기 때문에, 뇌로 가는 혈류를 감소시켜 의식을 잃게 만들고 심한 경우 사망에 이르게 하기도 하기 때문에 중요한 질병이 됩니다.

부정맥의 원인은 무엇인가요?
그리고 어떤 증상이 나타나나요?

부정맥의 원인은 매우 다양하지만, 노인에게서는 다양한 동반 질환과 함께 심근경색과 같은 질환으로 심장의 전기 전달체계에 이상이 생기는 경우가 흔하고, 또한 심장혈관 계통의 질환으로 심장박동 발생을 담당하는 동(sinus)에 이상이 생기는 경우도 있습니다. 오랜 고혈압의 결과로 심방이 늘어난 경우에는 노인인구에서 아주 흔한 심방세동이라는 심부정맥이 발생하는 경우가 많은데, 이것은 심방 내에 피떡(혈전)이 고여 전신의 혈전, 색전증을 일으키는 원인이 되고, 이로 인해 뇌졸중 등이 발생

■ 노인에서 가장 흔한 부정맥인 심방세동(atrial fibrillation)의 발생 원리와 증상

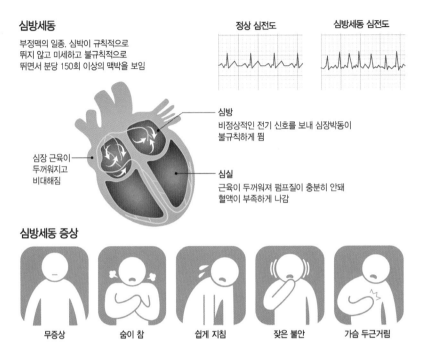

심방세동

부정맥의 일종. 심박이 규칙적으로 뛰지 않고 미세하고 불규칙적으로 뛰면서 분당 150회 이상의 맥박을 보임

정상 심전도

심방세동 심전도

심방
비정상적인 전기 신호를 보내 심장박동이 불규칙하게 뜀

심실
근육이 두꺼워져 펌프질이 충분히 안돼 혈액이 부족하게 나감

심장 근육이 두꺼워지고 비대해짐

심방세동 증상

| 무증상 | 숨이 참 | 쉽게 지침 | 잦은 불안 | 가슴 두근거림 |

하기 때문에 특히 중요합니다.

　부정맥의 증상은 어떤 형태의 부정맥이 발생하느냐에 따라 사람에 따라 다르지만, 가장 대표적인 증상은 가슴이 두근거리는 느낌(심계항진)으로 갑자기 빠르거나 느리게 맥이 뛰는 것을 느낄 수 있습니다. 또한 맥이 한 번 빠졌다가 쿵 하고 뛰는 느낌이 들기도 합니다. 그리고 심장에서 혈액을 효율적으로 내보내지 못하기 때문에 어지러운 느낌이 들며 실신을 하게 되는 경우도 있습니다. 이러한 것이 심해지면 호흡곤란을 유발하기도 하며, 기간이 길어지면 사망에 이를 수도 있습니다. 이외에 가슴

의 통증이나 불쾌감을 느끼기도 합니다.

심계항진이 있을 때 어떤 검사를 받아야 하나요?

위와 같이 주로 심계항진이나 어지러움 등으로 병원에 방문했을 때에는 기본적 신체검진과 함께 심전도 검사, 24시간 심전도 검사(홀터 검사), 전기생리학 검사 등과 심장의 구조, 기능을 확인하기 위한 심장초음파 검사를 시행받게 됩니다. 또한 노인에게서의 심방세동은 종종 빈혈이나 갑상선 기능 항진증 등과도 연관되어 있기 때문에, 자세한 혈액검사도 일반적으로 시행받게 됩니다.

부정맥이 진단되면 어떻게 치료하나요?

부정맥을 치료하기 전에 어떤 종류의 부정맥인지를 정확히 진단해야 하며, 치료할 필요성이 있는지를 결정하고, 어떠한 치료법이 가장 효과적인지, 발생 원인이나 유발 원인은 없는지, 부정맥의 재발을 방지하기 위해 예방치료가 필요한지 등을 고려해야 합니다.

특히 일생 동안 고혈압을 앓으면서 심장의 구조적 변화가 누적되는 경우가 많아, 노인에게서 흔히 접하게 되는 부정맥인 심방세동에 대하여 우선 살펴보겠습니다. 심방세동의 경우에는 맥박수가 빨라지는 것을 조절하는 방법 또는 불규칙한 맥박을 정상으로 약제나 심도자술 등에 의하여 되돌리는 치료를 고려하고, 이와 함께 혈전(피떡)에 의한 합병증(뇌졸중 등)을 예방하기 위하여 항응고제(와파린이나 와파린 이외의 새로운 경구 항응고제들)를 장기 복용하게 됩니다. 즉 맥박 자체에 대한 치료와 혈전에 대한 합병증을 예방하는 치료를 병행하게 되는 것입니다.

그 다음으로 흔한 것은 심근경색 등 심장질환과 연관되어 발생하는 심실성 부정맥인데, 이는 급성 심장사를 초래하는 원인이 될 수 있기 때문에, 항부정맥제를 유지 복용하거나 매몰형 제세동기를 삽입하는 등의 조치를 취하게 됩니다. 또한 어르신에게서 심방-심실의 전도에 이상이 있는 경우나 동방결절(sinus)의 장애가 있는 경우, 즉 맥박이 너무 느리게 뛰어서 증상이 초래되는 형태의 부정맥(서맥성 부정맥)이 발생하는 경우에는 심박조율기(심장박동기)를 삽입하게 됩니다.

호흡곤란

숨이 차요. 숨쉬는 소리가 이상해요

호흡곤란은 왜 발생하나요?

나이가 들면 폐의 방어능력 감소, 환기 및 가스교환의 변화, 폐 및 흉곽의 유순도와 이에 따른 각종 폐기능 수치가 변하게 됩니다. 그러나 호흡기계의 정상적인 생리적 예비능이 있기 때문에 정상적인 비흡연자의 경우 임상적으로 문제가 될 정도의 기도 폐쇄나 호흡곤란을 유발하지는 않습니다. 그러나 예비능의 감소와 각종 방어능력의 저하로 인해 흡연에 따른 폐의 변화와 기저질환이 동반된 경우에는 연령 증가에 따라 호흡곤란과 같은 증상이 나타나며, 감염성 질환에 취약하게 됩니다.

호흡곤란은 크게 심장질환이나 호흡기질환이 원인이 될 수 있으며,

65세 이상의 노인에서 일상생활, 예를 들어 평지를 걷거나 약간의 경사를 오를 때 발생하는 호흡곤란은 30% 이상에서 나타나는 것으로 알려져 있습니다.

호흡곤란이 있을 경우 감별해야 할 질환은 어떤 것들이 있나요?

우리나라의 노년기의 호흡곤란의 원인에 대한 연구는 없으나 영국에서 시행한 연구에 의하면, 호흡곤란을 가지고 있는 환자들은 만성폐쇄성 폐질환, 기타 가역적인 호흡기질환, 심부전 및 비만이 많은 것으로 나타났습니다.

노인에게서 흔한 호흡기계 질환은 어떤 것이 있나요?

✚ 폐렴

나이가 들면서 기도의 점막 섬모 운동이 감소하고, 기침 반사능력이 감소하게 됩니다. 또한 인지기능의 장애, 신경학적 질환, 진정제의 사용 등이 기침 반사의 감소를 유발할 수 있고, 연하곤란이나 식도 운동장애로 인한 음식물이 폐로 들어가는 흡인이 발생할 확률이 높기 때문에 폐렴은 노인에게서 매우 흔한 질환입니다. 전신 쇠약, 고열, 오한, 식욕부진, 발한, 두통, 오심, 구토 등의 증상이 발생할 수 있고, 젊은 연령층에 비하면 비전형적이고 경하게 나타날 수 있습니다.

폐렴의 예방은 인플루엔자와 폐렴구균의 예방접종이 중요하며, 인플루엔자는 매년, 폐렴구균에 대해서는 65세 이상의 노인에 1회 접종이 추천되고 있고, 65세 이전에 접종하였으면 5년이 경과한 후에 재접종을 권하고 있습니다(자세한 내용은 예방접종 파트 참고).

한편 노인에게서는 흡인성 폐렴이 흔하게 발생할 수 있습니다. 흡인성 폐렴은 이물질이나 위 내용물이 포함된 토물이 기도로 넘어가서 폐, 기관지의 염증이 발생하게 됩니다. 직접적으로 흡인이 목격되는 경우나 여러 가지의 원인으로 인해 사레 경향이 있는 노인에게서 의심해볼 수 있습니다.

+ 천식

노인에게서는 천식이라는 진단을 놓치기 쉬워 정확하지는 않으나 65세 이상 노인의 6~8%를 천식 환자로 추정하고 있습니다. 이는 천식의 전형적인 증상인 기침, 호흡곤란, 천명음 등이 노인에게서 흔한 허혈성 심근질환, 심부전, 만성 폐쇄성 폐질환 등이 있을 때도 볼 수 있기 때문입니다. 따라서 노인성 천식을 정확하게 진단하려면 많은 검사가 필요하며 흉부 X-선 검사, 심전도 검사 및 폐기능 검사 등을 시행하게 됩니다.

+ 만성 폐쇄성 폐질환

만성 폐쇄성 폐질환은 노년기 호흡곤란의 중요한 원인질환 중 하나이고 오랜 기간 담배를 피운 사람에게 잘 발생하는 병입니다. 서서히 진행하게 되는데 처음에는 가벼운 호흡곤란과 가래, 간헐적인 기침을 동반하지만 진행하게 되면 호흡곤란이 심해지게 됩니다. 호흡곤란 이외에 기침, 지속적인 객담 배출, 천명음 등의 증상을 동반하고 흡연력이 있는 경우 반드시 의심해보아야 합니다.

그 밖에 호흡곤란을 일으키는 질환은 어떤 것들이 있나요?

✚ 심부전

심부전이란 각종 심장질환으로 인해 심장의 펌프기능이 떨어지는 질병입니다. 그 결과로 체액이 폐조직으로 스며들어 폐부종이 생길 수 있습니다. 심부전의 가장 일반적인 원인은 심근경색, 협심증과 같은 관상동맥 질환이고, 그 외에도 고혈압, 심방세동, 심장 판막질환, 심장근육 질환 등이 원인이 될 수 있습니다.

심부전으로 인해서도 천명음 등이 생길 수 있어 증상만으로는 호흡곤란의 원인으로 심부전을 감별하기는 어려우며, 검진 및 검사를 통하여 진단하게 됩니다.

✚ 비만

비만은 자체로 심혈관질환의 발생률을 증가시킬 수 있고, 흉벽의 탄성이 떨어지고 호흡에 필요한 일의 양이 증가하여 호흡곤란을 일으킬 수 있습니다. 우리나라에서는 노인 비만이 흔하지 않았으나 식습관이 서구화됨에 따라 비만 환자가 증가하고 있습니다.

호흡곤란은 어떻게 치료하나요?

호흡곤란의 치료는 호흡곤란의 원인질환에 따라 달라지게 됩니다. 갑작스럽게 발생한 호흡곤란이나 점차 악화되는 호흡곤란이 있을 경우 바로 병원을 방문하는 것이 좋으며, 흔한 폐질환 및 심장질환의 종류와 치료에 대해 간단히 살펴보면 아래와 같습니다.

✛ 만성 폐쇄성 폐질환

나이나 과거 흡연력에 상관없이 모든 만성 폐쇄성 폐질환 환자는 모두 금연을 실천하는 것이 중요합니다. 금연을 하게 되면 폐기능이 악화되는 속도를 줄일 수 있습니다. 약물 치료로 흡입제를 기본으로 사용하면서 감기 등으로 급성 발작이 발생하거나 치료가 잘 듣지 않는 경우에는 경구 혹은 주사약을 병행할 수 있습니다.

호흡재활을 함으로써 운동능력을 유지할 수 있습니다. 걷는 운동부터 꾸준히 함으로써 근력을 유지해야 숨이 덜 차게 됩니다. 심한 폐질환 환자들은 가정 내 산소를 유지하는 등 산소 요법을 장기간 유지해야 할 수 있습니다.

✛ 심부전

심부전 환자들은 심부전이 급성 악화되거나 병이 많이 진행하는 경우 호흡곤란을 호소할 수 있습니다. 염분을 적게 먹고 규칙적인 운동을 하는 것이 중요합니다. 심부전으로 인해 호흡곤란이 발생하는 경우 몸의 수분과 나트륨을 소변으로 배설하게 하는 약을 사용하거나, 심장의 기능을 일시적으로 호전시켜줄 수 있는 주사 약제 치료를 하기도 하지만 이는 일시적인 처방입니다. 일부 심부전의 원인이 부정맥에 의한 것일 경우에는 의료기구를 몸안에 삽입하는 치료를 받기도 합니다.

소화불량

소화가 안 되고, 속이 더부룩해요

    소화불량이란 식도, 위 및 십이지장 등 상부 위장관에 발생하는 다양한 소화기 증상을 포함하는 매우 일반적이며 광범위한 용어입니다. 의학적으로는 소화성 궤양이나 위암과 같이 소화기관에 구조적인 문제가 있는 기질성 소화불량과, 특별한 구조적 문제를 보이지 않는 기능성 소화불량으로 나눌 수 있으며, 일반적으로 소화불량이라고 하면 내시경 등의 검사에서 이상 소견을 보이지 않는 기능성 소화불량을 말하므로 여기에서는 이에 대해서만 다루겠습니다.

노화와 소화불량

　개인이 느끼는 매우 다양한 증상과 징후를 소화불량이라는 한 단어에 묶어서 표현하기 때문에 사람마다 각각 다른 느낌을 소화불량이다, 라고 표현할 수 있습니다. 대개 평소에도 속이 더부룩하고 배가 빵빵하며 소화가 잘 안되는 것, 음식물을 조금만 먹었는데도 쉽게 배가 부르는 것, 음식물을 섭취하고 나서 명치 부근에 통증이 있거나 불쾌감이 있는 것, 음식물을 섭취하고 한참이 지났지만 뱃속에 계속 음식이 남아 있는 듯한 느낌, 자주 구역질이나 트림을 하는 것을 소화불량이라고 표현하고 있습니다. 건강보험심사평가원의 통계 자료에 따르면, 2015년 기능성 소화불량으로 진료를 받은 환자는 한해 63만여 명이었고, 그 중 60세 이상 노인이 3분의 1을 넘게 차지하고 있을 정도로 노인에게서는 매우 흔한 증상입니다.

　매우 다양한 질환을 뭉뚱그려 놓은 용어로, 다양한 증상만큼 여러 원인에 의해 발생할 것으로 생각되나 위의 운동능력 또는 음식물을 배출하는 능력이 떨어지는 것과, 위가 팽창 자극에 민감해지는 것이 소화불량의 주요한 원인으로 생각됩니다.

　노화가 진행되면 구강을 포함한 대부분의 소화기관에서 소화액의 분비가 줄어들게 되며, 식도와 위, 십이지장의 탄력성과 수축력 그리고 움직임이 저하됩니다. 노화에 따라 미각 및 후각 감퇴로 인해 식욕이 떨어지고, 치아 손상이나 손실이 동반되어 구강에서부터 상부 위장관까지 음식물을 원활하게 이동시키기 어려울 수 있습니다. 또한 당뇨를 오래 앓은 경우 당뇨병성 신경병증으로 인해 위장관 운동이 매우 저하되기도 하며, 파킨슨, 뇌졸중, 말기 치매 등과 같은 만성적 신경퇴행성 질환을 가진 환자들 또한 위장관 운동이 저하되어 있고, 구역 반사가 소실되어 있기도 합니다.

또한 인두-식도-위의 움직임이 조화롭게 이루어지지 못하여 흡인이 자주 발생하고, 이로 인해 음식물 섭취하는 것을 두려워할 수도 있습니다. 노인의 식도에서는 구조적인 변화는 없지만, 위쪽에서부터 차례대로 수축하는 연동운동 대신, 모든 부위가 한꺼번에 수축하는 동시성 수축이 빈번하게 나타나며, 위산이 식도로 역류하지 못하게 만들어주는 하부식도조임근의 수축력이 줄어들어 쉽게 위산 역류가 발생하여 속쓰림을 유발하기도 합니다.

노인의 위는 소화된 유동식을 하부에 있는 십이지장으로 배출하는 기능이 저하되어 있어 식사 후 시간이 오래 지나도 더부룩한 느낌을 쉽게 느낄 수 있으며, 이 증상은 노인들이 흔히 복용하는 비스테로이드성 진통소염제나, 항콜린성 약물에 의해 더욱 악화될 수 있습니다. 또한 비스테로이드성 진통소염제는 위 배출시간을 늘릴뿐더러 위 점막 세포방어 인자를 감소시켜 속쓰림을 유발할 수 있으며, 심하게는 위궤양, 출혈, 천공을 일으키기도 합니다.

치료적 접근

앞서 살펴본 바와 같이 소화기관의 전반적인 노화와 만성 퇴행성 질환이 노인의 소화불량을 유발하는 주요 원인이기 때문에 노화가 역전되지 않는 한 근본적인 치료는 어렵습니다. 다만 기질적인 원인이 있지는 않는지 확인해야 하므로 병원을 찾아 위 내시경 또는 영상, 혈액검사를 해보는 것을 추천하며, 소화기관에 구조적인 문제가 있지는 않는지, 숨겨진 다른 만성질환에 의한 이차적인 증상은 아닌지 확인해볼 필요가 있습니다.

충분한 검사 이후 기능성 소화불량으로 판단되었고, 증상이 심할 경우 대증적인 치료를 해볼 수 있는데, 소화제나 제산제, 위산억제제, 진경제, 위장관운동 촉진제, 항우울제 등을 증상에 따라 조절해볼 수 있습니다. 다만 약물에 따라 항콜린 작용을 가지고 있는 것들이 있어서 오히려 소화액의 분비를 막고 연동운동을 저하시킬 수 있으므로, 노인 전문의의 상담을 거쳐 이러한 부작용이 없는 약물들인지 확인하고 복용하는 것이 필요하며, 최소한의 기간만 복용하는 것이 올바른 방법입니다.

무조건적인 금식이나, 식사량을 과도하게 줄이는 것은 노인에게서 노쇠와 근감소증을 악화시킬 수 있으므로 바람직하지 않으며 유동식이나 특정한 음식으로 식사를 제한하는 것 또한 옳지 않은 방법입니다. 적절한 운동은 심리적 안정뿐만 아니라 위장관 운동을 촉진시킬 수 있으므로 추천되며, 무엇보다도 비스테로이드성 진통소염제 같은 약물은 향후에도 소화불량의 원인으로 작용할 가능성이 높으므로, 주된 이유 없이 습관적으로 복용하고 있는 약물은 꼭 중단하는 것이 중요합니다.

오심, 구토, 복통

메스껍고 토해요. 배가 아파요

오심과 구토는 무엇인가요?

오심이란 구토가 급박한 느낌을 말하며, 보통 구토가 오기 전에 먼저 나타나거나 혹은 구토에 동반되어 나타납니다. 이것은 보통 위의 기능적 활동이 떨어지거나 소장의 운동변화와 관련되며 보통 식욕부진도 함께 나타납니다.

구토는 소화관의 내용물을 입으로 강하게 배출하는 것을 말하며, 반추증 또는 헛구역질과는 구분되어야 합니다. 반추증이란 식도하부괄약근의 압력이 약화되어 나타나는 현상으로 식사 후에 위가 수축운동을 할 때 음식물이 구강 내로 다시 올라와 되새김되는 것을 말하고, 헛구역질은 호흡근과 복근의 심하고 규칙적인 수축에 의해 나타나는 증상입니다.

오심과 구토의 흔한 원인은 무엇인가요?

오심과 구토는 다양한 질환에서 흔히 나타나는 증상이므로 이 자체만으로 증상을 유발하는 원인질환을 진단할 수 없으며, 추가적인 증상이나 징후를 함께 고려해야 합니다. 일반적으로 알려져 있는 오심 및 구토의 흔한 원인은 소화관질환이 대부분이나 다른 여러 원인에 의하여 발생합니다.

특히 구토는 구토가 일어나는 시간과 음식과의 관계를 잘 따져보는 것이 중요합니다. 즉 아침에 깨어나자마자 하는 구토는 임신, 음주 후, 요독증 환자에게서 관찰됩니다. 음식을 보기만 해도 구토 증상이 있거나, 먹는 도중이나 음식이 들어가고 난 직후에 발생하는 구토는 신경성인 경우가 많습니다. 위나 소장 등 위장장애에 의한 구토는 음식이 위에 들어와서 어느 정도 작용을 한 식후 30분 내지 1시간이 지나야 나타납니다. 대장이 막힌 경우에는 상부폐쇄의 경우보다 구토가 늦게 나타나서 식후 3~4시간 후가 됩니다. 음식물과 관계없이 늘 머리가 심하게 아프며 때로는 예고 없이 분수처럼 토하는 것은 뇌압의 항진과 관계가 있으며, 위장병보다는 뇌종양과 같은 뇌질환을 고려해야 합니다. 갑자기 뇌에 충격을 받거나 귓속에 평형을 유지하는 세반고리관에 이상이 생기면 심하게 어지러우며 어지러움 자체 때문에 토하게 됩니다.

■ 오심 및 구토의 흔한 원인

분류	흔한 원인
급성 복부 응급질환	급성 충수염, 급성 담낭염, 장폐쇄, 급성 복막염
소화관질환	소화성 궤양, 미주신경절제술 후, 당뇨성 위병증, 특발성 위운동장애(위무력증), 가성장폐쇄
감염성질환	위장관의 바이러스성 감염, 세균성 감염 또는 기생충 감염
중추신경계질환	급성 미로염, 메니에르병, 멀미, 편두통, 급성 뇌수막염
심장질환	급성 심근경색, 울혈성 심부전
암	특히 말기 암환자
대사성 및 내분비질환	요독증, 당뇨병성 케톤혈증, 부갑상선 기능저하 및 기능항진증, 갑상선 중독증 또는 부신저하증, 임신 초기
약제 및 화학약품에 의한 부작용	강심제, 모르핀, 히스타민, 일부 항암제, 살리실레이트, 아미노필린, 독소 섭취

오심과 구토는 어떻게 치료하나요?

오심 및 구토의 일차적인 치료는 그 기저질환 및 질환의 중증 정도를 밝혀내고, 합병증을 방지하기 위해 치료를 시행하는 것입니다. 치료는 무엇보다 오심 및 구토의 원인을 찾는 노력이 중요하며, 대표적으로 상부위장관내시경 등 검사가 필요할 수 있습니다. 원인질환에 대한 특이적인 치료가 우선되어야 하며, 이외에도 음식물의 조절, 진토제 혹은 위운동 촉진제 등 약물치료를 시행할 수 있습니다. 위무력증이 원인인 경우에는 전기 자극이나 수술적 치료의 시행도 고려하게 됩니다.

계속해서 오랫동안 토하는 경우에는 위액에 있는 위산이 배출되어 대사성 알칼리증이 발생할 수 있으며, 위액에 포함된 다량의 칼륨이 소실되기 때문에, 저칼륨혈증과 같은 전해질 이상이 나타날 수 있습니다. 이들은 교정이 필요하며, 탈수 자체에 대한 체액 보충도 필요합니다. 심하게 토하다 보면 한꺼번에 많은 위 내용물이 좁은 식도로 몰리게 되므로 식도 하부의 점막이 찢어지거나 식도 자체에 구멍이 나는 경우가 있으며, 식도가 파열되면 응급 수술이 필요하게 됩니다.

복통은 원인은 무엇인가요?

복부의 내장은 피부에 비하여 심한 통증을 일으키는 여러 자극에 민감하지 못합니다. 그러나 염증, 허혈, 종양의 신경 침범 등의 여러 가지 이유로 복부의 통증이 발생할 수 있습니다.

복통은 주로 소화기질환에서 볼 수 있는 중요한 증세이며, 일반적으로 어느 곳이 아픈가에 따라 다양한 진단이 가능하므로 복통의 부위를 정확히 아는 것이 중요합니다. 또한 복통의 정도와 유형도 진단에 도움이 됩니다.

그러나 노인에게서의 복통은 젊은 층에 비해 복통의 정도, 복통을 호소하는 부위, 통증 양상 등이 경미하거나 비전형적인 경우가 많아 진단 및 치료가 지연되는 경우가 흔하며, 급성 복통을 호소하는 노인 환자에 대한 연구에서 환자의 2/3에서 초기 진단의 오류가 보고된 바 있습니다.

대표적으로 노화에 따른 통증에 대한 이상반응, 신경질환의 동반, 약물 복용 등이 환자가 느끼는 통증에 영향을 미치고, 정신혼돈, 치매, 언어장애 등의 이유로 정확한 병력청취나 신체검진이 어려울 수 있기 때문입니다. 따라서 진단이 불확실한 증상이나 신체검진 소견이 확인되면 적극적으로 다양한 검사를 시행할 필요가 있습니다.

대표적인 몇몇 질환을 살펴보면, 위염은 명치 부위에 생기는 둔통인 경우가 많지만 약물복용에 기인한 급성 위염은 심한 통증을 일으킬 수 있습니다. 급성 충수염은 초기에는 흔히 명치 부위에서 통증을 느끼지만, 점차 아랫배의 오른쪽(우하복부)으로 통증이 이동되어가는 특징이 있습니다. 담석에 의한 통증은 심한 통증인 경우가 많고, 중년 이후의 살찐 여성이 지방질이 많은 식사를 한 후 흔히 발생합니다. 통증이 발생하는 부위는 주로 명치 혹은 그보다 약간 오른쪽에 위치하며, 수분 간격으로 점차 심해지고 주기적으로 진행됩니다. 췌장염의 통증은 가벼운 것부터 심한 것까지 그 정도가 다양하지만, 대개는 명치의 약간 왼쪽에서 일어나고 심한 경우에는 어깨나 등으로 확산될 수 있습니다. 다량의 알코올을 섭취한 후 과식(특히 지방질이 많이 포함된 식사)을 한 경우에 발생하기 쉽습니다.

노인이 되면서 장관의 게실증의 발생빈도가 크게 증가하고, 허혈성 대장염, 혈관이형성, 대장 용종과 대장암이 증가합니다. 또한 복부 질환이 아닌 허혈성 심질환, 폐렴, 폐경색 등도 복통의 원인으로 감별해야 합니다.

■ 복통의 부위에 따른 원인

복통의 부위	가능한 원인
우상복부	담석, 담낭염, 간염
좌상복부	좌측 신결석, 급성 췌장염
우하복부	충수염, 장 결핵, 대장암, 월경곤란증, 자궁근종, 자궁외 임신, 난소질환
전복부	위장관 천공, 급성 복막염, 장간막혈전증, 급성 대장염, 궤양성대장염, 장 폐색

복통은 어떻게 치료하나요?

대부분의 급성 복통은 외과적 처치가 필요하지 않지만 즉각적인 수술을 하지 않을 경우 치명적인 상태가 될 수 있는 경우도 종종 발생하기 때문에 되도록 조기에 주의 깊게 복통의 원인에 대한 진단이 필요합니다. 기질적인 원인이 확인되면 원인질환에 대한 특이적인 치료가 우선적으로 필요하며, 그렇지 않은 경우에는 통증 조절을 포함한 대증 치료를 시행할 수 있습니다.

노인에게서는 다약제 복용에 의하여 약제 순응도가 낮고 약물 부작용의 빈도는 높으면서 상대적으로 약물 효과는 낮은 경향이 있음을 유의해야 합니다.

위식도 역류/위궤양

가슴이 쓰리고 신물이 올라와요

위식도 역류

위식도 역류질환은 위 내용물이 식도로 역류하여 불편한 증상을 유발하거나, 역류로 인한 합병증을 유발하는 질환으로 병력 청취를 통해 진단할 수 있는 병입니다. 가슴이 타는 듯하게 쓰리다던지, 신물이 올라오는 있는 것을 느끼는 것처럼 전형적인 증상이 있는 경우 위식도 역류질환을 진단할 수 있습니다.

더욱 정확한 진단을 위해서는 위내시경을 시행할 수 있는데, 위내시경에서 식도염 소견이 있는 경우 역류성 식도염으로 진단할 수 있습니다. 하지만 역류 증상과 내시경 소견은 항상 일치하지 않을 수도 있어서, 증상은 있으나 내시경에 식도염 징후가 없는 경우를 비미란성 역류질환이라고 부르게 되며, 증상은 없지만 내시경에 식도염 징후가 있는 경우를 무증상 역류성 식도염이라고 합니다.

노화가 진행되면 식도와 위의 경계인 하부식도조임근육의 압력이 줄어들어 쉽게 역류가 일어날 수 있으며, 식도의 운동성이 저하되기 때문에 젊은 사람들보다 노인에게서 위식도 역류질환이 더 빈번하게 발생합니다. 또한 노인에게서는 삼킴 곤란이 자주 발생하게 되며, 식도열공탈장의 발생이 증가하므로 위식도 역류가 더 흔합니다.

✛ 증상 및 진단

가슴이 쓰리거나 신물이 올라오는 증상은 위식도 역류질환의 특이적인 증상입니다. 또한 기침, 만성 후두염 및 천식은 위식도 역류에 의해 증상이 유발되거나 악화되기도 합니다. 증상이 심할 경우 흉통으로 오인하여 협심증, 심근경색과 구분하기 어려울 수도 있습니다. 협심증의 경우 활발한 육체활동을 할 때 가슴이 더 답답해지고, 대개 수분 정도 통증이 지속되는 경우가 흔하며, 고혈압, 당뇨 등 만성 심혈관질환의 병력이 있는 경우가 대부분이므로 어느 정도 구별이 가능하지만, 노인은 여러 가지 만성질환에 이미 중복 이환되어 있을 가능성이 높으므로 쉽게 단정하지 말고 가까운 병원을 찾아 정확한 진단을 받아보는 것이 현명한 방법입니다.

앞서 언급한 바와 같이 가슴쓰림, 위산 역류 등 전형적인 증상으로 진단을 할 수 있지만, 위암 또는 소화성 궤양 등 다른 기질적 질환을 배제하기 위해서 내시경 검사를 시행해보는 것이 권장됩니다. 증상이 매우 전형적일 경우 위식도 역류질환의 치료제인 양성자펌프억제제를 단기간 사용하여 증상의 개선이 있는지 확인한 뒤 진단을 내릴 수도 있습니다. 병력 청취와 내시경 검사에도 진단이 모호할 경우 식도 내의 산도를 측정하는 검사를 시행하여 더욱 더 정확한 진단을 내릴 수 있으며, 식도 내압 검사를 시행하여 다른 동반 질환을 감별해볼 수도 있습니다.

✚ 치료

위식도 역류질환의 치료는 젊은 사람과 노인의 차이가 없습니다. 양성자펌프억제제를 주로 사용하게 되며, 증상이 간헐적으로 나타난다면 히스타민 수용체 길항제를 증상 조절에 사용해볼 수 있습니다.

하지만 노인에게서는 젊은 환자에 비해 양성자펌프억제제의 효과가 히스타민 수용체 길항제에 비해 더 좋은 것으로 알려져 있습니다. 양성자펌프억제제를 사용한 뒤 증상의 개선이 있다면 해당 약물을 4~8주가량 유지해야 하며, 반응이 없거나 미약한 경우 표준 용량의 두 배를 사용해볼 수도 있습니다.

초기 치료 후 재발 방지를 위해 장기간 유지 요법을 사용할 수도 있는데, 최근 양성자펌프억제제의 장기 사용과 치매 등의 퇴행성 뇌질환 또는 위막성 대장염의 발생이 연관이 있을지도 모른다는 연구결과들이 간혹 보고되고 있으므로, 환자 증상의 심한 정도를 따지고 위험 대비 이득을 고려하여 전문의의 충분한 상담하에 약물을 복용해야 합니다.

위궤양

우리나라에서는 1980년대 중반까지 위궤양이 십이지장 궤양보다 훨씬 많았었는데, 점차 십이지장 궤양의 발생은 증가하고 위궤양은 감소하는 추세이지만 노인에게서는 여전히 위궤양이 훨씬 많습니다. 이는 노인들은 여러 가지 질병을 가지고 있기도 하거니와 약물에 의존하는 경향이 커서, 5가지 이상 약물을 함께 복용하고 있는 다약제 사용에 노출되어 있으며, 특히 비스테로이드성 진통소염제나 경구 스테로이드, 아스피린과 같이 위궤양을 유발할 수 있는 약물을 많이 복용하고 있기 때문입니다. 또한 노화에 따른 위 점막하 혈류량이 감소되거나 점액의 분비가 감소되는 등 위산에 대한 방어기전이 약화되었기 때문이기도 합니다.

✚ 증상 및 진단

위궤양의 증상은 단순한 속쓰림, 소화불량에서부터 출혈이나 천공까지 다양할 수 있습니다. 배꼽 위 복부 통증을 호소하는 경우가 가장 흔하며 더부룩함, 속쓰림, 메스꺼움, 식욕 저하가 그 다음으로 흔합니다. 특히 공복과 야간에 증상이 악화되곤 하며, 자극적인 식사를 하거나 스트레스 과로 등으로 악화되는 경우가 많습니다.

노인은 젊은 환자와는 달리 증상이 없거나 비전형적이어서, 뒤늦게 발견되는 경우가 흔합니다. 또한 노인은 궤양에 의해서 출혈이 자주 발생하는데, 젊은 환자에 비해 출혈량이 많고, 심한 경우 천공까지 일어날 수 있습니다. 궤양 부위에서 출혈이 발생한다면 피를 토하는 토혈이 나타날 수도 있으며, 소화관을 통해 그대로 내려간다면 피가 소화되어 까만색으로 변하게 되고, 이로 인해 짜장면과 같은 흑색변을 보일 수도 있으므로 대변 색을 잘 관찰해야 합니다. 위궤양은 위 투시 검사나 내시경 검사에 의해 쉽게 진단될 수 있습니다. 특히 위 내시경은 조직검사를 통해 위궤양과 위암을 구분할 수 있을뿐더러, 위궤양으로 인한 출혈이 있다면 출혈 부위의 지혈을 할 수도 있고, 위궤양의 유발인자인 헬리코박터균 감염 여부도 함께 확인할 수 있으므로 가장 중요한 검사라고 할 수 있습니다.

✛ 치료

내시경 검사로 헬리코박터균 감염이 확인되었다면 여러 약물을 사용하여 제균치료를 해야 하며 제균치료 약물 중에는 속쓰림 증상을 호전시켜줄 수 있는 양성자펌프억제제가 포함되어 있습니다. 만약 헬리코박터균 감염이 없다면 4~6주간의 양성자펌프억제제를 단독으로 사용해 볼 수 있습니다.

치료와 더불어 가장 중요한 점은 궤양을 유발할 위험이 높은 비스테로이드성 진통소염제 또는 스테로이드 약물 등을 복용하고 있지 않는지 확인하는 것입니다. 만약 해당 약물을 복용하고 있다면 위궤양 치료를 지연시킬 뿐만 아니라, 차후에도 재발을 일으킬 가능성이 매우 높으므로, 꼭 필요한 경우가 아니라면 해당 약물을 중단해야 합니다. 또한 다약제 사용을 하지 않도록 필요한 약물만을 사용하며, 평소 노인병 전문 의사와 상담하여 불필요하거나 부작용을 일으킬 만한 약을 사전에 파악하고 중단하는 것이 바람직합니다.

혈변/흑변

대변에서 피가 나와요. 대변이 검게 나와요

혈변/흑변이란 무엇인가요?

혈변이나 흑변은 소화관 내부로 출혈이 발생해 항문으로 배출돼 나오는 것을 의미합니다. 소화관이란 입에서부터 식도, 위, 십이지장, 작은창자(소장), 큰창자(대장)를 거쳐 항문까지 이르는 기관을 말합니다. 일반적으로 선홍색이나 적갈색 변을 혈변이라고 하며, 짜장면 색과 같이 검고 약간 반질거리는 듯한 양상을 보이면서 고약한 냄새가 나는 변을 흑변이라고 부릅니다.

흑변은 출혈된 혈액이 소화관 내의 세균에 의해 분해돼 붉은 빛을 잃고 검은색을 띠게 되는 것으로 십이지장과 작은창자의 경계 부위보다 상부에서 출혈한 경우에 항문까지 배출되는 데 오랜 시간이 소요되어 흑변으로 나타날 때가 많습니다.

이에 반해 항문에 가까운 작은창자나 큰창자에서 출혈한 경우에는 항문까지 배출되는 데 걸리는 시간이 짧아 혈변으로 나타납니다. 그러나 위에서의 출혈이라 하더라도 대량 출혈이 발생하면 빠른 속도로 작은창자 및 큰창자를 통과하므로 혈변으로 나타날 수 있고, 큰창자 출혈이더라도 출혈 양이 적어 천천히 배출되면 흑변을 보일 수 있습니다.

혈변/흑변의 원인은 무엇인가요?

혈변 및 흑변의 원인은 위치에 따라 식도, 위, 십이지장의 상부위장관 병변, 대장 병변 및 소장 병변으로 나누어 생각해볼 수 있습니다. 왜냐하면 내시경으로 관찰할 수 있는 범위가 위내시경으로는 식도, 위, 십이지장까지이며, 대장내시경으로는 큰창자 전체와 작은창자 끝 부분까지만이기 때문입니다.

상부위장관 질병으로는 위/십이지장 궤양, 식도 정맥류, 식도-위 접합부 열상(말로리-바이스 증후군), 위암 등이 있고, 대장 질병으로는 대장 게실증, 혈관형성이상, 대장암 등의 원인이 있습니다.

✚ 위/십이지장 궤양
위/십이지장 궤양의 경우 비스테로이드 소염진통제 등 약물 부작용으로 발생하거나 헬리코박터 파일로리균 감염 등이 복합적으로 작용하여 발생할 수 있습니다.

✛ 식도 정맥류

간경변증과 같이 문맥압항진증을 가진 환자는 식도 정맥류가 발생할 수 있습니다. 식도 정맥류는 평상시 증상이 없으며, 혈관이 파열되면서 토혈, 흑변, 혈변 등의 증상을 보이게 됩니다.

✛ 식도-위 접합부 열상

심한 구토 후에 식도-위 접합부가 찢어지면서 출혈이 발생하는 상태를 말하며, 말로리-바이스 증후군이라고 부릅니다.

✛ 위암

위암도 출혈해 흑변으로 병원을 찾게 되는 경우가 있으며, 위내시경을 시행 후 병변을 확인하여 조직검사를 시행하게 됩니다.

✛ 허혈성 대장염

허혈성 대장염은 여러 가지 원인에 의해 대장에 산소와 영양을 공급하는 말초동맥이 막히거나 혈액 공급이 감소되어 장에 염증과 괴사가 일어나는 질환입니다. 주로 노인에게서 많이 발생하며, 고혈압, 당뇨병, 심장병 등의 성인병의 과거력이 있거나, 복부 수술을 받은 경험이 있는 경우 잘 발생할 수 있습니다. 허혈이 생긴 부위에 복통과 혈변이 주증상이며 색깔은 검은색부터 붉은색까지 다양하게 나타날 수 있습니다.

✚ 대장 게실증

대장 게실증은 큰창자 벽 일부가 꽈리처럼 오목하게 바깥쪽으로 확장 돼 나간 상태를 말합니다. 게실 내부 혈관이 파열되면서 출혈할 수 있으며, 주로 혈변을 보입니다.

✚ 혈관형성이상

혈관형성이상은 비정상적으로 확장된 혈관들이 뭉쳐 있는 상태를 말합니다. 주로 노인에게서 발생하고 대부분 아무 증상이 없지만, 파열되면서 혈변을 유발할 수 있습니다.

✚ 대장암

직장이나 구불결장과 같이 항문에서 가까운 큰창자에 발생한 암은 혈변을 보이는 경우가 종종 있습니다. 대장내시경을 시행해 병변을 확인하고 조직검사를 시행하게 됩니다.

혈변/흑변이 있을 경우 어떤 검사를 받아야 하나요?

혈변/흑변이 있을 경우 먼저 심장 박동수 및 혈압 등의 활력징후를 평가하게 되고, 짧은 시간 동안 대량 출혈한 경우는 심장박동이 빨라지고

혈압이 떨어지게 되는데, 이럴 때에는 즉각적인 수액 공급 및 수혈 등의 응급치료를 필요로 합니다. 출혈 양이 다소 적은 경우에는 가만히 앉아 있거나 누워 있을 때에는 혈압이나 심장박동수가 정상이지만 갑자기 일어섰을 때 심장박동수가 증가하면서 혈압이 떨어지는 기립성 저혈압을 보입니다. 출혈 속도가 매우 느리고 출혈량이 적을 경우는 이와 같은 활력징후의 변화가 없을 수 있습니다.

원인 병변을 진단하기 위해서는 내시경을 먼저 시행하게 되는데, 흑변은 상부위장관 출혈을, 혈변은 하부위장관 출혈을 먼저 생각하므로 각각 위내시경과 대장내시경이나 구불결장경 등을 시행하게 됩니다. 하지만 출혈 속도가 빠른 경우 상부위장관 출혈도 혈변으로 나타날 수 있기 때문에 혈변이더라도 활력징후가 불안정한 경우에는 위내시경을 먼저 시행하게 됩니다.

소장에서의 출혈은 혈변 및 흑변의 두 가지 양상으로 모두 보일 수 있어, 증상으로 소장 출혈을 추정하기는 어려우며 위내시경과 대장내시경에서 출혈 원인을 찾지 못한 경우에 소장 출혈을 의심하게 됩니다.

그 밖에도 출혈량이 많아 활력징후가 매우 불안정한 경우에는 혈관조영술을 시행할 수 있습니다.

혈변/흑변이 있을 경우 어떻게 치료하나요?

+ 내시경 지혈술

위내시경, 대장내시경 및 구불결장경 등의 내시경을 이용한 지혈술을 시행할 수 있습니다. 지혈유도 약물을 출혈 병변 부위에 주입하는 방법, 레이저 등을 출혈 병변에 쏘아 혈관을 응고시켜 지혈하는 법, 집게로 혈관을 잡아 지혈하는 법 등을 사용합니다.

+ 혈관조영술을 통한 색전술

출혈이 지속되고 있는데 내시경 지혈술로 지혈이 되지 않는다면, 혈관조영술을 통한 색전술을 시행하게 됩니다. 색전술로도 지혈에 실패한다면, 수술을 시행해 출혈 혈관을 꿰매거나 출혈 부위를 절제할 수도 있습니다.

변비

대변이 잘 안 나와요. 대변보기가 힘들어요

변비는 나이가 들수록 유병률이 증가하는 흔한 소화기계 질환으로, 65세 이상 노인 중 남성의 16%, 여성의 26%가 변비를 가지고 있으며, 84세 이상 노인에게서는 남성의 26%, 여성의 34%가 변비로 고통받고 있습니다. 나이가 들면 직장이 늘어나는 것을 잘 느끼지 못하며, 이로 인해 대변에 의해 직장이 막히거나 변실금이 발생합니다.

여러 가지 퇴행성 질환으로 인해 누워 있는 노인의 경우, 장 운동이 둔화되어 대변에 의해 직장이 막히는 경우도 종종 있는데, 이 상태에서 변이 조금씩 새거나 넘쳐 흐르는 것을 설사로 착각하여 잘못된 처치를 받는 경우도 종종 있습니다.

변비의 원인과 종류

일반적으로 변비를 유발하는 요인으로는 신체활동 부족, 수분섭취 부족, 섬유질이 부족한 식단, 변의(배변을 하고 싶은 느낌)가 있을 때 배변을 미루는 습관 등이 있습니다. 이 중에서 원인이 뚜렷한 경우를 이차성 변비라고 하며 뚜렷한 원인이 없는 경우 원발성 변비라고 부릅니다.

✚ 이차성 변비

마약류 진통제, 칼슘제, 제산제, 일부 고혈압 약, 항 파킨슨 약물, 일부 항우울제 등은 변비를 유발할 수 있으므로, 꼭 필요한 약이 아니라면 최소한의 약물을 복용하는 것이 중요합니다.

또한 다발성 경화증, 파킨슨병, 뇌졸중, 척수손상 등의 신경계 질환과 당뇨병, 요독증, 고칼슘혈증, 갑상선 기능저하증 등을 앓고 있는 환자 또한 변비에 쉽게 노출될 수 있습니다.

✚ 원발성 변비

이차성 변비의 원인을 찾을 수 없는 경우로 생활 및 식이습관, 대장 기능의 이상 또는 대변 배출 기능 이상에 의한 변비를 원발성 변비라고 합니다.

정상통과형 변비는 가장 흔한 형태로, 변이 대장을 통과하는 시간이 지연되지 않았으며 배변 횟수는 그대로이나, 주로 복부 팽만감과 통증 등의 증상이 동반되는데, 이는 잘못된 식이습관이나 정신적인 스트레스 등에 의해 발생합니다.

서행성 변비는 장의 운동이 느려져서 발생하는 경우로 배변 횟수가 일주일에 한 번 미만으로 아주 적습니다. 배변 욕구가 없고 복부 팽만감과 불편감을 주로 호소합니다.

배변 장애형 변비는 기능적인 이상으로 직장에 위치한 변을 몸 밖으로 배출시키지 못하거나 항문 직장의 해부학적 이상으로 변 배출이 잘 되지 않는 경우입니다. 직장 탈출, 직장류, 직장 중첩증 등의 해부학적인 이상이나, 골반 근육 조절 기능 이상(배변할 때 직장의 압력은 증가하면서 항문 조임근은 이완되어야 하나 이것이 조화롭게 이루어지지 않는 것) 등이 발생하는 경우입니다.

변비의 진단

흔히 일주일에 배변 횟수가 2회 미만일 경우 변비라고 정의할 수 있으나, 다른 질환이 없는데도 불구하고 과도하게 힘을 주어야 변이 나오는 경우, 단단하거나 덩어리진 변을 보는 경우, 변을 보고 나서도 충분히 배출되지 않았다고 느끼는 경우, 항문이 막혀 있다는 느낌이 드는 경우, 손가락을 사용하여 배변을 하는 경우 중 두 가지 이상의 증상이 3개월간 지속되어도 변비라고 진단할 수 있습니다.

일단 변비가 나타났을 때 가장 먼저 감별해야 할 것은 대장암 등 다른 기질적인 질환이 없는지 확인하는 것입니다. 식사 및 생활습관, 약물

■ 경고증상 및 징후

1. 혈변이 나타났을 때
2. 건강검진에서 대변 잠혈 검사 양성 소견을 보였을 때
3. 빈혈이 동반되었을 때
4. 최근 6개월간 5% 이상의 체중 감소가 있을 때
5. 장 폐쇄 증상이 있을 때
6. 최근에 갑자기 발생한 변비
7. 변 굵기가 얇아졌을 때

또는 질환, 장의 기능저하로 인한 변비는 진단과 치료가 시급하지 않지만, 위와 같은 경고증상 또는 징후가 변비와 함께 나타나는 경우에는 빨리 병원을 찾아 대장암 등의 기질적인 질환이 없는지 확인해봐야 하기 때문입니다.

변비의 치료

변비 치료의 가장 중요한 목적은 배변 횟수와 대변의 양 및 굳기를 정상으로 회복하여 환자의 불편감을 줄이고 삶의 질을 향상시키는 데 있습니다. 앞서 설명한 바와 같이 발병 기전에 맞게 치료하는 것이 중요한데, 만약 대장암과 같은 기질적인 질환 또는 변비를 유발할 만한 전신질환이 없는지 확인해야 하며, 꼭 필요하지 않은 약물을 과다하게 복용하며 오

히려 변비를 유발하고 있지는 않는지 검토가 필요합니다.

기질적인 원인이 없는 원발성 변비의 경우 하루 1~2L의 충분한 수분 섭취, 섬유질이 충분한 식사와 섬유소 보충, 규칙적인 배변습관과 배변 자세 유지, 그리고 긴장이완과 복근력 강화를 위한 적당한 운동 및 신체 활동을 권유해볼 수 있습니다. 성인의 경우 적어도 하루 20~34g의 섬유소를 1.5~2L의 물과 함께 섭취하도록 권장하고 있으며, 곡류, 과일, 야채, 견과류 등을 함께 섭취하는 것이 추천됩니다. 변의를 느껴도 참는 경우가 빈번해지면, 결국 직장 확장에 따른 변의를 잘 느끼지 못하게 되어 직장에 많은 대변이 고이게 되고, 직장은 확장에 적응하여 더 많은 대변이 차게 됩니다. 따라서 배변을 습관적으로 참는 것은 변비를 악화시킬 수 있으므로 일정한 시간에 변기에 앉아 배변을 하는 습관을 갖는 것이 중요합니다. 이러한 생활 및 식이습관의 변화와 운동을 시행한다 하더라도 증상 개선이 즉각적으로 나타나지 않을 수 있지만, 쉽게 포기하지 말고 끈기 있게 적어도 4~6주 이상 치료를 꾸준히 해보는 것이 중요합니다.

4~6주간의 비약물적 치료에도 증상의 호전이 없는 경우에 약물적 치료를 사용해볼 수 있습니다. 대표적으로 가장 많이 사용하는 약물은 부피 형성 완화제로, 섭취를 하면 장내에서 수분을 빨아들여 부피가 증가하고 장 운동을 증가시켜 주변의 대변과 함께 빠른 시간 내에 대장을 통과하게 만들어줍니다. 국내에서 시판되고 있는 부피 형성 완화제는 무타실, 실콘, 차전차씨 등이 있습니다. 두 번째로는 삼투성 완화제로, 복용을 하면 장관에서 흡수되지 않고 장관 내 수분을 이동시켜 배변을 용

이하게 하는 약물입니다. 국내에서 시판되고 있는 삼투성 완화제는 마그네슘 제제나, 락툴로우스, 락티톨, 솔비톨 등이 있습니다. 락툴로오스나 락티톨, 솔비톨의 경우 강한 단맛이 메스꺼움을 일으켜 복용을 어려워하는 환자도 있고, 대장에서 가스를 형성하기 때문에 복부 팽만감이나 방귀를 일으킬 수도 있습니다. 부피 형성 완화제나, 삼투성 완화제로 호전이 없을 경우 일시적인 증상 완화 목적으로 비사코딜, 센나 등의 단기간 자극성 완화제를 사용해볼 수 있습니다. 하지만 해당 약물들은 장점막을 자극할 수 있고, 흑색종을 유발할 수 있으므로 증상 완화를 위해 아주 단기간 사용하는 것이 바람직합니다.

마지막으로 변비에 사용해볼 수 있는 방법은 행동치료인데, 이 치료는 배변시 골반 아래 횡문근을 이완시키고, 소량의 대변으로 직장이 조금만 팽창하더라도 그것을 인식할 수 있도록 훈련하는 것입니다. 약 50~100ml의 풍선을 직장 내에 삽입하고 팽창시켜 환자에게 배출하도록 하며 직장과 항문의 압력과 근육의 수축을 모니터링하고, 조화로운 움직임을 보일 수 있게 개선시키는 것입니다.

변비는 누구나 매우 흔하게 경험하는 소화기계 증상의 하나로서 나이든 노인에게서 더욱더 빈번하게 발생합니다. 뚜렷한 기질적 원인이 있는 경우에는 투약하고 있는 모든 약물 부작용을 포함하여 이를 반드시 찾고 교정해야 하며, 원인이 불분명한 경우는 생활습관의 변화나 고 섬유소 식이 등 보존적 방법을 먼저 고려하고, 이후 약물치료 또는 행동치료를 해볼 수 있겠습니다.

설사

변을 자주 묽게 봐요

평소보다 더 자주, 더 묽게 변을 보는 것을 설사라고 합니다. 교과서적으로 엄밀하게 이야기하면, 배변의 횟수가 하루 3회 이상이거나 대변의 무게가 200g 이상이면서 액체양상인 경우를 설사로 정의할 수 있습니다. 기간에 따라 설사의 기간이 2주 이하인 급성 설사와 2~3주 이상 계속되는 만성 설사로 구분됩니다.

급성 설사의 가장 흔한 원인은 바이러스, 세균 또는 기생충에 의한 감염이며, 균에 의한 독소나 화학물질에 의해서 발생할 수도 있고, 드물게는 충수돌기염(흔히들 맹장염이라고 부르는), 장중첩증 등 외과적 수술이 필요한 질환에 의해서도 설사가 발생할 수 있습니다. 만성 설사의 가장 흔한 원인은 과민성 장증후군이지만 허혈성 대장염, 대장암, 염증성 장질환 등의 위장관의 구조적 이상을 배제할 수 없으므로 전문의를 통한 상담과 검사가 필요합니다.

　설사는 원인에 따라 각각의 치료법이 다르지만, 탈수의 교정과 체액 유지를 위한 충분한 수액공급이 가장 중요합니다. 피부를 살짝 꼬집었다 놓았을 때 피부 껍질이 원래대로 돌아가지 못하고 주름진 채 남아 있거나, 혓바닥이 촉촉하지 않고 말라 있는 경우 상당한 정도의 탈수가 있다고 보아야 하며, 탈수가 심한 경우 맥박수가 빨라지거나 혈압이 떨어지는 경우도 있습니다. 가능하다면 충분한 수분을 경구로 보충해야 하며, 그것이 어렵다면 병원을 방문하여 정맥을 통해 수분공급을 해야 하고, 앞서 언급한 증상들이 호전되는지 살펴야 합니다.

감염성 설사

　감염성 설사는 급성 설사의 가장 흔한 원인으로 평균 기온이 높아지는 여름철에 세균이 증식하여 식중독의 형태로 자주 발생합니다. 균에 오염된 음식물을 섭취하면 1~2일간의 잠복기를 거쳐 설사가 발생하지만, 황색 포도상 구균의 경우에는 세균이 아니라 세균이 만들어낸 독소에 의해 설사가 유발되므로 1~6시간 정도의 짧은 잠복기 이후에 오심, 구토, 복통, 설사가 나타나고 십수 시간 또는 수일 내에 회복되는 예후를 보입니다.

대개의 감염성 설사는 항생제를 따로 복용하지 않아도 충분한 수분 공급만 이루어진다면, 수일 내로 회복되는 경우가 많기 때문에 원인균 규명을 위해 대변검사를 필수적으로 하지는 않습니다. 하지만 환자가 심한 탈수상태에 있거나, 발열이 동반되거나, 집단적으로 설사가 발생하였거나, 항암치료 등으로 인해 면역력이 감소된 환자에게서 발생한 경우, 대변배양검사를 실시하기도 합니다. 설사에 피가 섞여서 나오는 경우는 휴지로 용변 처리를 하면서 항문이 헐어 생기는 출혈이 대부분이지만, 양변기에 변과 피가 섞여 있는 양상이라면 대장내시경검사를 시행해보는 것을 고려해야 합니다.

앞서 언급한 바와 같이 감염성 설사의 치료 근간은 수액 보충이며, 경험적으로 흔한 균을 목표로 하여 항생제를 사용해볼 수 있습니다. 설사를 멎게 하기 위해서 처방 없이 지사제를 임의로 복용하는 경우가 종종 있는데, 균이나 독소의 배출을 막아 오히려 장염이 심해질 수 있으므로 주의가 필요합니다.

항생제 연관 설사(위막성 대장염)

젊은 사람에 비하여 노인에게서 많은 설사는 항생제 연관 설사(위막성 대장염)입니다. 폐렴, 요로감염 등 감염성 질환은 노인들에게 흔하고, 노인은 약에 의존하는 경향이 젊은 성인에 비해 심하므로 항생제의 사용이 더 빈번합니다. 위막성 대장염은 다른 이유로 사용한 항생제가 본래 의도와는 달리 대장에 정상적으로 살고 있는 세균 무리를 파괴시키고, 항생제에 내성이 있는 클로스트리듐 디피실리균이 그 자리를 대체하여 설사를 유발하는 병입니다. 그러므로 병원에 오래 입원할수록, 항생제를 많이 오래 사용할수록, 항생제 연관 설사 가능성이 높아지는데, 대변에서 클로스트리듐 디피실리가 만드는 독소를 검출하면 진단할 수 있으며, 대장 내시경에서 전형적인 하얀 막을 형성하는 모습을 보고 진단할 수 있습니다.

항생제를 중단하면 호전이 되는 경우가 종종 있으며 클로스트리듐 디피실리를 제균할 수 있는 다른 특정한 항생제를 사용하는 것이 주된 치료입니다. 유산균 제제가 도움이 될 수도 있으며 가족 등 건강한 정상인의 대변을 환자의 대장에 뿌려주는 대변이식을 시도해볼 수도 있습니다.

이름 그대로 항생제의 과도한 사용에 의해 발생하는 질환이므로, 감염병에 걸렸을 때에도 최소한의 기간 동안 항생제를 사용해야 하며, 항생제가 필요 없는 질환(ex. 감기)에 환자 또는 보호자 임의로 집에 남아있거나 주변 사람들에게 얻은 항생제를 임의로 복용하는 일이 없도록 유의해야 합니다.

과민성 장증후군

과민성 장증후군은 복부 불편감이나 복통이 배변 또는 배변습관의 변

■ 과민성 장증후군과 음식

● 좋은 음식

쌀로 만든
음식

두부
생선

바나나
딸기
포도

당근, 토마토, 감자,
고구마, 상추
시금치

● 증상을 악화시킬 수 있는 음식

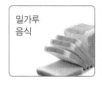
밀가루
음식

사과
배
수박
멜론

양배추
양파
브로콜리

우유,
유제품

출처 : 김정환, 대한내과학회지, 2016; 90(2):105-110 / http://dx.doi.org/10.3904/kjm.2016.90.2.105

화와 연관되며, 배변의 장애가 동반되는 것을 지칭합니다. 복통이나 복부 불편감이 배변 후에 호전 또는 악화되거나, 배변 횟수가 많게 또는 적게 변하거나, 대변의 굳기가 바뀌는 경우 과민성 장증후군을 의심할 수 있습니다.

임상적 양상이 매우 다양해서 설사를 주로 호소하는 경우, 변비를 주로 호소하는 경우, 설사와 변비가 왔다 갔다 변하는 경우로 나누어볼 수 있는데, 수술이 필요한 외과적인 질환 또는 염증성 장질환 등 기질적인 병을 우선 배제해야 합니다. 만약 기질적인 질환이 배제되고 과민성 장증후군의 가능성이 크다면 환자의 불안을 줄여주고, 증상이 서서히 호전될 수 있다는 믿음을 심어주는 것이 중요합니다. 이 과정에서 정신과적 치료나 사회적인 지지가 도움이 될 수 있으며, 최근 연구결과에 따르면 장내에서 발효되기 쉬운 올리고당 또는 단당류가 적게 포함된 식사를 하는 것이 도움이 된다고 알려져 있습니다(e.g. 피해야 할 음식 : 사과, 배, 복숭아, 과일 통조림, 양배추, 마늘, 양파).

환자의 증상에 따라 대증적인 치료가 주로 이루어지는데, 과도한 불안감에 휩싸여 약물을 추가하고, 또 추가하면 개개 약물의 부작용에 더해 약물-약물 상호작용이나, 약물-질병 부작용을 일으킬 수 있을 뿐더러, 증상의 호전이 없어 불안감을 더욱더 증폭시키므로 전문가와 충분한 상담 하에 꼭 필요한 약물만을 사용해야 합니다.

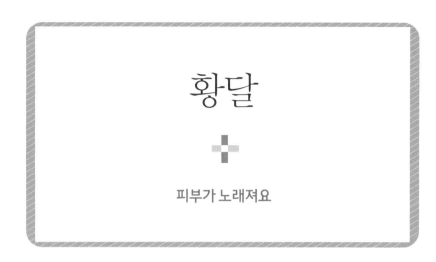

황달

피부가 노래져요

황달이란 무엇인가요?

황달은 단어 그대로, 우리 몸에 노폐물 중 하나인 빌리루빈이라고 하는 물질이 축적되어 눈의 흰자와 피부가 노랗게 변하는 것을 말합니다. 빌리루빈이 많이 몸에서 만들어지거나, 간에서 빌리루빈이 분해되거나 배설되는 데 문제가 발생하게 되면 우리 몸에 쌓이게 되면서 황달이 발생할 수 있습니다. 보통은 소변이 먼저 짙은 황토색이나 갈색이 되고, 그 다음에 눈의 흰자가 노랗게 되고, 마지막으로 피부가 노랗게 변하는 과정을 거치게 됩니다.

황달의 발생은 빌리루빈의 생성 – 대사 – 배설 과정과 밀접한 관련이

■ 정상과 황달

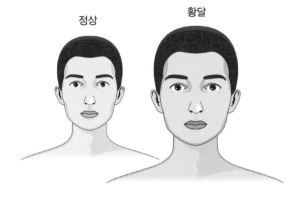

정상　　황달

있는데, 젊은 성인에게서는 유전과 연관되어 몸의 컨디션에 따라 일시적으로 황달이 발생하는 길버트 증후군과 같은 것이 흔한 황달의 원인입니다. 하지만 노인에게서는 암, 담석 등의 발생이 젊은 사람보다 더 많기 때문에, 황달의 원인 분포가 젊은 성인과는 차이를 보입니다.

황달은 왜 발생하나요?

✛ 담석성 질환

노인에게서 갑자기 (수일에 걸쳐서) 황달이 발생하게 되었다면, 이것의 가장 흔한 원인은 담석(쓸개의 돌)과 연관된 질환입니다. 많은 성인에게서 증상이 없는 쓸개의 돌이 관찰되는데, 이것이 어떠한 원인에 의하여 담도(쓸개즙이 장으로 내려가는 길)로 내려와서 담도를 막게 되면 발열, 복통, 황달의 3가지 주요 증상으로 나타나게 되는 급성 담관염 (또는 담도

■ 담도의 구조

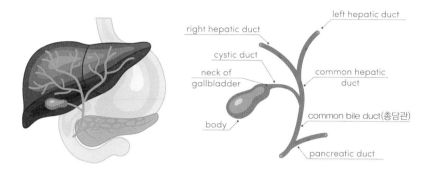

염) 이 발생하게 됩니다.

+ 담도의 종양

노인에게서 수주, 수개월에 걸쳐 서서히 황달이 발생하고, 열이 난다
거나 갑자기 배가 아프거나 하는 동반 증상이 없었다면, 담즙(쓸개즙)이
내려가는 길목인 담도, 담관 주변에 악성이나 양성 종양, 또는 유사종양
같은 것이 생겼을 가능성이 높습니다. 그림(그림 2)에 파란색으로 표시
된 것이 총담관(commom bile duct)인데, 총담관 자체에 종양이 발생하거
나 혹은 주변에 종양이나 유사한 것이 생겨서 이 관을 누르게 되면, 쓸
개즙이 아래로 내려가서 배출되는 것에 문제가 발생하기 때문입니다.

이러한 것으로는 췌장의 유사종양(pseudotumor), 담도 자체의 암, 담낭
암 등 다양한 질병이 원인이 될 수 있으므로, 혈액검사와 영상검사를 포
함한 진단 절차가 필요합니다.

간질환

　임상적으로 가장 흔하게 접하게 되는 황달의 원인은 간경변증에 의한 간 기능 저하로 빌리루빈 자체를 처리해내지 못하는 것이지만, 오히려 65세 이상의 어르신에서는 이 경우가 아주 흔하지는 않습니다. 그보다는 간세포에서의 담즙 배출 기능이 떨어지는 상황(폐렴과 같은 중증의 감염질환에서 전신 기능이 떨어질 때, 특히 항생제와 같은 약물을 사용하거나 금식을 지속하게 되면 더욱 흔히 발생)에서 황달이 발생하는 경우가 많습니다. 이럴 때는 담즙 배출 기능 악화를 초래하게 되는 약제를 중단하고, 영양 상태를 교정하고 (특히 중증 질환에서 회복되는 시기에는 식사를 조금씩이라도 시작하는 것이 소화기 계통의 회복을 돕는 경우가 많습니다.) 전신 상태의 회복을 기다리는 것이 도움이 됩니다.

혈액질환

　젊은 성인의 경우에는 간 기능이 정상이라면 아무리 빠른 속도로 혈액세포가 파괴된다 하더라도 이때에 배출되는 빌리루빈을 간에서 처리해내는 데 무리가 없는 것으로 알려져 있습니다. 노인에게서는 기본적으로 간과 전신 기능의 저하가 동반되어 있는 상황이라면, 혈액세포가 면역이나 기타 원인에 의하여 파괴될 때에 다량 발생하는 빌리루빈을 처리해내지 못하여 황달이 발생하는 경우가 있습니다.

황달이 발생하면 어떻게 해야 하나요?

　이처럼 노인에게서 나타나는 황달은 대개 의학적 해결이 필요한 상당히 중요한 질병에 의하여 초래되는 것이 흔하기 때문에, 혈액검사와 영상검사를 포함한 의사의 진료가 필요합니다. 혈액검사(대사 전과 대사 후의 빌리루빈 수치와 여러 가지 임상 지표들), 초음파와 CT, 필요시 담도 조영술을 포함한 내시경 시술이나 영상의학과적 시술에 의하여 원인질환을 파악하고 치료 계획을 수립하게 됩니다.

　무엇보다 환자와 보호자 입장에서 기억할 것은 노인에게 갑자기 황달이 생겼을 때에 시, 분을 다투는 중증 감염질환인 급성 담관염에 의한 경우이더라도 발열이나 통증이 별로 뚜렷하지 않은 경우가 많다는 것입니다. 특히 요양병원이나 요양원에 있으면서 원체 기능이 떨어져 있는 어르신들은 오히려 체온이 떨어지면서 의식이 더 처지는 것처럼 보이고, 소변이 짙어지면서 황달만 서서히 생기는 경우도 있는데, 이처럼 발열이 없다고 해서 노인에게 갑자기 생긴 황달을 안심하고 지켜보는 것은 위험할 수도 있습니다.

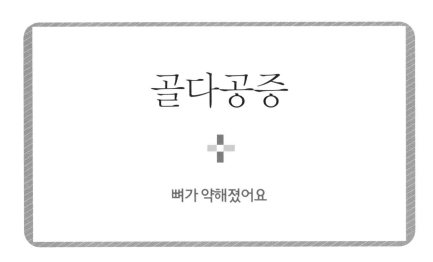

골다공증

뼈가 약해졌어요

골다공증이란 무엇이고 원인은 무엇인가요?

골다공증은 뼈의 양, 밀도가 줄어들고, 뼈의 구성성분의 감소로 인해 뼈의 강도가 약해져서 가벼운 충격에도 쉽게 뼈가 부러질 수 있는 상태 입니다. 이전에는 골다공증을 자연스러운 노화의 현상으로 간주하였으나, 요즘에는 나이나 성별과 관계없이 흔하게 발생하기 때문에 하나의 질병으로 여겨지고 있습니다. 최근 특히 빠른 속도로 진행하고 있는 인구 고령화에 의해 골다공증 관련 질환 진료 인원이 2012년 79만 505명 에서 2016년 85만 5,975명으로 꾸준히 늘어나고 있습니다.

일반적으로 남성의 경우에는 노인이 되면 젊었을 때보다 골밀도가

■ 정상과 골다공증 뼈의 상태

노인(> 65세)

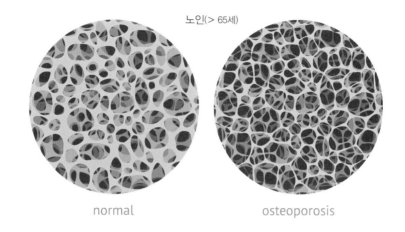

normal   osteoporosis

20~30%가 감소한다고 알려져 있고, 여성의 경우에는 40~50%가 감소합니다. 골다공증의 원인 인자로는 유전, 영양결핍, 폐경, 노화, 운동부족, 질병(위절제술, 다발성 골수종, 류마티스관절염, 쿠싱증후군, 갑상선/부갑상선 기능항진증), 약물(스테로이드, 항경련제, 갑상선호르몬), 흡연, 저체중, 낮은 칼슘섭취, 알코올중독증, 시력장애, 잦은 낙상 등이 있습니다.

골다공증은 언제 의심해야 하고 왜 위험한 것인가요?

골다공증 자체는 증상이 없습니다. 실제 어르신들이 아파하는 뼈 또는 관절 통증이 골다공증 관련된 골절로 인한 통증인 경우도 있으나, 특히 무릎, 어깨의 통증은 골다공증 때문이 아닌 퇴행성 관절염에 의한 통증일 가능성이 더 높습니다. 척추의 경우에는 골다공증으로 인한 골절이 많이 발생하는 부위인 동시에 다른 퇴행성 척추질환도 많기 때문에 병원에 방문하여 상담과 검사를 통해 정확한 진단을 받는 것이 중요합니다.

골다공증은 예방과 조기치료가 매우 중요하기 때문에 65세 이상 여성과, 70세 이상의 남성, 50세 이후에 골절을 경험한 성인, 골다공증을 유발할 수 있는 질병이나 약제를 복용하고 있는 경우에는 골밀도 측정을 시행하도록 권유하고 있습니다. 골다공증이 있는 경우에 작은 충격에도 특히 척추, 대퇴부 및 고관절, 손목골절이 많이 발생하게 되는데, 털썩 주저 앉는 것만으로도 척추골절이 발생할 수 있으며, 넘어질 때 엉덩이로 넘어지거나 손으로 땅을 짚으면서 대퇴부/고관절 및 손목골절이 쉽게 발생할 수 있습니다.

골다공증 때문에 골절이 발생하게 되면 통증 외에도 여러 가지 다양한 합병증이 발생할 수 있습니다. 척추골절의 경우 키가 줄어들거나 허리가 굽을 수 있으며, 특히 흉추골절의 경우에는 폐활량이 감소할 수 있습니다. 고관절(대퇴골)골절은 대부분의 경우 입원하여 수술을 받아야 하며, 수술받지 못하는 경우나 수술 후에도 오랫동안 누워 있어야 하므로 심부정맥혈전증, 폐색전증, 욕창 등의 발생 위험이 증가하게 되고, 독거 또는 배우자와 함께 집에서 스스로 독립적인 생활이 가능하던 노인이 타인의 도움을 받아야 할 정도까지 기능이 감소하고 쇠약해져 요양병원이나 요양원에 입소해야 하는 경우가 발생하게 됩니다.

한 번 골다공증 때문에 골절이 발생하게 되면, 다시 골절이 생길 위험이 정상인보다 2~10배 증가하고, 특히 척추골절이 있는 경우 20%는 1년 이내 또 다른 부위 또는 동일한 부위에 척추골절이 발생할 수 있습니다. 골다공증과 이로 인한 골절은 합병증과 재골절의 위험뿐만 아니라 사망률도 증가시키는 심각한 문제가 있는데, 특히 대퇴골골절의 경우 5년 생존율이 80% 정도로 대장암의 5년 생존율과 비슷합니다.

세계보건기구에서는 골다공증 골절 고위험군 (골절 위험 인자)를 이용하여 10년 내 골절 확률을 계산하는 프로그램을 개발하였습니다. 인터넷에서 향후 10년 내의 주요 골다공증 골절률과 대퇴골 골절률을 계산할 수 있습니다(FRAX 모델: http://www.shef.ac.uk/FRAX/tool.aspx?country=25).

골다공증은 어떻게 진단하나요?

골다골증이 의심되는 경우 병원에 방문하여 질병 과거력, 신체검사, 혈액검사, 일반 방사선 사진 및 골밀도 측정으로 골다공증을 유발하는 원인을 파악하고 교정 가능한 원인이 있는지 확인하며, 실제 골다공증이 있는지, 골다공증으로 인한 합병증이 발생하지는 않았는지 확인해야 합니다.

키를 측정해 알고 있는 키보다 4cm 이상 감소하였을 경우, 골다공증에 의한 척추 압박 골절을 의심해서 척추 일반 방사선 사진 및 추가검사로 이를 확인해야 합니다. 골밀도의 측정은 골다공증 진단에 가장 중요

■ 세계보건기구가 제시한 골다공증 진단 기준(골다공증 점수는 T 점수 기준)

진단	기준
정상	골다공증 점수 〉 −1.0
골감소증	−1.0 ≥ 골다공증점수 〉 −2.5
골다공증	골다공증 점수 ≤ −2.5
심한 골다공증	골다공증 점수 ≤ −2.5이면서 골절이 있는 경우

한데, 우리나라에서 시행하는 표준 기기는 이중에너지 방사선 흡수계측기(dual-energy X-ray absorptiometry, DXA)입니다. 그 외에도 컴퓨터 단층촬영(CT), 초음파 등의 방법으로도 진단할 수 있습니다. 골밀도를 측정하여 동일한 연령/성별을 가진 정상인과 비교한 점수(Z-값)나 같은 성별의 젊은 성인과 비교한 골밀도 점수(T-값)와 골절 유무에 따라 진단을 하게 됩니다. 혈액검사는 골다공증을 유발하는 다른 질환이 있는지 파악하고, 향후 골다공증 진행의 평가와 치료를 시작했을 때 치료에 대한 반응의 관찰 및 추적을 위해 필요합니다.

골다공증은 어떻게 예방 및 관리를 해야 하나요?

골다공증 예방을 위한 일반적인 권고사항으로는 칼슘과, 비타민 D 보충, 운동, 낙상방지, 생활습관 변화가 있습니다. 칼슘과 비타민 D는 뼈 건강에 가장 중요한 영양소로, 적절한 섭취는 건강한 뼈를 유지하는 데 필수입니다. 골다공증 예방을 위해 모든 성인은 칼슘을 보충하는 것이 좋은데 50세 미만에서는 하루 1000mg, 50세 이상에서는 1200mg의 칼슘 섭취를 권장합니다. 칼슘을 섭취할 수 있는 공급원으로 유제품과 육류, 어류, 곡류가 있으나 식사만으로는 칼슘 섭취를 충분히 할 수 없기 때문에 칼슘 제제의 보충이 필요합니다.

비타민 D는 식사를 통해 섭취하는 것과 자외선에 의한 피부합성을 하는 두 가지 방법이 있습니다. 비타민 D가 풍부한 음식이 많지 않기 때문에 햇볕을 잘 쬐지 않는 노인은 비타민 D 부족 위험이 높아 50세 이상 성인에게서 골다공증 예방을 위해 비타민 D를 하루 800~1000IU 복용하도록 권유합니다.

골다공증을 예방하는 데 권장되는 음식으로는 저지방우유, (등 푸른) 생선, 해조류, 콩, 두부, 들깨, 신선한 야채, 과일이 있고, 피해야 할 음식으로는 짠 음식, 탄산음료, 커피, 알코올, 과다한 양의 단백질(산성 식품), 과량의 곡류나 섬유질이 있습니다.

젊은 사람에게 운동은 뼈의 총량을 증가시키며 뼈의 감소를 막을 수 있습니다. 특히 골다공증에는 체중 부하 운동이나 균형감을 증진시키는 운동이 권장됩니다. 운동은 뼈에도 좋은 영향을 주지만 근육 기능에도 좋은 효과를 주며, 조정기능, 균형감을 증가시켜 넘어지는 위험을 감소시킵니다. 걷기, 댄싱, 헬스기구 등이 권유될 수 있으며 수영 또는 수중 운동도 도움이 됩니다. 운동 습관은 지속적이어야 하며 하루 30~60분 이상, 1주일에 3~5일 이상 실시하는 것이 좋습니다. 그 외 집안을 너무 어둡게 하거나 미끄러운 욕조나 높은 문지방을 없애고 시력을 교정하는 등 넘어질 수 있는 위험요인을 교정하고, 금연/금주 등 생활양식을 변화하는 것도 필요합니다.

골다공증은 어떻게 치료하나요?

골다공증의 경우 골다공증으로 진단받거나 대퇴골/척추/고관절골절이 있으면서 골감소증이 있는 경우, 골다공증을 유발하는 질병이 있거나 약제복용을 하는 경우에는 반드시 치료를 해야 합니다.

골다공증의 치료는 경구약/주사제제가 있으며, 그 종류로는 비스포스포네이트, (선택적) 에스트로겐 수용체 조절제, 칼시토닌, 부갑상선호르몬, 데노수맙 등이 있습니다. 보통은 다음과 같은 치료와 더불어 칼슘과 비타민 D를 보충하게 됩니다. 각각의 골다공증 치료제를 사용하기 전에 시행해야 하는 검사와 생길 수 있는 합병증의 경우에는 매우 다양하지만 가장 널리 사용되는 골다공증 치료제인 비스포스포네이트(알렌드로네이트, 레시드로네이트, 이반드로네이트, 졸레드로네이트) 치료 전에는 치료나 발치가 필요한 부분이 없는지 치과검사를 받는 것이 중요합니다. 비스포스네이트 제재를 복용하는 경우 복용하는 시기(매일 또는 매주 또는 매월)를 잘 알고 있어야 합니다. 약물의 제재가 식도의 자극이 심해서 식도 점막의 자극을 줄 수 있기 때문에 역류성 식도염이 발생할 수 있습니다. 따라서 복용 후 충분한 수분섭취를 하여야 하고, 30분 이상 눕지 말고 서 있는 자세가 좋습니다.

골다공증 골절의 치료로, 척추골절로 인한 급성 통증이 생기면 비교적 딱딱한 침상 위에 부드러운 매트를 깔고 안정하는 것이 좋습니다. 통증이 오랜 기간 지속될 경우에는 주저앉은 척추뼈 안에 시멘트나 풍선으로 보강을 하는 척추 성형술을 해야 하기도 하고, 아주 심한 척추골절의 경우에는 수술이 필요할 수도 있습니다. 대퇴골골절은 통증과 합병증을 감소시키기 위해 가능하면 빠른 시간 내에 수술을 하는 것이 좋습니다. 부러진 대퇴골을 인공관절로 치환하거나, 부러진 대퇴골의 모양을 맞춰 핀으로 고정하게 됩니다. 손목골절은 부러진 뼈를 바로잡고 석고로 고정해야 합니다. 단순 석고 고정이 어려운 경우에는 수술이 필요할 수 있습니다.

골다공증 골절의 치료의 원칙은 위와 같으나, 노인의 경우에는 동반된 질환(심장질환, 뇌혈관질환, 파킨슨 등등)이 많아 수술적 치료, 심지어는 시술적 치료를 하는 것도 부담스러운 경우가 있어 의료진과 충분한 상의가 필요하며, 진통제 등으로 증상 조절을 하면서 경과를 관찰하는 경우도 있을 수 있습니다.

골다공증성 골절

뼈가 쉽게 부러져요

　최근 노령인구가 증가함에 따라 골다공증으로 인한 골절 환자수는 증가하고 있습니다. 이로 인한 의료비의 증가는 심각한 사회경제적 손실이 예상되고 있습니다. 골다공증 골절에는 주로 척추골절, 대퇴골절, 손목골절, 상완골 근위부 골절 등이 있습니다.

　최근 대한 골대사학회 및 건강보험심사평가원 공동 연구에 의하면, 2008년도 기준 골다공증성 골절은 24만 4,000건 정도 발생하며, 그 중 18만 6,000건은 여성에게서 발생했습니다. 인구 10만 명당 골절 발생을 부위별로 나누어보면, 척추골절은 1,475건, 손목골절 667건, 대퇴골절 198건이 발생하였습니다. 그 중에서도 대퇴골절 후 1년 내 사망률은 16%, 2년 내 사망률은 28%이며, 척추골절 후 1년 내 사망률은 3.6%입니다.

위험인자

주요 위험인자로는 낮은 골밀도, 골다공증 골절의 병력, 골다공증 골절의 가족력, 저체중, 흡연 등이 있으며, 이외에도 낙상의 가능성이 높은 치매, 균형 감각의 이상, 신경정신과 약물복용, 뇌졸중, 활동량이 매우 적은 경우, 과음, 카페인 섭취 등이 있습니다.

골다공증 골절의 치료 원칙

✛ 진단

외상력이 있고, 통증을 호소하면, 단순영상진단(X-ray)으로 확인하여야 합니다. 대퇴골절의 경우 불완전 골절의 경우도 있으므로 의심이 가면 MRI 검사 혹은 전신골스캔 검사를 시행할 수 있습니다. 척추골절은 X-ray 사진 및 진찰로 쉽게 진단할 수 있으나, 동반 질환이 많은 고령의 환자의 경우, 감염, 전이암, 기타 척추질환 등도 감별해야 합니다.

✛ 골절 고정 및 조기거동

골절 후 사망 및 내과적 합병증(폐색전, 폐렴, 요로 감염, 욕창)은 주로 거동을 못하여 발생하며, 이를 예방하기 위하여 조기 수술 후 거동이 권장됩니다.

+ 재골절의 예방

골다공증 골절 후 골밀도와는 무관하게 척추, 대퇴골, 손목골절이 다시 발생할 위험이 높고, 반복된 골절에 대한 치료결과는 좋지 않으므로 골다공증 치료와 낙상을 예방하여야 합니다. 그리고 골다공증 치료제로 골다공증 골절의 위험도를 40~50%까지 줄일 수 있으므로 적극적인 치료가 필요합니다.

대퇴골(고관절) 골절의 치료

대퇴골 경부 골절과 전자부 골절로 분류되는데, 골절 부위의 통증으로 거동이 불가능하므로 수술적 내고정을 권장합니다. 대퇴골 경부 골절에서는 혈액순환 장애에 의한 불유합 및 대퇴골두 무혈성 괴사가, 전자부 골절에서는 고령과 심각한 골다공증으로 인한 고정 실패가 주요 합병증입니다.

척추골절의 치료

척추골절은 빈도는 높으나 증상이 모호한 경우가 많으므로 임상적으로 간과될 수 있습니다. 주로 흉-요추이환부위와 흉추의 중간부위에서 발생하며, 압박골절이 대부분입니다. 보존적 치료가 원칙이며, 보존적 치료에 반응이 없는 경우에는 척추성형술(vertebroplasty) 또는 풍선 후만성형술(balloon kyphoplasty)을 선택적으로 실시할 수 있습니다. 드물게 척수를 압박하여 신경증상을 유발하는 방출형 골절의 경우 골편의 제거, 감압 및 척추 유합술 등이 적용되기도 합니다.

손목골절의 치료

손으로 땅을 짚고 넘어지는 경우에 발생하는 요골 원위부 골절이며, 일반적으로 정복후 석고 붕대 고정을 실시합니다. 수지관절 및 견관절 강직이 가장 많은 합병증이므로, 인접 관절운동을 처음부터 적극적으로 해야 합니다. 불유합은 드물고 부정유합이 많지만, 노인에게서는 기능의 장애가 적은 편입니다. 고관절과 척추골절에 비해 손목골절 환자들에 대해 골다공증 검사 및 치료가 적게 이용되고 있는 것이 보고되어 골절 후 골다공증 치료에 더 많은 관심이 요구됩니다.

어깨 통증

어깨가 아파요. 팔이 안 올라가요

고령화 추세에 따라 최근 어깨질환의 빈도가 급격히 증가하고 있습니다. 어깨는 신체에서 가장 움직임의 범위가 큰 관절이지만, 넓은 운동범위 때문에 불안정한 관절이기도 합니다. 다양한 어깨질환은 흔히 통증과 함께 어깨 움직임에 어려움을 동반합니다. 이는 어깨 관절과 주변을 둘러싸고 있는 여러 조직들에 문제가 생겨서 나타나는 증상입니다.

노인에게서 흔히 나타나는 어깨 관절 질환으로는 오십견, 충돌 증후군, 회전근개 파열, 퇴행성 견관절염 등이 있습니다.

노인에게서 자주 나타나는 어깨 통증의 일반적인 원인

+ 오십견

유착성 관절낭염으로도 알려진 오십견은 어깨의 점진적인 통증 및 운동범위 제한을 특징으로 합니다. 주로 밤에 통증이 더 심하며, 이러한 통증으로 인하여 오십견에 걸린 쪽으로 수면을 취하는 것이 불가능할 수 있습니다. 통증은 어떤 방향으로 움직이던 느낄 수 있습니다.

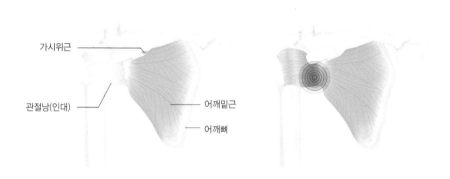

오십견의 정확한 원인은 알려져 있지 않지만 때로는 다른 어깨 부상에 이어 이차적으로 발생하기도 합니다. 또한 갑상선 질환이나 당뇨병이 있는 사람들에게서 더 호발하는 경향을 보입니다. 오십견을 가진 대부분의 사람들은 치료 여부와 상관없이 2년 이내에 호전되는 경향이 있지만 모든 환자가 통증이나 운동범위를 회복하지는 않습니다.

✛ 충돌증후군

충돌증후군은 회전근개와 견갑골의 과도한 마모로 인해 발생합니다. 충돌증후군과 관련된 통증은 어깨 관절낭 윤활막의 염증, 회전근개 건염 및 마모로 인한 회전근개 건에서의 칼슘 침착으로 인해 나타나게 됩니다. 충돌증후군은 회전근개의 파열로 진행될 수 있습니다.

✛ 회전근개 파열

회전근개란 어깨 관절을 제 위치에 고정시키고 어깨를 움직이는 데 사용되는 근육과 힘줄 그룹입니다. 가시위근, 가시아래근, 어깨밑근, 작은 원근으로 이루어져 있습니다.

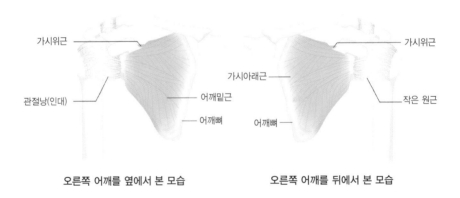

오른쪽 어깨를 옆에서 본 모습　　오른쪽 어깨를 뒤에서 본 모습

회전근개 파열은 어깨 관절의 과사용, 노화, 낙상 혹은 충돌로 인해 하나 이상의 회전근개 건이 파열되는 것을 말합니다. 회전근개 파열에서의 통증은 일반적으로 어깨의 앞이나 바깥 쪽에서 느껴집니다. 특히 팔

을 올리거나 머리 위로 들어 올릴 때 통증이 유발됩니다.

오십견과 마찬가지로 침대에 누워 있을 때 특히 통증이 유발되며, 회전근개 파열이 있는 쪽으로 누워 있을 때 통증이 더 많이 느껴질 수도 있습니다. 심한 회전근개 파열은 어깨 근육의 위축 및 근력약화를 특징적으로 보이기도 합니다. 또한 파열의 정도가 크고, 적절한 치료를 받지 못하게 되는 상황에서 장기간 방치하게 될 경우 이차적으로 어깨 관절염이 발생하게 되는데, 이를 회전근개 파열 관절병증이라고 합니다.

진단

증상, 병력 및 신체검사(운동범위, 통증의 위치, 관절 불안정성, 근력 및 통증 유발검사) 등을 기반으로 통증의 원인을 파악할 수 있습니다. X-ray, 초음파 검사, 컴퓨터 단층촬영 검사(CT), 자기공명영상(MRI)과 같은 영상검사가 필요할 수도 있습니다. 때로는 관절경 검사를 시행하기도 합니다.

치료

다양한 어깨질환에서 일반적인 치료는 통증을 완화시키는 것 외에도, 어깨 관절의 움직임과 가동범위를 회복시키는 것을 그 목표로 하고 있습니다. 때문에 장기간 어깨를 사용하지 않는 것을 피하며 가능한 빨리 일상생활로 복귀함으로써 다시 어깨가 굳어지는 것을 막아야 합니다.

+ 물리치료

물리치료는 어깨의 유연성을 향상시킬 뿐 아니라 대부분의 어깨 문제와 관련된 통증을 완화시킬 수 있습니다. 도수치료, 초음파 요법 및 경피적 신경자극(TENS) 등의 다양한 치료법을 사용할 수 있습니다. 또한 어깨의 회전근개 근육의 유연성을 늘리고 강화시키기 위해 재활운동도 시행할 수 있습니다.

+ 스테로이드 주사

어깨 문제의 원인에 따라 단기간에 통증을 완화하기 위해 스테로이드 주사를 사용할 수 있습니다. 국소 마취제와 혼합되어 염증을 줄이고 어깨를 보다 편안하게 움직일 수 있게 합니다.

+ 수술적 치료

위의 치료로 대부분의 사람들이 호전되지만 치료에 반응하지 않는 증상 및 질환의 중증도 등에 따라서 주치의의 판단하에 수술이 필요한 경우도 존재합니다. 회전근개 파열에 대하여 관절경적 봉합술을 시행하고, 관절염 환자에게는 어깨 관절 치환술을 고려할 수 있습니다.

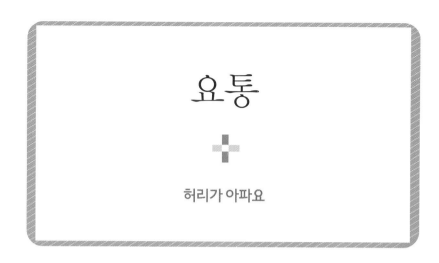

요통

허리가 아파요

요통은 병원에 방문하는 사람들의 주요 원인 증상 중에서 다섯 번째 빈도를 차지할 정도로 매우 흔한 질환입니다. 평생 동안 80%의 사람들이 한 번 이상 요통을 경험하고 근로자의 50%가 매년 요통을 경험하고 있는 것으로 보고되고 있습니다.

대부분의 요통은 큰 문제나 합병증을 발생시키지 않는 좋은 경과를 보이지만, 일부는 합병증이나 장애를 유발하는 심각한 질병일 수도 있습니다. 요통은 다양한 연령층에서 발생될 수 있으며 통증은 허리가 빠질 듯하게 혹은 끊어질 듯하게 아픈 증상, 아픔이 다리로 뻗어나가는 듯한 신경증상 등 다양한 형태로 나타날 수 있습니다.

노인에게서 흔히 나타날 수 있는 요통의 원인

✚ 외상

① **급성 요통증후군 :** 요추부 염좌 혹은 요천추부 염좌라고도 불리며, 요추부의 통증을 유발하는 가장 흔한 원인입니다. 무거운 물체를 들거나 단지 앞으로 숙이는 자세만으로도 통증이 유발되는 등 크고 작은 원인으로 척추를 지지하는 인대나 근육에 손상이 온 것입니다.

② **골다공증에 의한 척추골절 :** 노인성 골다공증 환자는 물건을 들며 힘을 주는 등의 경미한 외상에 의해서도 척추에 골절이 일어날 수 있습니다. 주로 골조직이 붕괴되어도 인대손상은 없는 압박골절이 흔하며, 허리에 심한 통증이 발생하며, 신경증상이 발생하는 경우는 드뭅니다. 그러나 압박골절이 간과되어 방출성 골절로 진행하게 되면 신경증상이 발생하기도 합니다.

③ **추간판(디스크) 탈출증 :** 추간판 탈출증은 섬유륜의 파열에 의해 수핵이 파열된 섬유륜을 뚫고 외부로 탈출하는 질환입니다. 수핵의 탈출은 척추의 굴신 운동, 갑작스런 자세 변동 등 주로 척추의 가벼운 외상에 의해 일어나게 됩니다. 이때 탈출된 수핵이 압박하는 구조물에 따라 하지에 신경증상 및 대, 소변 기능이나 성기능장애가 초래되기도 합니다.

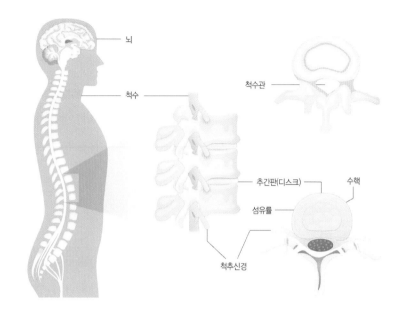

뇌

척수

척수관

추간판(디스크)

수핵

섬유륜

척추신경

+ 척추의 질환

① **척추관 협착증** : 척추관 협착증은 척추에서 척추관, 외측 함요부, 신경근관, 추간공 등의 부분이 좁아져서 신경을 압박하게 되는 질환입니다. 나이가 들면서 추간판의 골극 형성, 추간판의 높이의 감소로 인한 후관절의 관절염 변화, 척추를 지지하는 인대가 두꺼워지는 등의 퇴행성 변화가 그 원인입니다. 요통, 하지 방사통, 보행장애 및 파행, 배뇨장애 등 다양한 신경증상이 나타날 수 있습니다

② **퇴행성 척추 전방전위증** : 추간판의 퇴행성 변화로 인해 후관절에 부하가 집중적으로 가해지게 되면, 후관절 관절막 및 척추 후방인대군의 이완으로 척추 아랫분절에 대해서 척추가 앞으로 전위되게 되어 발생하는 질환입니다. 특히 후관절의 전위로 인하여 외측 함요부 및 추간공이

좁아지게 되어 신경근의 압박이 발생하고, 이로 인하여 요통, 하지 방사통, 신경성 파행 등이 나타날 수 있습니다.

③ **척추측만증, 척추후만증 :** 대개 심하지 않은 척추측만증이나 후만증으로는 중년까지는 증상을 일으키지 않은 경우가 많으나, 시간이 지남에 따라 척추의 퇴행성 변화가 상당히 진행되는 경우 요통 등의 증상이 나타나게 됩니다.

✚ 감염/종양

세균 및 결핵균 등에 의하여 척추 및 추간판이 감염되어 염증을 일으키는 경우, 척추 자체에서 발생한 종양 및 다른 장기에서 전이된 암 등이 척추 주변조직을 침범한 경우 등도 드물게 요통을 발생시키는 원인이 될 수 있습니다.

요통의 치료

대부분의 요통 환자에 있어서 보존적, 대증적인 치료로 증상의 호전을 기대할 수 있습니다. 특별한 치료 없이도 약 3∼6주 후면 요통이 소실됩니다. 또한 일상생활 환경 및 습관의 조정, 운동 등을 통하여 요통 발생 및 악화를 줄이는 것이 중요합니다.

위와 같은 치료에도 전혀 증상의 호전이 없거나 악화되는 경우, 하지 운동 및 감각기능에 변화가 생기는 경우, 배뇨 및 배변기능에 문제가 생기는 경우에는 주치의 면담, 추가적인 검사 및 치료가 즉시 필요합니다.

✛ 비수술적 치료

① **물리치료** : 물리치료에는 온열치료, 견인치료, 마사지, 경피성 신경 자극(TENS) 등이 있습니다. 주로 물리치료 단일 치료보다는 투약 및 주 사요법을 병행하는 경우가 많습니다.

② **보장구** : 보조기기의 경우 압박골절 및 수술 후 환자에 있어서 척추 의 부하를 감소시키는 목적으로 사용되고 있습니다. 보조기의 착용은 단 기간(2~4주) 사용하는 것이 바람직하며, 장기간 착용시 근력과 골성구조 의 약화를 초래할 수 있어 장기간 착용은 권유하지 않습니다.

③ **약물치료** : 비스테로이드성 소염진통제, 근이완제, 항우울성 약제 등이 주로 사용되며, 신경인성 통증에는 3세대 항경련제 등이 사용됩니 다. 종종 매우 심한 통증이 있는 환자에게는 마약성 진통제를 쓰기도 합 니다.

④ **주사치료** : 이상의 치료법들로도 통증의 호전이 없을 경우, 증상 및 진단에 따라 통증 유발점 주사, 관절 내 주사, 신경근 차단, 경막외 주사 등의 요법이 사용됩니다.

✛ 수술적 치료

오랜 기간 비수술적 치료에도 증상이 호전 없이 악화되거나, 운동/감 각 신경의 이상이 있는 경우, 배변 및 배뇨기능의 이상이 있는 경우 수술 적 치료가 필요하게 됩니다.

① **경피적 척추성형술** : 압박골절이 있는 환자 중 약 4주간의 보존적 치료에도 증상의 호전이 없는 환자, 합병증 가능성이 높은 노인 환자, 암에 의한 골 파괴 환자에게서 통증이 심한 경우 시행합니다. 척추체에 주사바늘을 이용하여 골시멘트를 충전시키는 방식으로 시행하게 됩니다.

② **추간판 절제술** : 추간판 탈출증을 가진 환자에게서 수술을 통해 신경을 압박하고 있는 디스크의 일부를 제거하는 방법입니다. 최근 최소한의 절개를 통한 내시경, 현미경 수술 등의 치료법이 개발되어 시행되고 있습니다.

③ **후궁 절제술 및 유합술** : 추간판 탈출증, 척추관 협착증, 척추 전방전위증 등에서 신경을 압박하고 있는 해부학적 조직을 제거함으로써 신경의 감압을 목적으로 하는 후궁절제술이 시행되기도 하며, 이때 고령환자에게서의 분절 불안정성 및 과도한 감압술로 인한 불안정성 등을 교정하기 위하여 유합술이 시행됩니다.

퇴행성 무릎 관절염

무릎이 아파요

노인에게서 가장 많은 무릎 통증의 원인으로는 퇴행성 무릎 관절염(무릎 골관절염)이 있습니다.

무릎 관절은 인체에서 가장 큰 관절로 대퇴골, 경골, 슬개골의 세 가지 뼈로 이루어져 있으며, 이를 연결시켜주는 수많은 인대 및 강한 근육으로 덮여 있습니다. 무릎 관절은 나이가 듦에 따라 다른 관절과 마찬가지로 퇴행성 변화가 나타나며, 지속적으로 움직임에 따라 관절연골이 닳고 마모되어 염증을 일으키게 됩니다. 이때 발생하는 염증으로 인하여 통증 등의 여러 증상이 유발됩니다.

증상

가장 먼저 발생하고 흔하게 발생하는 증상으로는 무릎 통증이 있습니다. 통증은 주로 움직임으로 인하여 악화됩니다. 무릎 관절의 염증이 점점 심해짐에 따라 무릎이 붓기도 하며, 연골의 마모가 심해짐에 따라 움직일 때 마찰되는 느낌과 함께 소리가 나고(염발음), 더욱 심해지게 되면 관절이 굳고 전반적인 다리 모양이 'O'자 형태로 휘기도 합니다. 증상은 대부분 서서히 심해지게 되며, 일시적인 호전을 보일 수는 있으나 저절로 완전히 호전되지는 않습니다.

진단

진단은 위와 같은 특징적인 소견을 보이는 증상에 대한 병력 청취, 의사의 신체검진, X-ray 등의 영상검사로 이루어지게 됩니다. 그러나 노화가 진행됨에 따라 영상검사 소견상 퇴행성 변화는 대부분의 경우에서 발견되게 됩니다만, 영상검사에서의 심한 정도가 반드시 증상과 일치하지는 않습니다.

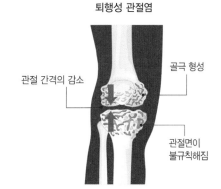

정상   퇴행성 관절염

관절 간격의 감소

골극 형성

관절면이
불규칙해짐

치료

✚ 비수술적 치료

무릎 관절염 치료를 위한 비수술적 치료법에는 물리치료, 체중감량, 운동, 활동조절, 지팡이와 같은 보조장치 사용, 약물복용 등 많은 방법이 있습니다.

체중감량은 통증을 감소시키고 무릎의 기능을 유지하고 연장하는데 매우 큰 영향을 미칠 수 있습니다. 쪼그려 앉아서 일하는 등의 무릎 관절에 하중이 많이 가는 동작을 피하며, 무리가 될 수 있는 운동(테니스, 등산)을 무리가 가지 않는 운동(자전거, 수영)으로 변경하는 것 역시 통증 조절에 도움이 될 수 있습니다.

약물치료로는 아세트아미노펜이나 다른 비스테로이드성 항염증제를 사용하여, 관절염으로 인한 무릎 관절 주위의 염증을 감소시키고 통증

완화에 도움을 줄 수 있습니다.

이러한 치료법이 더 이상 효과가 없다면 히알루론산 또는 스테로이드 등이 포함된 무릎 주사시술을 고려해볼 수 있습니다.

＋ 수술적 치료

비수술적 치료로 더 이상 증상의 호전이 없을 때 수술적 치료를 시도 해볼 수 있습니다. 정확한 수술방법은 나이, 무릎 관절의 상태, 동반 합병증 등의 여러 사항을 고려하여 결정하게 됩니다. 수술방법으로는 절골술 및 무릎 관절 치환술 등이 대표적인 예가 됩니다.

① **절골술** : 환자가 비교적 이른 나이의 노년층이고, 관절염이 무릎 관절의 한쪽 부분에만 국한될 경우 좋은 치료방법이 될 수 있습니다. 근위 경골을 절골하여 재정렬 해줌으로써 무릎에 가해지는 하중을 관절염이 없는 부분으로 분산시키는 방법입니다. 이러한 수술로 자신의 관절을 보존하면서 다리의 변형을 교정하고 통증을 조절할 수 있습니다.

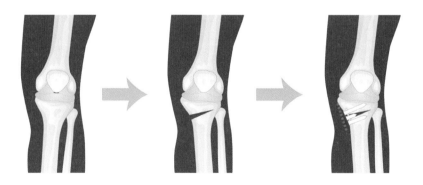

② **슬관절 전치환술** : 슬관절 전치환술은 관절염이 오래 진행되어 관절연골의 마모가 심하고 관절간격이 매우 좁아져 있으며 무릎이 휘어지는 정도가 되어 비수술적 치료방법이 모두 효과가 없어지면 시행하게 됩니다.

무릎 관절을 이루고 있는 대퇴골, 경골, 슬개골의 관절염이 진행된 뼈의 표면을 잘라내고 코발트-크롬 및 초고분자량 폴리에틸렌으로 이루어진 인공삽입물이 들어가게 됩니다.

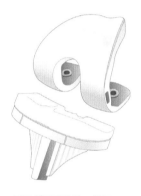

무릎 인공관절의 모형도

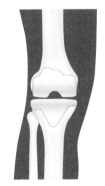

인공 슬관절 전치환술을 받은
환자의 단순 방사선 사진

이렇게 대체된 인공관절은 최근 연구결과에 따르면, 85% 정도의 인공 무릎 관절이 약 20년 정도의 수명을 가진다고 알려져 있습니다. 때문에 최근의 기대수명을 고려하여 약 65세 전후로 수술하는 것을 권장하고 있습니다.

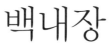

눈이 침침해요(1)

눈이 침침해요. 백내장인가요?

흔히 우리 '눈'은 카메라에 비유됩니다. 카메라에서 렌즈와 필름이 사진에 중요한 역할을 하듯이, 렌즈에 해당하는 '수정체'와 필름에 해당하는 '망막'이 모두 제 기능을 해야 상이 선명하게 보입니다. 하지만 우리 눈은 조금 더 복잡해서 망막에 맺힌 상이 시신경을 통해 뇌로 전달됨으로써 사물을 볼 수 있으며 각막, 유리체의 투명성도 유지되어야 잘 볼 수 있습니다.

백내장은 수정체의 혼탁으로 시력이 감소하는 질환입니다. 눈동자가 하얗게 변한 것을 보고 눈 안의 색깔이 하얀 장애라 하여 백내장이라는

■ 눈의 단면도 : 수정체에 혼탁이 생기는 것이 백내장입니다

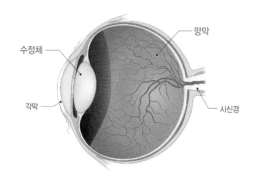

망막

수정체

각막

시신경

이름이 붙었습니다. 하지만 최근에는 병원 접근성이 좋고, 건강검진도 하여 수정체가 하얗게 변한 후에야 백내장을 발견하는 경우는 매우 드물고, 대개 눈동자가 하얗다고 오시는 분들은 각막 위에 생긴 익상편인 경우가 많고, 백내장은 육안으로는 진단하기 어려운 경우가 더 많습니다.

수정체는 바둑알처럼 생겼는데, 혼탁이 생기는 위치, 정도에 따라 백내장의 증상은 다양하게 나타날 수 있습니다. 혼탁이 꽤 진행되었으나 시축을 가리지 않는 부분에 있다면 시력저하가 크지 않을 수 있고, 혼탁이 동공 부위나 후극부에 위치할 경우에는 밝은 곳에서 몹시 불편하고 시력저하가 크게 나타날 수 있습니다. 성인이 되면 대개 굴절력이 변하지 않지만, 백내장으로 수정체의 굴절률이 변화하면 근시나 원시, 난시가 생기는 경우도 있고, 겹쳐보이는 증상이 있을 수도 있습니다. 환한 빛에서 하얀 바탕에 검은 글씨가 있는 시력표로 검사할 때는 시력이 잘 나오더라도, 대비감도가 저하되어 일상생활을 할 때는 침침하여 불편한 경우

가 많습니다. 이러한 증상들이 있을 때 안과에 내원하여 다른 질환이 동반되었는지 감별함과 동시에 백내장을 진단할 수 있습니다.

백내장은 왜 발생하나요?

병원에 내원하는 경우, 왜 백내장이 생겼는지 궁금해하시는 분들이 많습니다. 수정체는 약 65%의 수분과 35%의 단백질로 이루어져 있는데, 단백질의 구조적 변화, 산화와 응집, 용해 등으로 백내장이 생깁니다. 수정체는 나이가 들면서 고분자 단백질이 많이 만들어지며, 수분함량 등의 변화를 겪으면서 서서히 투명성을 잃어가므로 정도와 시기의 차이는 있지만 백내장은 누구에게나 올 수 있는 노화로 인한 변화입니다.

물론 다른 위험인자로 고혈압, 심장질환, 뇌졸중 등의 심혈관질환, 당뇨병, 자외선, 흡연, 스테로이드, 근시 등이 알려져 있고, 외상으로 인해 급격히 진행하는 경우도 있습니다. 이 중에 내가 조절할 수 있는 부분으로는 자외선 차단과 금연입니다.

노년 백내장도 당뇨병이 있는 경우 더 일찍 발생하는 경향이 있으며, 당뇨병이 있으면 수술 후 염증이 잘 발생하고 상처의 치유기간이 길어질 수 있고, 당뇨망막병증이 있으면 시력개선에 한계가 있을 수 있어 적절한 검사 및 사전 망막치료가 필요한 경우도 있습니다.

백내장이 심하면 녹내장이 되나요?

　백내장이 녹내장이 되는지를 물어보는 경우가 많이 있는데, 이름은 비슷하지만 백내장과 녹내장은 다른 질환입니다. 녹내장은 시신경의 변화에 따른 시야장애가 초래되는 진행성 시신경병증입니다. 물론 백내장이 원인이 되는 녹내장도 있기는 합니다.

　나이가 많아지면 수정체가 두꺼워져 앞쪽으로 밀리고, 특히 원시안의 경우 동공차단의 가능성이 높아지게 됩니다. 수정체의 수분함량이 증가하고 진행되어 육안으로도 동공이 하얗게 보이는 경우에 성숙백내장이라고 하는데, 이를 수술하지 않고 오랫동안 방치해두면 수정체가 커져서 동공차단을 유발하거나, 액화된 수정체피질을 제거하기 위한 세포가 눈 속 물길을 차단하면 안압이 상승되어 녹내장을 유발할 수 있습니다. 이러한 경우에는 백내장 수술을 빨리 시행하여 안압을 낮추어주는 치료가 필요하며, 방치할 경우 실명에 이를 수 있습니다. 하지만 정기적인 진단을 통해 이러한 상태가 되는 것을 조기발견 및 예방할 수 있습니다.

응급으로 치료해야 할 백내장도 있나요?

　백내장은 일반적으로 응급으로 치료하지는 않습니다. 이는 노화와 관련되어 서서히 진행되기 때문입니다. 하지만 과숙백내장이나 외상성 백내장 등은 염증을 초래하고 안압을 상승시키기도 하여 응급으로 치료해야 하는 경우도 있습니다.

백내장의 치료는 어떻게 하나요?

백내장을 좋아지게 하는 약물을 궁금해하시는 분들이 많습니다. 하지만 변성된 백내장성 수정체단백을 원래의 투명한 상태로 만드는 것은 현재까지는 불가능합니다. 백내장 초기에 백내장의 진행을 더디게 하기 위한 약물을 사용해볼 수도 있지만 확실한 효과가 알려진 것은 아닙니다.

수술적으로 혼탁된 수정체를 제거하는 것이 백내장의 치료법입니다.

백내장 수술은 언제 하나요?

일반적인 백내장의 수술시기에 정답은 없습니다. 적당한 시기는 혼탁이 진행돼 본인이 일상생활에 불편함을 느낄 때라고 할 수 있겠습니다. 같은 시력에도 불편함을 느끼는 정도가 다르고, 이는 직업, 생활반경 등과도 관련이 있을 수 있습니다.

과거에는 백내장 수술이 실명을 예방하기 위해 이루어졌다면(여전히 개발도상국에서는 실명의 첫 번째 원인이기도 합니다), 최근에는 백내장 수술법의 발전, 다양한 인공수정체의 개발(난시교정, 다초점 인공수정체) 등으로 백내장 수술이 시력의 질을 향상시키는 방향으로 나아가고 있습니다. 이에 충분한 이해가 뒷받침되어서 본인의 필요에 맞는 치료를 받을 수 있습니다.

백내장 수술은 어떻게 하나요?

백내장 수술은 혼탁된 수정체를 제거하고, 제거된 수정체의 굴절력을 대신할 인공수정체를 삽입하는 것입니다. 인공수정체를 꼭 삽입하는지 궁금해하는 경우가 많이 있습니다. 일반적으로는 인공수정체를 모두 삽입한다고 할 수 있습니다. 아주 심한 근시에서 수정체 없이도 예측되는 굴절력을 얻을 수 있는 아주 드문 경우, 2차적 인공수정체 삽입이 필요한 경우 등을 제외하고는 백내장 수술시에 모두 인공수정체를 삽입합니다.

혼탁된 수정체를 제거하려면, 각막 주변부에 절개를 넣고, 수정체의 앞쪽 껍질(전낭)을 통조림 캔뚜껑 따듯이 동그랗게 제거한 후, 초음파기계를 이용하여 제거하여야 합니다. 이때 초음파에너지가 발생할 때 동반되는 충격파나 열로 인해 각막내피세포가 손상되어 각막부종이 생기기도 합니다. 이는 백내장의 정도에 따라 차이가 있을 수 있고, 기존 각막질환에 영향을 받을 수도 있습니다. 대개의 경우 각막부종은 자연적으로 가라앉지만, 기존에 각막내피세포가 약했던 경우는, 각막부종이 회복되지 않는 경우도 있으며, 이럴 경우에 전층각막이식 혹은 각막내피세포 이식술을 시행해야 하는 경우도 있습니다.

수정체는 가장 바깥쪽에 수정체낭(껍질)으로 둘러싸여 있는데, 이 수정체낭의 바깥층에 섬모체소대라고 하는 아주 가는 끈이 360도로 촘촘히 있어 눈에 매달려 있습니다. 섬모체소대가 부분적으로 혹은 전체적으로 유지되지 못하는 상황(기저 눈질환, 외상, 합병증 등)에서는 인공수정체를 수정체낭에 넣는 방법으로 수술을 할 수 없고, 직접 인공수정체를 실을 통해 눈에 고정하는 방법의 수술이 이루어져야 하며, 이런 경우 수술시간 및 회복기간이 길어질 수 있습니다.

수술 후에 백내장이 재발되나요?

백내장 수술 후에 백내장이 재발하지는 않습니다. 이에 일반적으로 일생에 백내장 수술은 한 번 합니다. 후발백내장 혹은 후낭혼탁이라고 하는 것은 백내장 수술시 인공수정체를 넣기 위해 수정체낭을 일부 남겨두는데, 여기에 수정체섬유나 상피의 일부가 붙어 있어 혼탁한 막이 형성되는 것을 말하고, 후낭혼탁이 생기면 시력이 저하될 수 있습니다. 후낭혼탁은 수술적 치료가 아니라 레이저 치료로 혼탁한 후낭에 구멍을 만들어주는 방법으로 간단하게 시행할 수 있습니다.

눈 속에 집어 넣은 인공수정체에 혼탁이 생기는 경우도 간혹 있어, 인공수정체 교체술을 시행하는 경우도 있지만, 최근 인공수정체 재질의 발전으로 이의 발생률은 줄어들고 있습니다.

백내장 수술을 하면 안경이 필요 없나요?

　백내장 수술시 인공수정체를 삽입할 때, 충분한 눈검사 후 개인별 다른 인공수정체를 삽입하므로(개인별 안경도수가 다르듯이) 안경이 없이 원거리를 잘 볼 수 있습니다.

　사람의 수정체는 탄력성이 있어서, 섬모체근이 수축해서 섬모체소대가 이완되면 좀 더 통통한 둥근 모양으로 변하면서 굴절력을 증가시키는 조절이라는 작용을 하는데, 나이가 많아지면서 이 기능이 저하되어 돋보기가 필요하게 되고, 백내장 수술로 수정체를 제거하게 되면 100% 노안상태라고 가정하면 됩니다. 이에 가까운 거리의 책 등을 볼 때는 돋보기 안경이 필요할 수 있습니다.

　경우에 따라서 기존에 근시안으로 안경이 익숙한 경우, 인공수정체 삽입시 적당한 근시를 목표로 하게 되면, 근거리는 맨눈으로, 원거리는 기존처럼 안경을 쓰고 잘 보이게 할 수도 있습니다.

　최근에는 난시교정 인공수정체, 다초점 인공수정체가 개발되어 안경의 필요성을 감소시켜주고 있습니다. 난시교정 인공수정체는 기존 인공수정체가 난시는 교정하지 못하던 것을 보완해서, 난시도 교정하여 안경 없이 선명한 상을 얻을 수 있도록 개발된 것으로, 수술 전 각막난시의 측정 후 결정할 수 있습니다.

　다초점 인공수정체는 기존 인공수정체가 하나의 초점을 만들어 근거리나 중간거리의 시력의 질이 선명하지 못했던 것을 보완하여, 두 개 혹

■ 백내장 수술방법 : 초음파수정체유화술(좌) 및 인공수정체 삽입술(우)

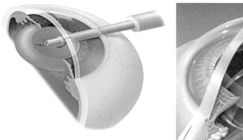
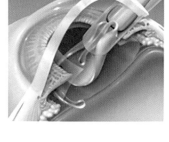

은 세 개의 초점을 만들어줌으로써 근거리나 중간거리의 시력을 개선시
켜 돋보기 안경도 안 쓸 수 있도록 개발된 인공수정체입니다. 이들은 수
술 전에 본인의 눈 상태와 생활방식을 고려하여 상담 후 결정할 수 있습
니다.

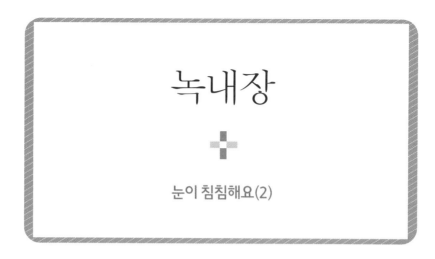

녹내장

눈이 침침해요(2)

녹내장이란 눈으로 받아들인 빛을 뇌로 전달하는 시신경에 이상이 생겨, 그 결과 시야결손이 나타나는 질환입니다. 시신경에 이상이 발생하여 시야결손(시야에 부분적으로 보이지 않는 부분)이 생기게 되고 치료를 받지 않고 방치하면 시야결손이 점점 커져 심한 경우 실명에 이를 수 있습니다.

안구 내에는 방수라고 하는 물의 흐름이 있습니다. 방수가 정상적으로 흘러나가지 못하면 안구 내에 축적되어 안압이 높아지고, 높아진 안압에 의해 시신경 손상이 유발될 수 있습니다(고안압녹내장). 그러나 안압이 높지 않고 정상 수준임에도 불구하고 안압의 하루 중 변동폭이 크거나 시신경으로 가는 혈액순환이 잘 안 되는 경우 또는 시신경 구조 약화 등의 원인으로도 녹내장이 발생할 수 있습니다(정상안압녹내장).

녹내장이 있으면 어떤 증상이 나타날 수 있나요?

'불편한 증상은 전혀 없는데 건강검진에서 녹내장이래요.'
'언제부턴지 모르게 눈앞이 안개낀 것처럼 침침해요.'

대부분의 질병은 그 증상이 시작될 때 해당 질환을 의심하고 필요한 검사를 하기 마련입니다. 그러나 대부분의 녹내장은 서서히 진행되므로 많은 환자에게서 처음에는 증상이 전혀 없고, 증상을 비교적 일찍 느끼는 환자에게서도 "침침하다" 또는 "시력이 떨어진다"와 같은 비특이적 불편함으로 나타나기 때문에 노안 또는 노인성백내장으로 판단하고 증상을 간과하여 진단을 놓치기 쉽습니다.

녹내장이 진행되면 주변시야에 암점이 생기며, 그에 따라 이전처럼 물체들을 잘 보거나 명확하게 볼 수 없게 됩니다(그림 1). 녹내장에 의해 시야손상이 진행되더라도 환자들이 이를 자각하지 못하는 경우가 많고, 대부분의 환자들은 녹내장이 상당히 진행되어 중심시야가 손상되기 전에는 증상을 인지하지 못합니다. 때문에 정기적인 검사가 매우 중요합니다.

증상이 생긴 녹내장 환자의 대부분은 만성 녹내장으로, 시야손상이 점점 악화되어 말기에 이르게 되면 터널 속에서 밖을 보듯 주변 시야가 좁아

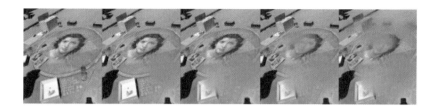

져 중심부만 보이게 됩니다. 이 경우 길을 걷다 자주 부딪히고 계단을 오르내릴 때 넘어지는 일이 많거나 조그만 물건을 찾는 데도 오래 걸리게 됩니다. 여기서 더 심해지면 시력이 떨어지고, 결국 실명에 이르게 됩니다.

'저녁이 되면 두통이 생기고 달무리가 져요.'
'갑자기 눈이 심하게 아프고 안보여요. 머리도 아프고 토할 것 같아요.'

안압이 올라가면서 진행하는 고안압녹내장 중에는 안압이 서서히 상승하여 시신경 손상에 따르는 증상을 못 느끼는 만성녹내장이 가장 많지만, 때로 급격하게 안압이 오르면서 심한 통증이 발생하는 경우도 있습니다. 이러한 경우를 급성녹내장이라 하고, 증상이 한 순간에 나타났다 사라지기 때문에 급성녹내장 발작이라고도 합니다.

안압상승이 심하지 않은 가벼운 발작의 경우, 어두운 환경에서 반복적으로 두통이 생기면서 시력이 떨어지는 느낌이 들고, 불빛 주위로 달무리 현상이 나타날 수 있습니다. 보통 저녁에 동공이 커져 있을 때 갑작스런 안압상승이 주로 일어나고, 잠이 들거나 조명을 밝게 켜면 눈동자가 작아지고, 가벼운 발작은 스스로 풀어지기도 합니다. 안압상승이 심한 경우 눈에 갑작스런 통증이 있고 충혈과 함께 두통과 구토를 호소하며 시력이 떨어지게 됩니다. 회복되면 통증과 구토는 사라지지만 시야 결손은 남을 수 있고 회복이 늦게 될수록 시야 결손의 정도가 심해집니다.

눈이 아프거나 머리가 아프다, 속이 울렁거린다 하는 증상은 나이가 많은 사람에게서 워낙 흔하게 겪는 증상들이어서 무심코 넘기기 쉽습니다. 하지만 이런 증상들이 동시에 나타나면서 시력이 떨어지면 빠른 시간 내 안과를 찾아야 합니다. 보통 저녁시간 대에 발작이 일어나기 때문에 안과보다는 응급실을 찾아야 하는 경우가 많고, 대개 녹내장에 대해 모르는 상태에서 머리 아프고 토하는 증상 때문에 응급실을 가게 되어, 응급실에서도 이러한 증상에 초점을 맞춰 진료를 하기 쉽습니다. 그런데 문제는 이러한 증상들이 뇌압이 올라갔을 때 나타나는 증상과 유사하다는 점입니다. 뇌압 상승은 생명과 직결되는 문제이기 때문에 응급실에서는 즉시 뇌 사진을 찍어보게 되는데, 결과가 정상이면 안과 진료 없이 두통약이나 위장약만 처방받고 귀가하는 경우도 흔히 있습니다.

한편 응급실에서 안과 의사가 진료를 보고도 진단을 놓치는 경우도 있을 수 있는데, 이는 눈이 아프고 충혈되어 있어 유행성 눈병과 유사하게 보일 수 있기 때문입니다. 결국 응급실 진료 후에도 환자의 증상은 호전되지 않고 시신경 손상이 계속 진행되어 치료시기를 놓칠 수 있습니다. 중요한 것은, 모든 의사가 머리 아프고 토하는 증상만으로 급성녹내장을 의심할 수는 없기 때문에, 환자 본인이 직접 의사에게 증상을 정확히 잘 전달하는 것이 중요합니다. 뇌압상승이나 눈병의 경우 안통, 시력 저하, 두통, 구토의 증상이 한꺼번에 발생하지는 않습니다.

녹내장 조기 진단법이 있나요?

급성녹내장의 경우에는 증상이 워낙 급격하게 나타나기 때문에 대부분 발병 즉시 병원을 방문하게 됩니다. 그러나 만성녹내장의 경우에는 급성녹내장과 달리 말기에 이르기까지 거의 증상을 느끼지 못하고, 손상된 시신경은 회복되지 않기 때문에 조기진단 및 조기치료가 녹내장으로 인한 실명을 막을 수 있는 유일한 방법입니다.

■ 녹내장에 걸릴 가능성이 높은 경우

- 안압이 높은 경우
- 고령
- 녹내장의 가족력이 있는 경우
- 당뇨병, 고혈압/저혈압, 심혈관질환 등의 전신 질환
- 근시(개방각녹내장), 원시(폐쇄각녹내장)
- 기타 안과질환(포도막염, 당뇨망막병증, 망막혈관폐쇄, 거짓비늘증후군 등)
- 스테로이드 약물 사용
- 눈을 다친 경험이 있는 경우

조기진단을 위해서는 우선 안과에 방문하여 여러 가지 검사를 받아야 합니다. 나이가 들수록 녹내장에 걸릴 가능성이 많으므로, 40세 이상이 되면 녹내장이 없더라도 1~2년 간격으로 건강검진을 통해서 녹내장 검사를 받아보는 것을 권장합니다. 한편 녹내장의 가족력이 있거나 당뇨나 고/저혈압이 있는 경우, 근시나 원시가 심한 경우 등 "녹내장에 걸릴 가능성이 높은 경우"(위의 표)에는 40세 미만이라도 녹내장 검사를 받아보는 게 좋습니다.

아직 녹내장이라 할 수는 없지만, 여러 이유로 녹내장이 의심되는 상태를 녹내장 의증이라 합니다. 그러나 이 경우에도 역시 짧은 시간 안에 녹내장으로 진행할 확률은 거의 없으므로 안과에서 정기적으로 검사를 받아 녹내장으로 진행하는지만 확인하면 됩니다. 흔히 녹내장이라 하면 반드시 실명하게 되는 병이라 생각하여 녹내장을 처음 진단받은 환자들 중에는 마치 시한부 선고를 받은 양 충격에서 헤어나오지 못하는 경우도 있고, 심지어 심한 우울증을 겪는 경우도 있습니다. 그러나 실제 문제가 되는 경우는 녹내장이 발병한 것을 모르고 악화되는 것을 방치하는 것이지, 녹내장 또는 녹내장 의증임을 알고 관심을 가지고 정기적인 진료를 받는다면 실명에 대한 걱정은 거의 하지 않아도 좋다 할 수 있습니다.

녹내장으로 진단된 환자는 평생 치료를 받게 되기 때문에 정확한 진단이 필요합니다. 현재 상태를 정확히 판단하고, 향후 치료 방침을 정하기 위해 세극등현미경검사, 안압검사, 전방각경검사, 각막두께측정과 함께 시신경검사, 망막신경섬유층 검사 및 시야검사 등이 필요합니다.

✛ 안압검사

혈관의 압력을 혈압이라고 하듯 눈에도 압력이 존재하는데, 이것을 안압이라고 합니다. 적당한 안압이 유지되어야 눈이 정상적인 모양과 기능을 유지할 수 있습니다. 예전에는 녹내장 검사로 단순히 안압만 측정하던 시절이 있었습니다.

정상안압이 대략 10~20mmHg 정도의 범위라 생각하여 안압이 21mmHg을 넘지 않으면 녹내장이 아니라고 진단했습니다. 그러나 2004년에 일본에서 안압이 정상인 상태에서 녹내장이 진행되는 정상안압녹내장이 압도적으로 많다는 보고를 하였고, 우리나라에서 2007~2008년에 시행한 역학조사에서도 비슷하게 정상안압녹내장이 가장 흔한 형태의 녹내장임이 밝혀졌습니다.

따라서 안압만 측정해서는 녹내장을 진단할 수 없고, 시신경 손상의 정도를 측정하는 정밀검사들이 반드시 필요합니다. 녹내장 진료시 매번 안압을 측정하는 이유는 시신경에 손상을 주지 않을 정도의 안압이 유지되는지, 치료약제인 안압하강제가 잘 듣고 있는지를 보기 위해서이며, 치료가 잘 되기 위해서 반드시 지속적으로 측정해야 합니다.

✛ 시신경유두검사

시신경유두는 빛을 받아들여 뇌로 전달하는 역할을 하는 시신경섬유가 모이는 곳입니다. 녹내장에서는 시신경섬유가 특징적인 형태로 손상

■ 그림 2 _ 정상안과 녹내장안의 시신경유두 사진

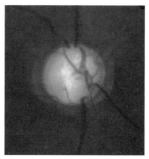

정상안

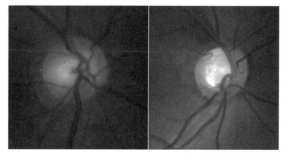

녹내장안

되므로 시신경유두도 특징적 모양을 보이게 되는데(그림 2), 검안경이나 세극등검사, 안저사진촬영 등을 통해 시신경유두의 깊이, 시신경유두 테두리의 변화 등을 관찰하여 시신경 손상의 증후를 확인할 수 있습니다.

✚ 시야검사

시신경섬유가 손상되면 손상된 부분의 시각신호를 뇌로 전달하지 못하게 되므로 해당 부분의 시야가 손상됩니다. 시야의 손상 여부와 손상된 범위를 확인하기 위해 시행하는 검사가 시야검사이고, 환자들이 인

■그림 3 _ 녹내장 진행에 따른 시야검사 결과

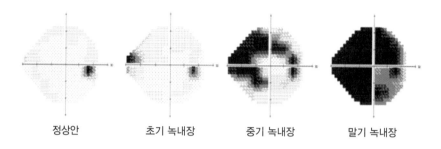

정상안   초기 녹내장   중기 녹내장   말기 녹내장

지하지 못하는 시야의 아주 작은 변화까지도 확인할 수 있으므로 정기적
으로 실시하는 것이 좋습니다(그림 3).

✚ OCT(빛간섭단층촬영)

시신경섬유층의 두께를 측정하여 두께가 정상보다 감소한 부분이 있
는지 확인하는 검사로, 녹내장의 조기진단 및 경과 관찰에 유용하게 이
용됩니다(그림 4). 최근에는 시신경섬유를 지지하는 사상판이라는 조직
의 변형이 녹내장의 진행과 밀접한 관련이 있다는 사실이 분당서울대병
원 안과 연구팀에 의해 밝혀지기도 하였는데, 사상판의 변형 또한 OCT
를 이용하여 관찰할 수 있습니다(그림 5).

녹내장 환자마다 사상판의 변형 정도가 다르고, 이것을 바탕으로 앞
으로 녹내장이 얼마나 더 빨리 나빠질지를 예측할 수 있기 때문에 OCT
검사를 통한 사상판 변형의 관찰이 효율적인 치료를 위해 매우 중요하
다 할 수 있겠습니다.

■ 그림 4 _ OCT를 이용한 녹내장 환자의 망막신경섬유층 두께 검사

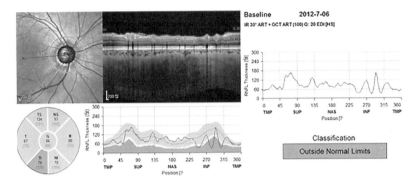

■ 그림 5 _ OCT를 이용해 얻은 시신경유두 단면 이미지를 통한 사상판 관찰

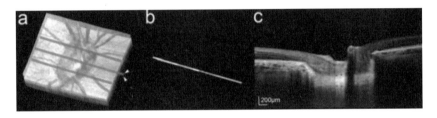

✛ OCT angiography(빛간섭단층촬영 혈관조영검사)

직접 혈관에 조영제를 주사하지 않고도 눈의 혈관을 관찰할 수 있는
검사로, 가장 최근에 도입된 검사입니다. 앞서 안압이 정상이라도 녹내
장이 발병할 수 있다고 하였는데, 안압 이외의 가능한 발병 원인으로 손
꼽히는 것이 혈액순환의 저하입니다. 최근 분당서울대병원 안과 연구팀
에서는 녹내장 환자를 대상으로 본 검사를 시행하여 안압이 정상인 환자
에서도 시신경의 혈류가 실제로 감소해 있다는 사실을 처음으로 보고하
였습니다. 이는 안압이 낮더라도 혈액순환이 잘 되지 않아 녹내장이 발

■ 그림 6 _ OCT angiography를 이용하여 얻은 시신경유두 주변 각 층의 혈류 관찰

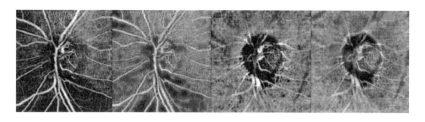

병할 수 있다는 사실을 뒷받침해주는 결과라 할 수 있겠습니다. 우리나라 녹내장 환자의 대다수를 차지하는 형태가 정상안압녹내장임을 생각해볼 때, 본 검사가 우리나라 환자들에게서 특히 유용하게 사용될 수 있을 것으로 보입니다(그림 6).

녹내장은 치료할 수 있나요?

녹내장은 일단 발생하면 완치할 수 있는 병은 아니지만 조기에 발견하여 잘 조절하면 실명으로 진행할 위험을 낮출 수 있습니다. 녹내장성 시신경 손상을 늦추기 위해서는 적정 수준으로 안압을 내려주어야 합니다. 주로 안압을 낮추는 안약으로 치료를 시작하게 되며, 경우에 따라서 레이저 또는 수술적 방법을 이용하여 안압을 낮추기도 합니다. 녹내장은 당뇨병이나 고혈압처럼 일생 동안 관리해야 하는 질환이므로, 약물치료는 규칙적으로 지속되어야 효과적이며, 증상이 없다고 해서 임의로 치료를 중단하면 다시 나빠질 수 있습니다. 녹내장 수술은 안압을 낮추

는 안약을 사용하여도 안압이 충분히 낮아지지 않거나, 안압이 성공적으로 감소되었으나 녹내장이 악화된 경우 시행됩니다.

급성 폐쇄각녹내장의 경우 레이저 수술이나 백내장수술 또는 녹내장 수술 등의 치료가 필요할 수 있습니다. 녹내장이라고 해서 모두 똑같은 질환이 아니고 그 안에 여러 가지 종류가 있기 때문에, 치료가 모든 환자에게서 결코 동일할 수 없으며 안과전문의의 진찰과 검사를 통해 개개인의 환자에게 적절한 치료를 찾아야 합니다. 또 치료를 시작한 이후에도 안압검사, 시신경검사, 시야검사를 정기적으로 하여 치료효과를 평가하고, 그 결과에 따라서 치료를 조정하는 것이 필요합니다.

■ 올바른 안약 사용방법

- 손을 깨끗이 닦은 후 아래 눈꺼풀을 당깁니다.
- 고개를 뒤로 젖히고 아래 눈꺼풀을 손가락으로 아래 방향으로 당긴 후 안약병이 눈에 닿지 않도록 주의하며 눈 위에서 한 방울 떨어뜨립니다.
- 점안 후 눈을 감고, 눈과 코 사이를 지긋이 눌러주는 것이 좋습니다.
- 두 가지 이상의 안약을 동시에 점안할 때에는 약 5~10분 정도 간격으로 넣어야 각각의 약물의 흡수가 잘 됩니다.
- 모든 유형의 점안액은 경미한 자극을 발생시킬 수 있습니다.
- 일부 점안액은 알레르기를 발생시킬 수 있습니다. 눈 주위로 넘친 안약이 눈 주위 피부에 남아 피부가 짓무르는 증상이 생길 수 있는데, 이때는 안약을 넣고 5~10분 뒤에 세수해서 씻어내는 것으로 좋아질 수 있습니다. 눈이 충혈되고 부풀어 오르는 경우 안과 진료를 받도록 합니다.

녹내장에 걸리면 생활할 때 어떤 점을 주의해야 하나요?

✛ 술을 줄입니다

알코올이 몸에 들어가면 당장은 안압이 약간 떨어질 수 있지만, 알코올이 제거되면서 다시 안압이 오를 수 있고, 안압이 오르락내리락 하는 것 자체가 녹내장에는 좋지 않은 영향을 미칠 수 있습니다. 또한 너무 취하여 구토하게 되면 오히려 안압이 올라갈 수도 있고, 습관적 음주는 녹내장 혹은 높은 안압과 관련이 있다는 보고도 많이 있으므로 녹내장 환자에게 음주는 주의해야 합니다. 한편 음주는 장기적으로 시신경 혈액순환에도 나쁜 영향을 미칠 수 있습니다.

✛ 담배를 끊어야 합니다

흡연은 안압을 올리지는 않지만, 혈관을 수축시키기 때문에 눈으로 가는 혈액도 줄어들 수 있고, 당연히 시신경으로 가는 혈류도 줄어들 수 있습니다.

✛ 복압이 올라가는 운동이나 머리로 피가 몰리는 자세를 피합니다

단전호흡이나 윗몸일으키기처럼 복압이 올라가는 운동이나, 요가 동작에서처럼 심장보다 눈이 더 아래쪽에 위치하는 자세(물구나무서기 등)를 취하게 되는 경우 일시적으로 안압을 올릴 수 있으므로 주의를 요합니다. 같은 이유로 모로 누우면 아래쪽에 위치한 눈의 안압이 올라가므로 바로 누워서 자야 한다거나 수면시 상체를 높이는 자세가 안압이 낮아지는 데 도움이 된다는 이야기도 있습니다. 그러나 잠을 잘 때 억지로 불편한 자세를 유지하면서 잠을 설치는 것은 오히려 수면의 질을 떨어뜨려 전신 건강에 악영향을 미칠 우려가 있고, 또 자는 동안 한 가지 자세를 일정하게 유지하는 것 자체가 어려운 일이기도 합니다. 따라서 어떤 자세든 편안하게 숙면을 취하는 것이 전반적인 건강상태와 녹내장 상태에 더 도움이 된다 하겠습니다.

✛ 수면시 베개에 눈이나 목정맥이 눌리지 않도록 합니다

베개에 눈이 눌리면 안압이 올라갈 뿐 아니라 눈에 혈액공급이 안 될 수 있고, 목정맥이 눌리게 되면 혈액배출에 방해가 되고, 안구 내 방수라는 물의 배출에도 영향을 받아 안압상승이 더 심해질 수 있습니다.

✛ 지나친 스트레스를 피하고 규칙적인 운동을 합니다

스트레스는 만병의 근원이라는 말이 있습니다. 실제로 정신적 스트레스가 안압을 높인다는 연구도 있습니다. 많은 녹내장 환자들이 꼼꼼하고 스트레스를 많이 받는 성격을 가지고 있는데, 스트레스가 많을수록 삶의 질이 떨어질 뿐 아니라, 병을 관리하기도 더 어려워집니다. 또 스트레스는 병을 일으킬 소인을 가진 사람에게 병을 유발하는 역할도 할 수 있습니다. 녹내장은 당뇨나 고혈압과 마찬가지로 없앨 수 있는 병도 아니고, 왜 생기는지 아직 완전히 알지 못하기에 예방할 수 있는 병도 아닙니다. 그러나 무작정 앉아서 당하기만 하는 병도 아닙니다. 왜 나한테 녹내장이 생겼을까 한탄하고 절망하기보다는 병을 받아들이면서 꾸준히 치료를 지속하고, 때때로 병이 악화되는 경우가 있을 때에도 그에 따른 적절한 처방을 받아가면서 평소의 삶을 유지하는 것이 장기적으로 녹내장의 예후와 환자의 삶의 질에 도움이 됩니다.

한편 적당한 운동은 모든 병에 좋습니다. 녹내장도 마찬가지입니다. 유산소운동이든 근력운동이든 꾸준한 운동이 안압을 낮춘다는 보고도 있어, 본인에게 가장 잘 맞는 운동을 찾아서 규칙적으로 시행하는 게 좋습니다. 본인이 좋아하는 운동을 하면서 정신적 스트레스를 극복하는 것도 좋은 방법입니다. 단, 앞서 언급하였던 복압이 올라가거나 머리로 피가 몰리는 자세를 요하는 운동은 피하는 게 좋습니다.

✛ 고개를 숙인 자세에서 특히 어두운 환경에서 장시간 독서 혹은 작업을 피하도록 합니다

어두운 환경에서 장시간 작업을 하는 것은 급격하게 안압이 올라가는 급성녹내장 발작을 일으킬 수 있습니다. 대부분의 경우에는 문제가 없지만, 급성녹내장의 소인을 가진 경우에는 특히 주의를 요하고, 나이가 들면서 백내장이 심해지거나, 원시가 심한 경우 발작의 가능성이 높습니다. 급성녹내장의 소인을 가지고 있는지 여부는 안과에 방문하여 정밀검사를 받아야 확인이 가능합니다.

✛ 녹내장에는 어떤 음식이 좋을까요?

일반적으로 심혈관에 좋은 음식이 녹내장에도 좋을 수 있다고 생각하면 됩니다. 항산화 기능을 가지고 있는 야채나 과일의 섭취가 도움될 수는 있습니다. 그러나 특정 음식/성분 추출액(예. 전복진액, 라이코펜 등)의 꾸준한 복용이 녹내장을 예방하거나 진행을 억제하는 데 효과적이라는 명확한 과학적 연구결과는 아직 없습니다.

✛ 먹으면 안 되는 약이 있나요?

① **감기약** : 급성녹내장의 소인을 가진 환자의 경우 일부 감기약에 들어 있는 성분으로 인해 안압이 오를 수 있으므로 복용 전 의료진과 상의가 필요합니다.

② **스테로이드** : 스테로이드제는 안과에서 결막염 치료를 위해 흔히 사용되기도 하지만, 피부과나 내과 등 여러 분야의 질환에 널리 사용되는 약제입니다. 스테로이드 치료는 장기간 받을 경우 일부에서 안압이 올라갈 수 있는데, 안압 상승의 우려 때문에 꼭 받아야 할 치료를 못 받는 경우가 있어서는 안 되겠고, 1달 이상 장기간의 치료가 필요한 경우에는 치료 2~3주 뒤에 가까운 안과에서 안압을 재서 안압 상승 여부를 확인받는 것이 안전합니다.

③ **정신건강의학과약, 다이어트약** : 정신건강의학과에서 처방받은 약제나 시중에 판매하는 다이어트 약제를 장기간 복용하는 경우에도 드물게 급성녹내장이 생길 수 있습니다. 이때에는 대부분 양쪽 눈에 동시에 안압이 오르고, 약제를 끊어야 다시 좋아집니다. 이러한 약제를 복용하고 있는 중에 양쪽 눈의 시력이 급격하게 떨어지면서 눈이 아픈 경우, 빨리 안과에 방문해서 검사를 받는 게 중요합니다.

✛ 매일 일정한 시간에 안약을 점안하고 정기검사를 놓치지 않도록 합니다

지금까지 생활습관 개선에 대해 이런저런 말씀을 드렸지만, 무엇보다 중요한 것은 녹내장안약을 잊지 않고 넣는 것입니다. 안약을 잘 넣는지 여부가 시신경 상태가 유지될지 나빠질지를 결정하는 가장 중요한 요인으로 잘 알려져 있습니다.

한편 안약을 넣고 있다고 해서 치료가 잘 되고 있다고 안심해서는 안 됩니다. 앞서 말씀드렸듯, 안압만이 녹내장을 일으키는 것은 아닙니다. 또한 안약을 넣고 있어도 여러 이유로 안압이 충분히 떨어지지 않게 되는 경우도 있습니다. 안약을 열심히 넣는다고 해서 녹내장이 진행하지 않는 것이 결코 아니라는 점을 명심하고, 안과 진료를 소홀히 해서는 안 됩니다.

황반변성

사물이 찌그러져 보여요

사물이 찌그러져 보이고, 보려고 하는 가운데 부위가 잘 안 보여요. 어떤 질환인가요?

외부로부터 들어온 시각적 신호는 우리 눈의 뒤쪽으로 전달되어 사진기의 필름에 해당하는 '망막'이라는 구조물에 상이 맺히게 됩니다. 이 망막의 중심부위를 '황반'이라는 하는데, 이 부위는 정밀한 시력을 유지하는 데 가장 중요한 부분입니다(그림 1). 이런 황반에 문제가 생기면, 물체가 왜곡되어 보이는 증상이 나타나고, 심하면 보고자 하는 중심 영역이 보이지 않는 증상이 나타나게 되어, 상대방의 얼굴을 인식하거나 독서 등의 일상생활을 하는 데 불편을 겪게 됩니다. 이러한 황반 이상의 대표

■ 그림 1 _ 눈에서 망막과 황반

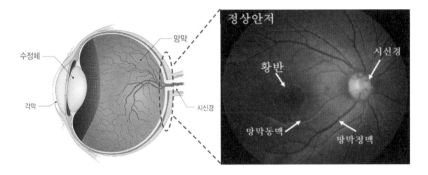

출처 : 국가건강정보포털에서 발췌(좌), 직접 편집(우)

■ 그림 2 _ 황반변성에서 나타나는 증상

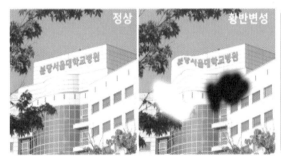

황반변성 증상

- 직선이 구부러져 보이거나, 물체가 찌그러져 보임
- 중심 시력의 감소
- 중심 시야에 검거나 흐린 부위, 빈 부분이 존재
- 후기에는 색이나 명암 구별 능력 저하

출처 : 병원 홈페이지 사진을 이용하여 포토샵 편집함

적인 질환이 나이 관련 황반변성이며 전 세계적으로 65세 이상에서 실명을 일으키는 가장 흔한 원입니다. '황반변성'이라는 용어는 주로 나이 관련 황반변성을 가르키는 경우가 많지만, 넓게는 특발성이나 근시성 황반변성 등의 다른 원인에 의한 것도 포함될 수 있어서, 정확하게는 나이 관련 황반변성으로 불러야 합니다(이하 본문에서 황반변성은 나이 관련 황반변성을 의미함).

나이 관련 황반변성의 증상은 앞서 말한 것과 같이 황반부 손상시 발생할 수 있는 증상인 시력의 저하, 직선이 휘어져 보이거나 물체가 찌그러져 보이는 증상 및 시야상에 결손부위 발생 등이며, 따라서 이러한 증상이 있으면 즉시 안과로 내원해서 정밀검사를 받는 것이 필요합니다.

황반변성은 왜 생기나요?

황반변성은 유전적인 소인과 여러 환경적 위험요인이 복합적으로 작용하여 발생하는 것으로 설명합니다. 나이 자체가 가장 큰 요인으로 대부분 50세 이상에서 발생하며, 나이가 들수록 그 발생률과 유병률이 증가합니다. 황반변성의 가족력이 있는 경우 위험률이 더 높은 것으로 알려져 있으며, 여러 가지 유전자의 유전 좌위가 복합적으로 연관되어 있는 것이 잘 알려져 있습니다.

흡연은 대표적인 황반변성의 위험요인으로 비흡연자에 비해 황반변성으로 인한 시력 상실의 위험을 2배 이상 증가시킨다고 보고되기도 하였으며, 총 흡연량이 증가할수록 황반변성 진행의 위험이 증가하는 것으로 알려져 있으며, 담배를 끊는 경우 그 황반변성 진행 위험도가 다시 감소하는 것으로 보고되었습니다.

그 이외에도 고혈압을 비롯한 심혈관계질환, 혈중 콜레스테롤, 비만 등의 다양한 요인이 황반변성과 관련된 것으로 보고되었습니다.

황반변성은 어떻게 진단하나요?

황반변성은 기본적인 안과 검진인 산동을 통한 안저검사나 안저사진 촬영을 통해 일차적으로 발견할 수 있습니다. 여기에 광학적 간섭 현상을 이용하여 망막의 단면을 촬영하는 빛간섭단층촬영과 조영제를 투여하여 망막 혈관의 사진을 찍는 안저혈관조영술을 통해서 건성과 습성 황반변성을 감별 진단할 수 있습니다. 건성 황반변성의 경우 6개월~1년마다 병원에 내원하여 안저사진과 빛간섭단층촬영 혹은 특정한 파장영역의 빛을 이용해 사진을 찍는 자가형광안저촬영 검사 등을 통해 그 진행 정도를 평가합니다.

집에서 이용할 수 있는 자가 검사 방법으로는 암슬러 격자 검사가 있습니다. 아래 〈그림 3〉의 격자 무늬를 한눈씩 가리고 보았을 때 선이 휘어져 보이거나 끊어져 보이는 부분이나 가리는 부분이 없는지 확인하는 방식으로 자가 진단에 이용하기도 합니다.

■ 그림 3 _ 황반변성의 자가진단 암슬러격자

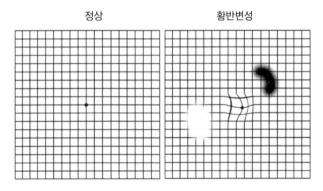

정상 　　　　　　　　 황반변성

황반변성이 생기면 다 실명하는 건가요?

황반변성은 건성 황반변성과 진행된 후기 황반변성으로 나누어지게 됩니다(그림 4). 건성 황반변성은 드루젠의 크기나 침착 정도에 따라서 초기와 중기로 구분하기도 하고, 후기 황반변성은 맥락막 신생혈관이 동반된 습성 황반변성과 만성적으로 망막 조직이 위축되어 기능이 상실된 지도모양 위축으로 분류됩니다. 건성 황반변성은 망막에 드루젠이라고 하는 노폐물이나 색소침착, 위축, 변성이 일어나는 것으로 황반변성 환자 중 90%가 여기에 속합니다. 큰 드루젠을 가진 중기 건성 황반변성이라도 후기로 진행하지 않으면 10년간의 경과 관찰시에 0.8 정도로 좋은 시력을 유지하는 것으로 알려져 있고, 초기 건성 황반변성의 경우는 5년 내에 후기 황반변성으로 진행할 확률은 1.3% 정도로 낮은 것으로 알려져 있어, 초기 건성 황반변성이 실명까지 이어지는 비율은 높지 않습니다.

하지만 후기 황반변성으로 진행하는 경우 0.1 이하의 심각한 시력상실로 이어질 수 있고, 특히, 습성 황반변성은 전체 황반변성 중 약 10%를 차지하지만, 황반변성으로 인한 심각한 시력 상실의 90%를 차지할 정도로 예후가 좋지 못하여 적극적인 치료를 필요로 합니다. 2008~2011년 우리나라 국민건강영양조사 데이터로 진행한 분당서울대학교병원 망막 연구팀의 연구결과, 우리나라의 황반변성의 유병률은 6.62%이고, 그 중에서 초기와 중기 건성 황반변성은 6.02%, 후기 황반변성의 경우 0.60%의 유병률을 가지는 것으로 나타났습니다. 건성 황반변성은 시간이 지날수록 후기로 진행 확률이 해마다 증가하기 때문에 주기적인 경과 관찰과

■ 그림 4 _ 황반변성의 분류 및 진행

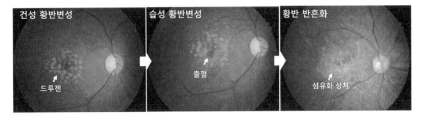

생활습관 및 식이조절 등으로 그 진행을 예방하는 노력이 필요합니다.

건성 황반변성으로 진단받았습니다.
가려야 하는 음식이 있나요?

황반변성으로 환자들이 흔하게 문의하는 것 중 하나는 어떤 음식을 가려야 하고, 어떤 음식을 먹어야 하는지 입니다. 대부분의 안과질환이 생활습관이나 식이와의 연관성이 잘 알려져 있지 않은데, 황반변성은 생활습관과 식이와의 관련성이 비교적 잘 알려진 질환 중에 하나입니다.

현재까지 황반변성의 진행을 억제하기 위해서 환자 스스로가 할 수 있는 것으로, 앞서 언급한 위험인자들을 조절하는 것입니다. 금연을 시행하고, 비타민과 미네랄이 풍부한 채소와 과일, 오메가3 지방산이 풍부한 등푸른 생선이나 견과류 섭취, 정기적 운동, 혈압조절이 필요하며, 과다한 알코올 섭취금지, 선글라스로 자외선 차단이 도움이 될 수 있습니다. 이와 더불어 꼭 정기 안과검진을 받고, 비타민 항산화제의 정기적인 복용이 필요합니다.

나이가 있어서 눈이 침침한데
루테인을 먹으면 도움이 되나요?

건성 황반변성의 경우 아직까지 효과가 증명된 치료방법은 없습니다. 다만, 대규모 환자를 대상으로 한 장기간 연구에서 후기 황반변성으로 진행하는 것을 억제하는 것으로 증명된 것으로 루테인, 지아잔틴, 비타민 C, E, 아연, 구리를 성분으로 한 항산화 비타민과 미네랄 약제 복용이 있습니다. 최근 연구결과에서 오메가-3 지방산 (DHA와 EPA)의 추가적인 복용은 추가적인 이점을 보여주지는 못했고, 항산화 비타민과 미네랄 제제를 지속적으로 복용하는 것으로 5년 동안 후기 황반변성으로의 진행이 25% 정도 감소하는 효과를 보여주었기 때문에, 이러한 항산화 비타민과 미네랄 약제의 꾸준한 복용을 통해서 후기 황반변성으로의 진행을 예방할 수 있습니다.

하지만 이는 후기로 황반변성이 진행할 위험이 큰 중기 건성 황반변성의 환자들을 대상으로 한 것으로, 드루젠 침착이 거의 없는 초기나 정상 환자에서 황반변성의 발생을 억제하는지는 증명되지 않았기 때문에, 병원에 내원하여 정확한 진단 후 필요한 경우에만 복용하는 것이 필요합니다. 일반적으로 눈이 침침하다고 느끼는 것은 건조증, 노안 등의 다양한 원인이 있고, 루테인 자체가 시력을 좋아지게 하지는 못하기 때문에

황반변성이 없는 정상인의 경우 루테인 성분의 약을 복용하는 것은 큰
의미가 없고 권장되지 않습니다.

시중에 많은 종류의 루테인 포함 복용 약이 있는데
어떤 것을 구입하면 될까요?

시중에 나와 있는 루테인 성분이 포함된 항산화 비타민 미네랄 복합
제제는 수십 가지가 넘어서 각 약의 성분이나 용량들을 모두 알 수는 없
습니다. 다만 약을 구매하여 복용할 때 고려할 점은 앞서 말한 대로 건
성 황반변성이 있는 경우에 복용해야 하며, 기존에 효과가 증명된 용량
을 지켜서 복용해야 한다는 점입니다. 아래 〈표〉에서는 미국에서 나이

■ 표 _ 미국의 나이 관련 황반변성의 대규모 연구(AREDS2)의 결과, 후기 황반변성의 진
  행을 억제하기 위해 중기 건성황반변성 환자들에게 복용이 권장되는 항산화 비타민
  과 미네랄 용량(JAMA, 2013;309:2005-15)

성분	하루 복용 용량
비타민 C	500mg
비타민 E	400IU
아연(Zinc)	25mg
구리(Copper)	2mg
루테인(Lutein)	10mg
지아잔틴(Zeaxanthin)	2mg

관련 황반변성의 대규모 연구에서 이용한 약의 성분표입니다. 구매하는 약의 성분과 그 함유량을 확인하여 부족하거나 빠진 성분이 없는지 보고 정해진 용량대로 복용하는 것이 필요합니다. 건성 황반변성은 이러한 약 복용과 더불어 정기적인 안과적 검진을 통해서 습성을 조기에 발견하고 치료하는 것 역시 심각한 시력 손실을 예방하는 데 효과적이라고 알려져 있습니다.

습성 황반변성으로 주사치료를 받고 있는데, 주사를 언제까지 맞아야 하나요?

습성 황반변성은 맥락막 신생혈관으로부터 새어 나온 장액과 혈액이 시력 중심부를 지속적, 반복적으로 손상시키게 되어 영구적인 시력 상실을 유발합니다. 따라서 이러한 신생혈관형성과 성장을 억제하는 약물인 '항혈관내피성징인자'를 눈 안에 직접 투여하는 방식을 사용하는데, 이를 통해 소량으로도 높은 약물농도를 유지하고 장기간 효과를 얻을 수 있기 때문입니다.

눈 부위를 깨끗이 소독한 상태에서 눈 흰자 부분에 직접 매우 가느다란 주사바늘을 이용해서 투여하게 되는데, 이 주사 제제의 종류로는 아바스틴(AVASTIN), 루센티스(LUCENTIS), 아일리아(EYLEA)가 있으며, 그 분자적 구조와 무게 등의 차이가 있습니다. 주사 후 1~2개월 후에는 효과가 많이 감소되어, 일정한 간격으로 반복적인 주입술을 시행하는 경우

■ 그림 5 _ 안구 내 주사치료 후 시력 중심부의 출혈이 흡수되고, 단층촬영상 보이던 망막 내 장액이 소실되고 맥락막 신생혈관의 크기도 현저히 감소한 것을 확인할 수 있음

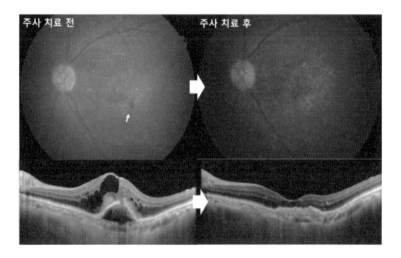

건성 황반변성	습성 황반변성
– 주기적인 경과 관찰을 통해 습성 변화를 조기에 발견 – 항산화 비타민과 미네럴 약제복용을 통해 진행 억제	– 황반변성의 증상이 나타나면 즉시 병원 내원하여 검사 시행 – 필요시 안구 내 주사치료나 광역학치료 등의 치료시행

가 많습니다.

습성 황반변성 환자들은 주사를 언제까지 맞아야 하는지에 대해서 문의하는 경우가 많은데, 일부 환자에게서는 몇 차례의 주사치료로 맥락막 신생혈관이 완전히 억제되어 추가적인 치료를 하지 않고도 유지되기

도 하지만, 대부분의 경우는 신생혈관이 일시적으로 억제되었다가 다시 활동하기 때문에 지속적인 주사치료를 필요로 합니다. 따라서 아직까지는 습성 황반변성의 대부분은 고혈압, 당뇨와 같이 일정하고 지속적인 투약을 통해서 조절하는 질환으로 인식하는 것이 필요합니다. 경우에 따라서 광역학치료라는 레이저를 이용한 치료방법을 사용하기도 하는데, 비쥬다인이라는 특수한 광감작제를 투여하여 비정상적인 신생혈관을 선택적으로 파괴시키는 시술입니다. 맥락막 신생혈관이 중심부위에서 멀리 떨어져 위치하는 경우에 직접적으로 레이저를 이용해서 파괴시키기도 합니다.

안구건조증, 결막염

눈이 시려요. 눈곱이 끼고 진물이 나요

눈에 뭐가 있는 것 같아요. 찝찝해요. 시리고 아파요. 큰 병일까요?

우리 눈에서 안구 표면을 이루는 것은 각막과 결막입니다. '검은 동자'라고 하는 가장 바깥쪽에 투명한 조직을 '각막'이라고 하며, 흰 부분인 공막과 눈꺼풀의 표면을 둘러싸는 얇고 투명한 점막조직을 '결막'이라고 합니다. 각막은 신체부위 중 신경조직이 가장 많이 분포되어 있는 조직의 하나로서, 주로 감각신경이 분포하며, 5번째 뇌신경인 3차 신경에서 기원합니다. 결막에도 신경이 분포하지만 각막에 비하면 훨씬 감각이 둔한 편입니다. 이처럼 눈에 신경이 많이 분포하기 때문에, 눈의 피

■ 그림 1 _ 건성안 : 각결막 염색 후 관찰시 중등도에 따라 각막미란 및 실모양체 등을
  관찰할 수 있습니다.

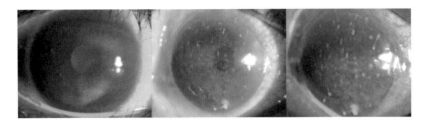

로감을 비롯한 이물감, 작열감, 시린증상, 통증, 가려움증 등을 쉽게 느
끼게 됩니다.

  이러한 증상들이 있을 때, 물론 눈 안쪽의 다른 질환도 감별해야 하지
만(안압 상승에 의한 통증, 허혈에 의한 통증 등) 대개의 경우 안구 표면 질환
에 의한 경우가 가장 흔합니다. 그 중에서도 건성안은 가장 흔한 안과질
환 중의 하나이며, 여성과 노인에게서 높은 유병률을 보입니다.

  건성안은 눈물막의 항상성 소실과 동반 증상을 보이는 안구 표면 질
환으로, 여러 가지 요인에 영향을 받고 눈물의 불안정성 및 고삼투압, 안
구표면 염증 및 손상, 신경감각이상 등이 원인으로 생각되는 질환입니
다. 위와 같은 증상들을 보일 때 안과에 내원하여 다른 질환을 감별함과
동시에 건성안을 진단받을 수 있습니다.

건성안은 왜 발생하나요?

건성안을 일으키는 주요 기전은 눈물의 증발에 의한 고삼투압과 이에 의한 안구표면의 염증과 손상으로 생각되고 있습니다. 이러한 염증반응으로 인해 술잔세포를 포함한 안구표면의 상피세포가 손상되고 눈물막의 불안정성을 야기하게 됩니다. 눈물막의 불안정성은 알러지, 점안액의 보존제, 콘택트렌즈 등에 의해서도 생길 수 있으며, 최근에는 눈꺼풀에 있는 마이봄선의 기능장애가 건성안을 야기하는 중요한 원인 중 하나로 여기어 함께 치료를 하고 있습니다.

단순히 안구표면에 의한 것이 아니라 전신약물 중에도(항히스타민제, 베타차단제, 이뇨제, 항우울제 등) 눈물분비를 감소시켜서 건성안에 영향을 주는 경우도 있고, 전신적인 자가면역성 질환(쇼그렌 증후군: 눈물샘과 침샘을 침범하는 자가면역질환)에 의해서 눈물 생성이 감소하는 경우도 있습니다.

마이봄선 기능장애는 무엇인가요?

마이봄선은 위눈꺼풀과 아래눈꺼풀에 있어, 마이봄이라고 불리우는 지방성분의 물질을 분비하여 눈물층 내 지방층을 구성하여 안구표면의 윤활작용 및 안정성에 도움을 줍니다. 주사, 아토피, 지루성 피부염 등의 피부질환, 여드름약 등이 마이봄선 기능장애에 영향을 주기도 하고, 나이가 들면 (특히 50세 이후) 마이봄선의 탈락이 일어나는 것으로 알려

■ 그림 2 _ 마이봄선 촬영술을 통해 보이는 검은색 부분이 마이봄선입니다. 아래 사진
  으로 갈수록 정상적인 마이봄선 구조를 관찰하기 어렵습니다.

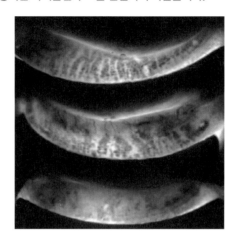

져 있고, 이는 안드로겐이라는 남성호르몬의 결핍과도 관련이 있다고
알려져 있습니다.

마이봄선 기능장애로 눈물막의 지방층에 이상이 생기면, 눈물막의 불
안정성이 초래되고 눈물 증발이 촉진되어 건성안 증상이 나타날 수 있습
니다. 최근에는 마이봄선 촬영술을 통해 마이봄선의 구조를 볼 수 있어
이의 진단에 도움을 줍니다. 건성안 증상이 있을 때 안과에 내원하여 동
반된 마이봄선 기능장애에 대한 평가를 하여 적절한 치료를 해주는 것이
증상 완화 및 치료에 도움을 줄 수 있습니다.

마이봄선 기능장애에 대한 치료는 눈꺼풀 위생, 전신 항생제와 국소
점안 항생제, 항염증제 투여 등으로 이루어지며, 가장 주된 치료는 온찜
질을 포함한 눈꺼풀 위생 개선입니다. 온찜질은 따뜻한 수건이나 기구

를 눈꺼풀 위에 2~10분간 유지하는 방법으로 1일 1~2회 정도 시행할 수 있습니다.

건성안은 어떻게 진단하나요?

건성안의 진단은 주관적 증상에 대한 평가와 객관적 눈 상태에 대한 검사를 종합해서 이루어집니다. 건성안에 영향을 주는 인자나 다른 질환의 감별진단을 위해 증상을 야기할 수 있는 환경, 전신질환 및 약물, 콘택트렌즈 착용 여부, 눈 상태에 대한 병력청취를 합니다.

객관적 검사는 눈물막의 안정성 평가, 눈물분비검사, 눈물삼투압 측정, 각막 및 결막의 염증상태 평가, 눈꺼풀상태 평가, 마이봄선 촬영술, 눈물막 지방층 두께 측정 등을 종합적으로 판단하여 본인의 건성안 유형과 중증도를 평가하게 됩니다.

전신상태와 관련된 건성안이 의심될 경우 자가항체 등에 대한 혈액검사를 하기도 하며, 혈액검사에서도 의심소견이 있을 경우 류마티스내과, 이비인후과, 치과 등의 협진이 필요한 경우도 있습니다.

건성안의 치료는 어떻게 하나요?

건성안은 여러 가지 인자에 영향을 받는 복합적인 질환이기 때문에 치료가 간단하지는 않습니다. 개별 환자가 가진 건성안에 영향을 주는 인자 및 눈 상태를 정확히 평가하고 중증도와 유형에 초점을 맞추어 치료하는 것이 중요합니다.

일단 건성안에 대한 이해가 뒷받침되어야 합니다. 건성안은 대기오염이나 낮은 습도 등과도 관련 있다고 알려져 있으므로, 환기, 가습기나 빨래를 널어놓는 등의 환경에 대한 교정을 하는 것도 도움이 될 수 있습니다. 충분한 수분섭취나 금주를 하는 것도 도움이 될 수 있으며, 오메가-3 등의 필수지방산의 섭취에 대한 연구도 이루어지나, 도움이 된다는 결과도 있고 별 효과가 없다는 결과도 있어 아직 공통된 결과를 이룬 상태는 아닙니다. 땅콩, 씨앗, 생선 등의 섭취에 신경 써 볼 수는 있으나, 보조식품으로 섭취할 경우에는 개별적인 전신상태에 따라서 (간질환, 심장질환, 혈액이상 등) 전문의와 상담 후 복용하는 것이 권장됩니다. 눈꺼풀 상태가 원인이 된 건성안의 경우 꾸준한 온찜질이 도움이 됩니다.

약물치료로는 가장 기본적으로 인공누액을 사용해볼 수 있으며, 1일 4회 이상 사용이 필요한 경우에는 보존제가 없는 1회용 인공누액의 사용을 권장합니다. 이외에도 점안 항생제, 염증약, 점액분비촉진제, 자가혈청 등을 기저 눈질환 및 상태에 맞게 전문의에게 처방받아 사용할 수 있습니다. 보통 약물치료에 대한 효과는 최소 1~3개월 이후 평가해볼 수 있으므로, 수일 동안 효과가 없다고 중단하는 것보다는 꾸준히 치료를 받는 것이 좋습니다. 더 심할 경우는 눈물점 마개나 치료용 렌즈 등을 사용해볼 수도 있고, 쇼그렌증후군의 경우는 전신약물을 복용하는 경우도 있습니다.

건성안은 아주 가벼운 상태부터 시력에 영향을 줄 정도로 심한 정도까지 아주 다양한 스펙트럼을 보이는 질환이며, 객관적 상태와 본인이 불편한 정도가 일치하지 않는 질환으로, 안구 불편감으로 일상생활에 영향을 줄 수도 있는 질환입니다. 본인의 상태를 정확히 평가받고 불편한 정도에 비해 객관적 상태가 나쁘지 않다면, 다소 안심하는 것도 도움이 될 수 있습니다.

눈곱이 끼고 진물이 나요

결막염은 결막의 염증으로 세포침윤과 삼출물, 혈관 팽창이 특징이며 충혈, 통증, 이물감, 분비물 등 여러 증상을 유발합니다. 세균, 바이러스, 클라미디아, 알레르기 등 다양한 원인이 있을 수 있습니다.

바이러스 결막염은 흔한 전염성 질환이며, 감기를 동반하거나 유행성 각결막염을 일으키는 아데노바이러스가 주요한 원인일 경우가 많으며, 대개 급성으로 충혈이 되며, 분비물이 다량 분비되어 눈꺼풀을 들러붙게 하는 경우가 많습니다. 이러한 증상이 있을 경우 안과에 내원하여 진단을 받고, 전염성이 있을 수 있으므로 손씻기 등 위생에 주의해야 합니다. 단순포진 바이러스나 대상포진과 관련된 대상포진 바이러스도 원인일 경우가 있으며, 이 경우에는 주로 눈꺼풀이나 피부병변을 동반하는 경우가 더 많습니다.

결막은 눈꺼풀, 대기, 손 등의 여러 매개체에 의해 병원체에 노출되어 있으나, 눈물에 있는 여러 항균물질 등에 의해 자연방어를 합니다. 또한 결막표면의 정상 세균은 항생제 유사물질 또는 대사산물을 유리시켜 병원체의 증식을 막으며, 결막의 림프조직도 면역체계로 병원균의 침입을 막습니다. 그러나 건성안, 노출성 안질환, 영양부족, 수술 및 외상 등 면역기능저하에 의해 이러한 정상 방어능력이 깨지면 세균결막염이 발생하게 됩니다.

만성질환으로 침대에 오래 누워 있는 분들이나 자발적 눈깜빡임 장애가 있는 분들이 종종 충혈이 되거나 결막염이 생기는 이유도 이 때문입니다. 세균결막염도 균에 따라 가볍게 오는 경우와 심하게 오는 경우가 있으며, 가볍게 오는 경우는 대개 점액성 삼출물을 보이며 이럴 경우 자연치유 되는 경우도 있지만, 3일 이상 증상이 지속될 경우에는 안과에 내원하여 진단을 받고 항생제를 점안하는 것이 치료기간을 줄이고 합병증을 줄이는 데 도움이 됩니다.

심한 경우 다량의 화농성삼출물, 심한 충혈, 결막부종을 보일 수도 있고, 이런 경우는 치료하지 않는 경우 각막 궤양이 동반되는 경우도 있습니다. 또 증상은 가볍지만 3주 이상 지속될 경우 만성결막염을 의심해 볼 수 있는데, 이럴 경우 항생제 점안 외에도 전신항생제로 치료하는 경우도 있습니다.

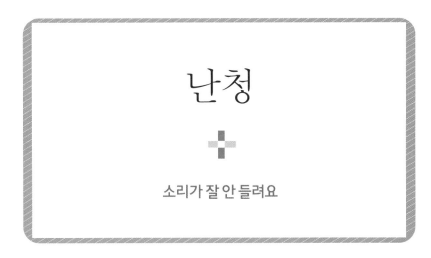

난청

✚

소리가 잘 안 들려요

난청은 왜 중요하고, 노인성 난청은 얼마나 흔한 질환인가요?

　현대 의학의 발전에 따라 평균 수명이 증가하고, 이에 따라 노인인구가 늘어남에 따라 여러 가지 노인성 질환이 증가하고 있습니다. 또한 경제 수준의 향상에 따라 삶의 질이 중요시되면서 연령의 증가에 따라 청력이 감소하고, 특히 언어 청취력이 감소되어 일상 대화에 어려움을 겪게 되는 노인성 난청이 점차 중요한 문제로 떠오르고 있습니다.

　미국의 통계에 따르면 청력의 감소는 2010년에는 장애를 유발하는 질환 중 11번째였던 반면, 2013년과 2015년의 통계에서는 네 번째일만큼 그 중요성이 커지고 있는 질환입니다. 특히 이러한 난청은 후진국 및 중진국에서 더 문제시되고 있는데, 이는 난청 환자의 80%가 이러한 후진 국, 중진국에 살고 있기 때문입니다.

우리나라의 경우 노인성 난청 환자수는 65세 이상 인구의 약 38% 정 도인 것으로 추산되며, 보건복지부에 따르면 2000년 7.2%였던 65세 이 상 노인인구가 2020년에는 13.2%에 달할 것으로 전망하고 있으며, 노 인인구가 9%일 때 노인성 난청의 인구 비율은 65~75세는 25~40%, 75세 이상은 38~70%에 이르러 국내에만 200만 명 이상의 노인성 난청 환자가 있을 것으로 추정되기 때문에, 우리나라에서도 노인성 난청은 매 우 흔하면서 중요한 질환으로 자리잡고 있습니다.

노인성 난청은 왜 생기고, 어떤 증상이 있나요?

노인성 난청은 소리를 듣는 구조인 달팽이관 및 뇌로 소리를 전달하 는 청각 경로에 생기는 퇴행성 변화에 의한 청력 감소를 의미하며, 발생 연령과 진행 속도는 개인의 유전적 요인과 주위 환경에 의해 좌우된다 고 알려져 있습니다.

초기 증상으로는 주로 고음(높은 주파수의 소리) 난청이 생기고 소리의 방향을 감지하는 데 조금씩 어려움을 겪는 경우가 많으며, 본인이 난청 이 있다는 사실을 이해하지 못하고 다른 사람의 발음이 정확하지 않다고 탓하는 경우가 있으며, 이러한 불편은 시끄러운 환경에서 더욱 심해지게 됩니다. 이러한 노인성 난청이 차차 진행되면 가족들과 대화를 할 때 어려움을 겪게 되고, 가족들도 노인성 난청 환자가 되묻는 말에 여러 번 같은 대답을 반복해야 하므로 가족과의 대화에서 소외되거나 대화를 힘들게 여기는 경향이 나타나며, 친구 및 주변 지인과의 대화에서도 어려움을 겪게 되면서 일반 사회생활도 위축되는 경향이 있습니다.

특히 부부 중 한쪽은 정상 청력, 다른 한쪽은 난청을 겪으면, 부부 사이에도 심각한 문제가 생기는 것으로 보고되고 있습니다. 이러한 대화의 어려움 및 사회생활의 어려움은 세상과 점차적인 단절을 일으켜 우울감을 유발할 수 있고, 의기소침해질 수 있고, 제대로 치료를 하지 않으면 인지기능장애, 즉 노인성 치매를 좀 더 빨리 유발할 수도 있는 것으로 최근 많은 연구결과들이 보고하고 있습니다.

더불어 난청에 동반되는 경우가 흔한, 귀에서 혹은 머리에서 소리가 나는 증상인 이명도 동반될 수 있으며, 이러한 이명 증상의 진행은 정서적 스트레스 및 우울감을 더 심하게 만들 수 있습니다. 따라서 다른 모든 난청에서도 마찬가지이지만 노인성 난청에서도 초기 치료가 매우 중요합니다.

노인성 난청을 예방하려면 어떻게 해야 하나요?

노인성 난청은 말 그대로 노화에 따른 청력의 감소로 이해되지만, 식생활이나 소음 노출 등의 환경적 요인이나 난청의 가족력과 같은 유전적 요인도 같이 작용한다고 알려져 있습니다. 또한 환경적인 요인으로는 담배, 술, 머리의 외상 및 약물복용 등이 노인성 난청을 유발하는 인자로 작용할 수 있는 것으로 알려져 있습니다. 난청으로 인해 생기는 사회적, 경제적 부담을 가장 덜 수 있는 효과적인 방법은 예방으로 알려져 있는 바, 술, 담배, 스트레스, 소음에의 잦은 노출, 귀에 독성이 있을 수 있는 약물(일부 항생제, 이뇨제 등)의 복용 등을 피하여 환경적인 요인에 의한 노인성 난청의 발병을 최대한 줄이려는 노력을 하는 것이 무엇보다 중요합니다.

노인성 난청의 치료법은 어떤 것이 있나요?

일단 이비인후과에서 청력검사를 받아 노인성 난청이 있는 것으로 진단을 받으면, 적극적으로 치료를 하는 것이 중요합니다. 현대 의학의 발전에도 불구하고 시각, 청각 등 감각의 저하를 약물로 회복시키는 치료법은 아직 개발되지 않고 있습니다. 노인성 난청의 경우에도 예외는 아니어서 청력을 회복시키는 약물치료는 아직 개발되지 않고 있습니다.

따라서 초기 치료에 있어 가장 중요한 요소는 보청기의 착용입니다. 특히 외국에 비해 우리나라에서는 유독 보청기의 착용을 꺼리고, 수치스러워하는 경향이 있으며, 보청기에 의한 청력 재활에 대해 주변 경험자들의 경험담에만 의존하여 회의적인 시각을 보이는 경우가 많습니다. 이러한 부정적인 태도는 초기 치료를 지연시키게 만드는 안타까운 요소입니다. 눈이 나쁘면 안경을 착용하듯, 청력이 나쁘면 보청기를 사용하여 삶의 질이 저하되고 일상생활에서 점차 고립되는 것을 초기에 방지할 수 있습니다.

이러한 보청기의 착용은 경우에 따라 중이염이나 다른 이비인후과 질환 등이 동반될 수 있으므로, 먼저 이비인후과 전문의의 진료와 검사를 통해 정확한 진단을 받는 것이 무엇보다 중요합니다. 특히 중이염 등의 일부 귀 질환은 수술 등 이비인후과적 치료로 청력을 회복할 수 있는 가능성이 있기 때문에, 이런 경우 적절한 치료로 불필요한 보청기 사용을 피할 수 있기 때문입니다.

최근 보청기 기술의 눈부신 발달에 힘입어, 청력 정도에 따라서는 외부에서 전혀 보이지 않을 정도로 미용적으로 우수하고, 성능도 우수한 보청기가 많이 개발되고 있으며, 각자 청력 저하 정도에 따라 도움이 될수 있는 다양한 보청기가 개발되어 있어, 보청기 사용자의 삶의 질 향상에 많은 도움이 되고 있습니다.

한편 난청의 정도가 심한 고도 난청의 경우, 보청기로는 재활이 어려운 경우가 있는데, 이런 경우 달팽이관에 전극을 넣어서 외부 소리를 들려주는 인공와우 이식수술이라는 수술을 통해 성공적으로 재활할 수 있는 경우가 많습니다. 보청기를 사용하는 것이 적합할지, 인공와우 이식을 해야 할 정도로 난청이 심한지를 결정하기 위해서는, 앞에서 이야기한 바와 같이 정확한 청력검사 및 이비인후과 전문의의 검진이 필수적입니다.

보청기에 대해 좀 더 자세히 알고 싶습니다

보청기는 단순히 소리를 크게 들려주는 기계가 아니라 주변의 다양한 소음 환경에서 내가 듣고자 하는 소리를 잘 알아들을 수 있도록 도움을 주는 기계입니다. 보청기는 그 속에 있는 마이크로폰이라는 부분에서 소리를 받아들이고, 이 소리는 전기신호로 바뀌어 확대될 뿐 아니라 디지털 신호 처리기술을 이용하여 사용자가 가장 듣기 편하도록 조절되게 됩니다. 이렇게 만들어진 신호를 다시 우리가 들을 수 있도록 소리로 변환시켜 이어폰을 통해 들리도록 합니다.

보청기는 난청을 극복하고 일상생활과 의사소통을 자유롭고 편리하게 할 수 있는 보조기구로서 태어날 때부터 잘 듣지 못하는 선천성 난청 어린이들, 소음 노출과 시끄러운 음악에의 노출 등으로 인하여 발생하는 소음성 난청, 연령의 증가에 따라 발생하는 노인성 난청 등 연령을 불문하고 모두에게서 난청으로 인한 불편함을 극복하고 일상생활에 복귀하는 것을 도와주는 장치입니다. 이러한 보청기를 착용하기 위해서는 난청의 심한 정도가 사람마다 다르고, 주파수 별로 청력 소실의 정도가 다르기 때문에 정확한 청력검사와 여기에 바탕을 둔 보청기의 처방과 적절한 조절 등 관리가 이루어지는 것이 필수적입니다.

청력검사 후에 보청기에 대한 상담을 실시하여 본인의 청력에 맞는 보청기를 맞추게 됩니다. 보청기의 종류는 보청기의 형태, 소리의 증폭

방식 등에 따라 다양한 모델들이 개발되어 있습니다. 따라서 상담을 통하여 나에게 맞는 보청기 종류는 어떤 모델인지, 한쪽 혹은 양쪽 중 어느쪽에 착용해야 하는지 등을 결정하게 됩니다. 이후 각자 귀의 모양이 다르므로 귀의 본을 뜨고, 처음 착용을 한 후 사용자의 적응 정도에 따라 몇 차례 조절과정을 거치면서 사용하게 됩니다. 처음 사용할 때에는 시끄러운 환경에 노출되면 적응이 힘들기 때문에, 조용한 환경에서 1~2시간씩 보청기 소리에 적응하는 과정을 거치며, 차차 보청기를 통해 들리는 소리에 적응하는 과정을 거쳐야 합니다. 또한 가족이나 친구들과 대화할 때 처음에는 천천히 이야기하고, 보청기 사용자가 듣기 편한 정도의 목소리 크기가 어느 정도인지를 파악하여 이 정도 크기로 이야기해 달라고 부탁하는 것이 중요합니다. 또한 TV를 시청할 때는 2~3미터 정도의 거리를 두고 보는 것이 좋으며, 전화기를 사용할 때에는 보청기가 없이 사용할 때처럼 너무 바짝 붙여 통화하지 말고, 일정한 거리를 두고 통화해봐서 본인이 가장 듣기 편한 거리가 어느 정도인지를 파악하는 것이 좋습니다.

인공와우 이식에 대해 좀 더 자세히 알고 싶습니다

인공와우 이식은 여러 가지 원인으로 인해 양측 귀에 고도의 난청이 발생하여, 보청기로 소리를 증폭해서 들어도 일상생활에 도움을 받을 수 없는 환자에게 달팽이관에 전극을 이식하는 수술입니다. 이러한 인공와우 이식은 우리나라에서도 1988년 이래 지난 수십 년간 이식기기의 괄

목할 만한 발달, 수술 술기의 발달 및 의료진과 환자들의 경험 축적으로 인해 큰 발전을 이루어왔으며, 선천성 난청을 지닌 소아 및 노인성 고도 난청 환자에게서 표준적인 치료법으로 자리잡고 있습니다.

그러나 이러한 인공와우 이식술의 발전에도 불구하고, 이식수술 후 환자의 언어재활 결과에는 조금씩 차이가 있습니다. 인공와우 이식술의 결과에 영향을 미치는 요인으로는 여러 가지가 있습니다. 먼저 언어를 배우고 사용하던 환자의 경우, 즉 후천성 난청의 경우가 선천성 난청에 비해 인공와우를 이식한 이후 소리 습득을 촉진하고, 언어의 빠른 재활을 가능하게 합니다. 또한 이식 시기도 매우 중요한데, 선천성 난청의 경우 가급적 빨리 인공와우 이식수술을 해야 뇌에서 소리를 듣는 부분이 퇴화되는 것을 막을 수 있어 결과가 좋은 것으로 알려져 있으며, 노인의 경우에도 난청 기간이 짧을수록 수술 후 언어재활의 결과가 좋은 것으로 알려져 있습니다.

따라서 특히 노인성 난청이 심한 경우 청력검사를 반드시 받아야 하고, 청력검사 상 보청기로 재활이 어려운 고도 난청이 진단되는 경우 가급적 빠른 시기에 인공와우 이식수술을 받아 재활을 시작해야 합니다.

또한 인공와우 기계를 통해 들어오는 소리는 우리가 일상적으로 듣는 소리와 다른 기계음과 같은 소리가 들리기 때문에, 일정 기간 재활치료가 필요합니다. 수술을 시행한 후 전문적인 청각 및 언어재활 교육기관에서 전문적인 교육을 받고 재활훈련을 받는 것이 중요합니다.

적절한 수술시기를 지났거나, 청력상실의 기간이 너무 길었던 경우, 수술적으로 좋은 결과를 얻을 수 있을 정도의 남아 있는 청각 신경이 충분하지 못한 경우, 적절한 재활치료를 받지 못한 경우 또는 동반된 다른 신체적 혹은 정신적 장애, 귀의 구조적 기형이 너무 심한 경우 등에서는 인공와우 이식을 통해 소리의 자극을 느낄 수는 있지만, 말소리를 알아듣지 못하고 대화를 하기가 힘든 경우도 있습니다. 하지만 이러한 경우에도 일상생활 중에 들을 수 있는 소리, 가령 자동차의 경적소리, 벨소리, 사이렌소리 등을 인지할 수 있기 때문에 환자의 안전과 일상생활 복귀에 도움을 줄 수 있습니다.

최근 인공와우가 고도 난청 환자에서 표준적인 치료로 자리잡으면서, 국민건강보험에서 인공와우 이식수술을 지원해주고 있습니다. 소아의 경우 양쪽 귀, 성인의 경우 한쪽 귀에 보험 기준 이상의 난청이 있는 경우 지원이 되고 있어, 과거에 비해 본인 부담이 훨씬 적게 수술을 받을 수 있습니다. 수술 자체의 위험성은 매우 적은 만큼, 이비인후과 전문의의 진료를 받고 난청의 정도가 심한 경우 인공와우를 통한 언어재활을 꼭 권장하고 있습니다.

구강건조, 설염

입이 말라요, 혀가 아파요

구강건조증은 무엇인가요?

　건강한 성인은 하루에 1~1.5L의 침이 분비되는데, 이보다 적게 침이 나오면 입이 마른다고 느끼게 됩니다. 또는 입으로 숨을 쉬는 경우 입 안의 수분이 증발되면 주관적으로 구강이 건조함을 느낄 수 있습니다. 보통 나이가 들면 유병률이 증가하여 65세 이상의 노인에게서는 대략 30% 정도가 구강건조증이 있는 것으로 알려지고 있습니다.

구강건조증의 원인은 무엇인가요?

쇼그렌 증후군, 빈혈, 당뇨, 영양소 결핍, 노화 등의 전신적인 원인에 의해 타액의 양이 줄어들 수 있습니다. 또한 다양한 약물복용, 신경계 질환도 구강건조증을 일으킬 수 있습니다. 이외 우울증 등의 정신적인 질환도 침 분비에 영향을 줄 수 있으며, 항암제 투여와 침샘 근처의 방사선 치료는 흔하게 구강건조증을 일으키는 원인입니다. 방사선 치료 영역 내에 침샘이 있는 경우에는 해당 침샘에 영구적인 손상을 일으킨다는 것이 알려져 있습니다.

■ 구강건조증과 관련된 약물들

직접적으로 침샘을 파괴하는 약물	세포독성 항암제
항콜린작용을 하는 약물	항콜린약제 : atropine, atropinics and hyoscine 항역류약제 : proton-pump inhibitors(ex. omeprazole)
중추 신경 작용제	Antidepressants(TCA포함), phenothiazines, benzodiazepines, antihistamines, bupropion
마약성 진통제	Opioids
교감 신경계 작용 약물	교감 신경 흥분 작용 약물 : ephedrine 항고혈압제 : alpha-1 antagonists(ex) terazosin, prazosin), alpha-2 agonists(ex. clonidine), beta-blockers(ex. atenolol, propranolol)
체액을 소실시키는 약물	이뇨제

노인에게서는 구강건조증이 흔한데 보통 나이가 들면 침샘 기능이 저

하되는 것으로 알려져 있으나, 현재는 노인에 흔한 전신 질환이나 약제에 의한 영향이 클 것으로 생각되고 있으며, 특히 대부분의 노인들이 침샘 기능에 나쁜 영향을 미치는 한 가지 이상의 약제를 복용하고 있는 것이 가장 흔한 원인으로 볼 수 있습니다.

구강건조증의 증상은 무엇인가요?

타액은 구강 내 항상성을 유지하기 위한 중요한 요소입니다. 구강건조는 많은 구강 건강 문제를 일으키고 삶의 질에 영향을 미칩니다. 타액은 구강 내 윤활 역할을 하여 씹고, 삼키고, 말하는 것을 용이하게 합니다. 따라서 구강의 건조감이 심하면 음식을 씹어 삼키기 어려워지고, 말을 하기 어려워질 수 있습니다.

또한 타액은 여러 효소를 포함하고 있어 국소적으로 항균작용을 하고, 소화작용을 하기 때문에 구강건조증이 생기면 소화장애도 생길 수 있으며, 맵거나 자극적인 음식을 먹으면 입 안에 통증을 느낄 수 있습니다. 타액은 구강 내 pH를 유지하는 역할을 하고, 칼슘과 인산 이온을 보유하여 치아 형성에 도움을 주기 때문에 타액이 부족하면 치은염이나 충치 등도 더 잘 생깁니다.

구강건조증은 어떻게 진단하며 어떤 검사가 필요한가요?

기본적으로 구강건조증은 환자의 병력과 검진을 이용하여 진단합니다. 특히 약물력과 가족력을 정확히 아는 것이 중요합니다. 기본 상태에서의 침 분비가 분당 0.1ml 이하이면 진단할 수 있습니다. 쇼그렌 증후군 등을 감별하기 위해 소타액선 조직검사를 시행하며, 혈액검사와 종양의 침범을 평가하기 위한 CT 등의 검사가 필요할 수 있습니다. 정확한 진단을 위해 타액선 스캔도 실시할 수 있는 검사입니다.

구강건조증은 어떻게 치료하나요?

침이 일시적으로 분비가 줄어들었다 다시 정상으로 돌아오는 경우도 있지만 보통 지속적으로 침 분비가 감소하게 됩니다. 따라서 치료가 필요하며, 원인이 되는 질환이 있다면 이를 감별하여 질환에 대한 치료를 하는 것이 중요합니다. 입마름을 완화하기 위해서 인공 타액 제품을 사용하거나, 침 분비를 촉진시키는 약물을 사용할 수 있습니다.

이외에 구강 안에 염증이 생기지 않도록 불소나 소독약이 포함된 가글액을 사용해볼 수 있습니다. 침의 분비를 자극하는 껌이나 신 음식을 먹는 것이 도움이 될 수 있으며, 수분을 충분히 섭취하고, 뜨겁고 건조한 곳에 오래 있는 것을 피해야 합니다. 침 분비가 줄어들면 충치가 더 잘 생기므로, 규칙적인 양치질(최소 1일 2회 이상) 등을 통하여 평소 구강을 청결히 유지하도록 노력해야 합니다.

설염이란 무엇인가요?

설염은 혀에 생긴 염증을 말하며, 점막에만 국한된 경우와 깊숙한 곳까지 염증이 존재하는 경우로 나눌 수 있습니다. 혀에 염증이 생기면 혀가 붓고 색이 변하며, 유두가 없어지면서 원래 오돌토돌한 표면이 매끈해지기도 합니다. 혀의 표면에 하얀 막이 생길 수도 있으며, 궤양이 생기는 경우도 있습니다. 설염이 생기면 혀에 통증이나 불편감이 있을 수 있고, 궤양이 있는 경우에는 심한 통증이 발생하기도 합니다. 혀의 감각과 맛을 느끼는 기능에도 이상이 생길 수 있습니다.

■ **설염의 흔한 모습**

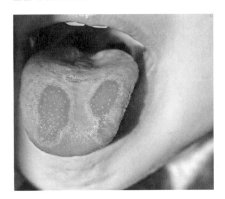

설염의 원인은 무엇인가요?

급성 설염은 치아 등 구강 내의 염증이 혀에까지 파급되어 나타나는 경우가 많습니다. 흔한 원인균은 연쇄상구균과 포도상구균을 들 수 있으며, 면역력이 떨어졌을 때 생기는 카타르성 설염이 가장 흔합니다. 그 밖에도 입 안의 위생상태가 불량할 때, 특정 비타민이 부족할 때, 혀에 상처가 생겼을 때 발생할 수 있으며 내분비 장애가 잘 조절되지 않는 경우에도 생길 수 있습니다.

설염은 어떻게 진단하며 어떤 검사가 필요한가요?

설염의 진단은 기본적으로 의사의 진찰이 가장 중요합니다. 진찰시에는 손으로 종물 등이 만져지는지 여부를 확인하는 촉진과 모양을 보는 시진이 중요합니다. 또한 궤양이 있어서 악성 종양이 의심되는 경우에는 조직검사를 시행할 수도 있습니다.

설염은 어떻게 치료하나요?

무엇보다 구강 위생을 개선하는 것이 가장 중요합니다. 기본적으로 원인을 찾고, 그에 맞추어 항생제와 진통제 등의 약물을 사용할 수 있으며,

통증을 완화하고 염증을 줄이는 가글액을 사용하는 것이 도움이 됩니다. 진균성 감염이 의심되는 경우에는 항진균제가 포함된 가글액을 사용할 수 있습니다. 일반적으로 설염은 원인을 제거하면 잘 치료되지만, 잘 치유되지 않는 만성설염과 같은 합병증이 생길 수도 있습니다.

설염을 예방하는 방법이 있나요?

구강 위생을 청결히 하고, 균형 잡힌 식사를 하며, 혀에 자극이 되는 흡연이나 음주를 삼가는 것이 좋습니다. 규칙적으로 하루 세 번 치아를 잘 닦고, 치아나 치은의 문제가 있다면 치과 진료를 받아야 합니다. 증상이 생기면 이비인후과 진료를 받아야 합니다.

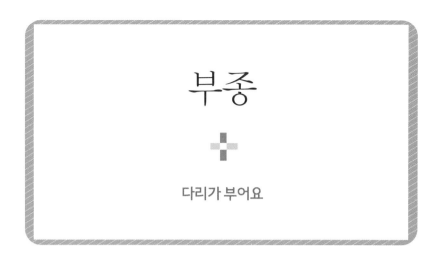

부종

+

다리가 부어요

부종이란 무엇인가요?

부종(몸이 붓는 것)은 젊은 성인에게서는 주로 특정 질병을 시사하는 징후가 되는 경우가 많지만, 노인에게서는 기저질환과 전신적 노화, 그리고 약물사용, 영양부족 등이 모두 섞여서 누워 지내는 경우 등이 붓고, 앉거나 서서 지내는 경우 다리가 붓는 것으로 나타나는 부종이 발견되는 경우가 아주 흔합니다.

부종은 의학적으로는 몸의 세포와 세포 사이의 액체(간질액)가 비정상적으로 증가되는 것을 의미합니다. 부종이 발생하는 범위에 따라 수술 후에 많은 양의 수액을 투여받거나 수혈을 받아서 발생하는 경우와 같이 전신의 간질액이 증가되는 경우(전신 부종)와, 앞서 노인에게서 흔히 발생한다고 설명한 다리의 부종처럼 한곳이 특별히 붓는 경우(국소 부종)로 나뉘어집니다. 또한 부어오르기는 했지만 액체가 아닌 다른 성분이 축적되어 발생하는 부종으로 손가락으로 눌러도 쑥 들어가지 않는(비함요 부종) 부종과, 보통처럼 간질액 과다로 발생하여 손가락으로 누르면 쑥 들어가는 부종(함요 부종)으로 나누기도 합니다.

■ **함요 부종**(pitting edema)

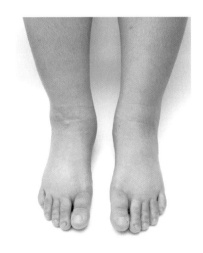

부종이 생기는 원인은 무엇인가요?

다음 원인들은 노인에게서 관찰되는 부종의 흔한 원인들입니다.

✛ 심부전

심장에서 혈액을 배출하는 기능이 떨어지거나, 반대로 심장이 원활하게 온몸의 혈액을 받아내는 기능이 떨어지는 것을 심부전이라고 합니다. 심장질환 중 부종을 유발시키는 가장 대표적인 질환입니다. 심부전 상태가 되면, 우리 몸은 몸속의 혈액량이 상대적으로 부족하다고 느끼게 되며, 콩팥이 물과 전해질을 배설하지 않고 몸에서 자꾸 가지고 있으려고 하는 경향을 보이게 됩니다. 이 때문에 온몸에 체액이 많아지게 되면 겉보기에는 몸이 부어 보이게 되고, 체중은 늘어나고, 폐포 사이의 공간(간질)에도 물이 차게 되어서 숨도 차게 됩니다.

✛ 간경변

대사질환이나 알코올 남용, 또는 바이러스성 만성간염의 진행으로 인하여 정상 간조직이 점차 섬유화된 흉터로 바뀌어, 간이 딱딱하게 쪼그라들어버리는 것을 간경변이라고 합니다. 간이 딱딱하게 굳게 되면서, 내장에서 간으로 혈액이 유입되는 가장 중요한 통로인 간문맥에 정체가 유발되면서, 내장의 부종이 발생하고, 반대로 우리몸은 혈액량이 부족하다고 느끼게 되어, 더욱 더 수분과 염분을 소변으로 내보내지 않고 가지고 있으려고 하게 됩니다.

더욱이 간에서 만들어내는 가장 중요한 단백질 중 하나인 알부민은 몸 속 혈관 안의 삼투압을 유지해서 물을 혈관 내로 끌어당겨 유지하는 역할을 하는데, 이 알부민 생산이 저하되면서 물이 혈관 밖으로 자꾸만 빠져나가는 현상이 발생합니다. 따라서 간경변이 진행되면 내장이 부을 뿐 아니라 복수가 차는 등 전신 부종이 발생하게 됩니다.

+ 콩팥질환

콩팥증후군(신증후군)을 포함한 콩팥질환은 소변으로 단백질이 빠져 나가면서 간경변의 경우와 마찬가지로 혈관 내의 삼투압이 감소되어 전신 부종이 생기는 질환입니다. 또한 만성 콩팥병과 같이 콩팥이 물과 염분, 노폐물을 배설하는 기능이 저하되면 빠져나가지 못한 물과 염분이 몸에 쌓여서 전신 부종이 발생하게 됩니다.

+ 영양결핍이나 염증과 연관된 저알부민혈증

노인에게서는 간이나 신장질환뿐만 아니라 여러가지 동반 질환(종양이나 급/만성 감염증, 노화)에 의한 만성염증이나, 식욕저하 또는 사회경제적 문제와 연관된 영양결핍으로 인하여 혈중 알부민 농도가 감소되어 있는 경우가 흔합니다. 이러한 이유로 혈중 알부민 농도가 감소되면 앞서 기술한 것처럼 혈관 내의 삼투압이 감소하고, 수분을 혈관 내에 잡아둘 수가 없어 순환되는 혈액 양이 감소하게 됩니다. 이에 대한 보상으로 우리 몸은 염분과 수분을 재흡수하려고 노력하지만, 삼투압이 감소되어 있으므로 혈관 밖으로 빠져나가 부종이 됩니다.

+ 약물로 인한 부종

노인들은 관절염을 비롯한 여러 퇴행성 질환으로 소염진통제를 꾸준히 복용하는 경우도 많고, 특히 65세 이상 인구의 50% 이상이 고혈압을 앓고 있고 이 중 많은 수가 고혈압 약제를 투여받고 있기 때문에, 약물로 인하여 부종이 생기는 경우가 매우 흔합니다.

가장 흔한 것은 칼슘 통로 차단제에 의한 발등, 발목의 붓기이며, 이것은 특히 비스테로이드성 소염진통제(NSAIDs)를 관절염이나 감기, 다른 염증성 질환으로 함께 복용하는 경우에 갑자기 심해지는 경우가 많습니다.

젊은 성인에게서는 두드러지게 붓기가 나타나는 경우가 흔하지 않지만, 노인은 대부분 심장이나 신장 기능도 조금씩 감소되어 있기 때문에, 약물 사용에 의한 부작용이 젊은 성인보다 과장되게 나타나는 경우가 많습니다. 따라서 일상적인 감기진료나 관절통에 대한 진료로 처방받을 수 있는 소염진통제의 부작용이 생각보다 노인에게는 클 수 있다는 것을 환자와 보호자가 숙지할 필요가 있습니다.

✛ 정맥성 부종

노화에 따라 정맥의 판막 기능이 저하되거나, 혹은 노인의 경우 수술을 받은 후 다리의 깊은 정맥(몸의 피를 심장으로 돌려보내는 혈관)에 피떡이 고이는 경우에, 마치 댐을 쌓은 것처럼 그 아랫쪽으로 다리가 붓게 되는 것을 의미합니다.

✛ 림프부종

노인에게서는 자궁경부암 수술을 받은 경우 다리에, 유방암 수술이나 방사선 치료를 받은 경우 해당쪽 팔에, 눌러도 잘 들어가지 않는 붓기(비함요부종)가 생기는 경우가 많습니다.

부종은 어떻게 치료하나요?

젊은 성인에게서는 부종의 가장 중요한 원인 질병 하나를 진단하여, 이것을 목표로 치료하는 것이 원칙이 됩니다. 그러나 앞서 서술한 것처럼, 노인에게서는 다양한 기저질환과 신체적 노화, 만성적 약제 사용이 복합적으로 작용하여 부종을 일으키는 경우가 많습니다. 따라서 섣불리 부종 자체를 빼겠다는 식으로 해결방법을 찾는 것은 문제의 원인을 간과하게 만드는 경우가 많습니다. 예를 들어 현재 사용하는 약물과 기저질환을 충분히 고민하지 않은 채 이뇨제를 투여하게 되면, 오히려 어르신의 몸속에 체액량이 부족한 결과를 초래하게 되고, 이는 기립성 저혈압 (앉은 상태나 누운 상태에서 일어날 때 혈압이 뚜렷하게 떨어지는 현상) 을 초래하거나 어지럼증, 낙상을 일으킬 수도 있습니다. 나아가서는 콩팥 기능을 더욱 감소시키는 부작용을 초래하기도 합니다.

따라서 포괄적 노인평가(노인포괄평가)와 노인의학적 접근을 통한 원인 약제 제거, 영양결핍 교정, 원인 질병에 대한 치료 방침 수립 등을 통한 진단과 치료가 필수적이라 할 수 있겠습니다. 이와 같은 부종의 원인에 대한 접근 외에, 상당수에서 특별히 부종이 초래된 원인을 찾지 못하는 경우도 있는데, 이런 경우에 대증적으로 소금 섭취를 줄이거나 (평소에 짠 국물을 많이 섭취하는 경우), 누워 있을 때에는 다리를 베개 등으로 받쳐 높여주는 등의 방법, 그리고 장시간 앉거나 서 있어야 하는 경우에는 의료용 압박 스타킹을 착용하는 등의 대증적인 방법이 하지부종에 도움이 될 수 있습니다.

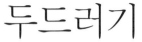

두드러기

피부에 두드러기가 나요

두드러기가 생긴 것 같은데 어떻게 해야 하나요?

두드러기는 불규칙한 지도 모양이나 둥근 모양으로 피부가 부풀어 오르면서 약간 창백한 색깔을 띠고, 두드러기 주위는 붉게 발적으로 둘러싸이며 가려운 것이 특징입니다. 전 인구의 15~20%가 일생에 적어도 한 번 이상의 두드러기를 경험할 정도로 매우 흔한 피부질환으로 몸의 어느 부위에나 생길 수 있습니다. 편의상 두드러기는 급성과 만성으로 구별할 수 있는데 적어도 6~8주 이상 지속적으로 또는 만성적으로 계속되는 경우를 만성 두드러기라고 합니다.

급성 두드러기는 보통 불과 몇십 분 사이에 나왔다 들어가기도 하고,

■ 두드러기

여기 있던 두드러기가 금방 몸의 다른 부분으로 옮겨가기도 합니다. 갑자기 없던 두드러기가 심하게 올라오는 경우, 집에 보관하고 있던 약이나 크림을 함부로 바르거나 먹지 말고 원인이 무엇인지 알아내야 합니다. 일단 올라오는 피부병변이 두드러기인지 확인하고 원인을 찾기 위해 최근에 먹은 음식물이나 약, 최근에 방문한 장소 등을 적고, 가능하면 두드러기가 났을 때 사진을 찍어서 병원에 방문하는 것이 필요합니다.

두드러기가 생기면 간지럽기 때문에 매우 괴로운 경우가 있습니다. 이럴 때에는 찬물로 찜질을 하면 가려운 것이 많이 좋아져 약이 없는 경우에는 냉찜질을 하면서 기다려볼 수 있습니다. 극단적으로는 벌에 쏘여서 심한 알레르기 반응이 생기는 경우가 있는데 벌에 쏘여서 발생한 두드러기의 경우에는 바로 병원으로 가야 합니다.

두드러기의 원인은 무엇인가요?
그 원인은 어떻게 찾을 수 있나요?

두드러기는 원인 불명의 바이러스나 실제 먹는 것, 주변 환경이 원인인 경우도 있습니다. 하지만 거의 대부분의 경우 두드러기는 그 원인을 찾기가 매우 어려워서 환자의 일상생활, 환경, 음식물 등을 조사하고 각종 검사를 통하여 이를 확인하는 등 의사와 환자의 공동노력이 필요하며, 급성 두드러기의 50%, 만성 두드러기의 79%에서는 원인을 찾을 수 없습니다. 하지만 만성 두드러기의 경우라도 약 50%는 1년 안에 증상이 저절로 사라지게 됩니다.

원인이 확인된 경우로는 음식, 물리적 자극(압박, 진동, 태양광선, 찬 온도, 찬 음식, 급격한 온도변화, 국소적인 열노출, 물 등), 약제(아스피린, 비타민, 인슐린, 진통제, 항생제 등), 식품 및 식품첨가제, 흡인성 항원(집먼지, 진드기), 감염, 임신, 다른 피부질환, 전신성 질환(갑상선, 당뇨, 암 등) 등이 있습니다. 일반적으로 오로지 음식물에 의해서만 두드러기가 유발된다고 생각하여 돼지고기, 닭고기 등 특정 음식만 피하는 경우가 많은데, 실제로 알레르기 검사를 했을 때 음식물이 유발 원인으로 밝혀지는 경우는 매우 드뭅니다. 대부분 음식물 자체에 의한 두드러기보다는 음식물에 들어 있는 식품 첨가제나 다른 화학 성분에 의해 유발되는 경우가 종종 있어 성급한 판단은 금물입니다. 우리나라에서는 음식물에 의한 두드러기를 실제보다 과도하게 평가하는 경향이 있고 필요 이상으로 특정 식품을 금지하는 경우가 많기 때문에 정확한 검사와 두드러기 증상과의 연관성에 대한 면밀한 검토가 필요합니다.

특수한 형태의 두드러기와 알레르기도 있는데, 피부를 누르거나 긁히는 자극으로 발생하는 피부묘기증, 추울 때 발생하는 한랭 두드러기, 더운 곳에 가거나 온도변화가 심할 때 발생하는 콜린성 두드러기, 운동 유발성 두드러기, 특정 음식복용 후 운동시 발생하는 음식의존성 운동유발성 아나필락시스 등이 있습니다.

얼굴에 생긴 두드러기는 응급입니다!

얼굴에 두드러기가 나는 경우에는 간혹 위장관과 목구멍에도 두드러기가 생기는 경우가 있습니다. 이런 경우에는 숨이 막혀 호흡곤란으로 위험해질 수도 있습니다. 눈 주위나 입술이 꽈리처럼 부풀어 오르거나 위장관을 침범하여 구토, 복통, 설사를 동반하는 경우에는 혈관이 이완되어 혈압이 떨어지거나 목구멍을 침범하여 호흡곤란과 쉰 소리가 나는 경우가 있으며 이런 경우 생명이 위험할 수 있어 지체 없이 응급실에 가야 합니다.

두드러기는 어떻게 치료하나요?

　급성 두드러기의 경우 약물, 음식, 음식물 첨가제, 감염, 주사, 접촉 및 흡입이 원인이 될 수 있으므로 원인을 정확히 파악하여 재발하지 않도록 피하는 것이 중요합니다. 두드러기를 악화시키는 것으로 알려진 약물은 아스피린, 소염 진통제, ACE 억제제(혈압/심장약으로 사용) 등이 있습니다. 보통 만성 두드러기의 경우 회피할 수 있는 원인을 찾을 수 있는 경우가 매우 드물기 때문에 대부분 증상을 호전시키는 약제로 두드러기를 치료합니다.

　생활관리로는 미지근한 물로 샤워하거나 두드러기가 막 심하게 나서 가려운 경우 냉찜질을 함으로써 증상을 조절할 수 있고, 두드러기가 난 부위를 긁게 되면 점점 더 가렵기 때문에 긁는 것은 피해야 합니다. 그 외에 전분이나 오트밀 등을 이용한 약물 목욕도 도움이 되며, phenol이나 menthol이 포함된 로션(calamine)이 가려움증을 완화해주기도 합니다. 과도한 스트레스도 두드러기를 악화시킬 수 있기 때문에 스트레스 관리도 필요합니다. 식이요법으로는 두드러기를 일으키는 히스타민을 많이 포함하거나, 생체 내에서 히스타민을 분비시키는 음식(술, 레드와인, 고등어류, 새우, 게, 가재 등 갑각류)의 섭취를 삼가는 것이 도움이 될 수 있습니다.

　두드러기 치료 약물로는 항히스타민제를 가장 많이 사용합니다. 보편적으로 하이드록시진, 시프로헵타진, 글로르페닐아민 등 전통적 H1 항히스타민제를 많이 사용하는 경향이 있으나, 최근에는 졸림증, 입마름 등의 부작용을 해결한 테르페나딘, 아스테미졸, 세티리진, 로라타딘 등이 많이 사용됩니다. 만성 두드러기의 경우에는 최소의 용량으로 최대의 효과가 나타날 수 있도록 용량을 조절해야 하고 필요에 따라서 복용하는 것이 아니라 규칙적으로 복용해야 합니다. 두드러기가 심한 경우에는 일정 기간 동안 스테로이드를 복용할 수 있으며, 원인질환이 있는 경우 원인질환을 치료해야 합니다. 두드러기가 심하게 발생하여 목구멍과 위장관에도 발생하고 혈압이 떨어지는 아나필락시스 상태에서는 에피네프린을 주사하는 경우도 있습니다.

노인성 피부가려움증

피부가 가려워요

"피부가 너무 가려워요!"

진료를 보다 보면 노인 환자들이 흔히 호소하는 증상입니다. 노인성 가려움증은 보고에 따라 전체 노인의 6.4%부터 41%까지 나타날 수 있는 흔한 증상으로, 심한 경우 긁느라 잠을 자지 못하고 일상생활에 지장을 받을 정도이기 때문에 원인을 파악하고 적절하게 치료하는 것이 중요합니다. 이번에는 노인성 피부가려움증의 정의와 분류, 원인, 치료, 예방에 대해 알아보겠습니다.

노인성 가려움증이란 무엇인가요?

말 그대로 노인에게서 나타나는 만성적인 가려움 증상을 노인성 가려움증이라고 합니다. 크게 두 가지로 분류해볼 수 있는데 피부에 발진이 있으면서 가려움이 동반된 경우, 그리고 피부병변 없이 정상피부에서 가려움증만 나타나는 경우입니다. 계절적으로는 건조한 겨울에 심해지는 경향이 있으며 다리와 등이 가장 흔하게 생기는 부위입니다. 낮보다 밤에 심해져서 잠을 이루지 못하는 경우가 흔하며, 가려움증 외에도 따끔거리거나 화끈거리는 증상이 동반될 수 있습니다.

노인성 가려움증은 왜 생기는 걸까요?

먼저 피부질환이 생겨서 가려움을 유발하는 경우가 있는데, 가장 흔한 것은 피부건조증입니다. 우리 피부의 각질층은 외부로부터 해로운 물질이 들어오거나 피부의 수분이 빠져나가지 못하도록 막아주는 장벽의 역할을 합니다. 나이가 들수록 피부표면의 pH가 높아지고 보습에 중요한 세라마이드의 성분이 줄어들어서 피부장벽이 약해집니다. 또한 노화로 인해 피지선도 위축되어 피지분비까지 적어져서 건조증상이 더욱 심해집니다. 건조한 피부는 작은 자극에도 민감하게 반응하여 피부염증이 잘 생기게 되는데, 이것을 건조성 피부염이라고 하며 노인성 가려움증의 가장 흔한 원인입니다. 이외에도 주로 두피와 얼굴에 생겨서 가려움

■ 노인성 건조증

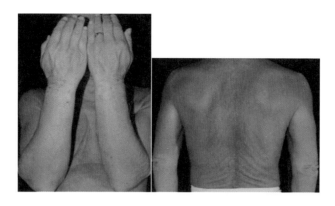

증을 유발하는 지루성 피부염이나 다양한 알러지, 자극물질에 의해 유
발되는 접촉 피부염 등도 노인에게서 가려움증을 유발할 수 있는 대표
적인 피부질환들입니다.

　반면 특별한 피부질환 없이 그냥 가려운 경우도 있습니다. 노인에게서
발생하는 신경성 가려움증이 가장 대표적입니다. 노화가 진행되면 가려
움을 인지하는 신경섬유가 민감해지고 과도한 신경반응을 억제하는 기
능이 제대로 작동하지 못하게 되어 가려움증을 쉽게 느끼게 됩니다. 노
화에 의한 면역체계의 변화도 가려움증을 유발할 수 있습니다. 면역체
계가 노화되면 염증을 유발할 수 있는 물질들이 많이 생성되고 과도한
면역반응을 조절하는 림프구의 기능이 저하됩니다. 따라서 조그만 자극
에도 쉽게 염증과 가려움증이 유발될 수 있고 한 번 염증이 생기면 잘 가
라앉지 않고 반복됩니다.

몇몇 내과질환이 있는 경우에도 가려움증이 유발될 수 있습니다. 당뇨나 간질환, 신장질환, 갑상선 질환이 있는 경우에는 피부에 가려움을 유발하는 물질들이 많이 분비되고 피부 장벽기능이 약화되어 쉽게 가려워질 수 있습니다.

어떻게 치료하고 예방할 수 있을까요?

먼저 피부 보습제의 사용을 생활화하는 것이 중요합니다. 노인성 가려움증은 피부건조증과 함께 나타나는 경우가 대부분이므로 피부를 촉촉하게 유지하는 것만으로도 도움을 받을 수 있습니다. 보습제는 최소 하루 두 번 사용하고 건조한 부분은 수시로 덧발라주는 것이 좋습니다. 샤워 후에는 물기가 조금 남아 있을 때 전신에 발라주세요.

건강한 목욕습관도 중요합니다. 몸을 씻을 때는 가볍게 10분 내로 샤워하는 것을 추천하며 세제는 고체 비누보다는 중성이나 약산성인 물비누나 폼클렌징을 쓰는 것이 좋습니다. 씻었을 대 뽀득뽀득한 느낌이 드는 비누는 세정력은 좋을지 몰라도 피부장벽을 망가뜨리기 때문에 가려움증을 악화시킵니다. 때를 미는 것도 좋지 않습니다. 때를 밀면 피부의 장벽기능을 담당하는 각질층이 함께 벗겨지기 때문에 건조증을 유발할 수 있습니다. 뜨거운 열탕이나 사우나도 좋지 않습니다. 37~38도 정도 되는 온수에 15분 내외로 목욕을 마치고 보습제를 발라줍니다.

발진이 함께 동반될 때는 피부과 전문의를 찾아서 정확히 진단을 받고 적절한 약제를 처방받는 것이 좋습니다. 보통 경구 항히스타민제나 국소 스테로이드 도포제를 처방받게 되는데 의사의 처방에 따라 잘 사용하면 됩니다. 또한 알레르기나 기타 다른 내과질환에서도 피부가려움증이 생기는 경우가 있으므로 적절한 검사를 통해 원인이 되는 질환이 있는지 찾아보는 것이 필요합니다.

대상포진

혁대 모양으로 물집이 생겼어요

말로만 듣던 대상포진,
언제 의심해야 하고 어떻게 진단하나요?

　대부분 대상포진은 통증과 함께 피부에 수포가 나거나 염증이 생길 때 병원을 찾게 됩니다. 대상포진이 발생하면 피부에 뭐가 나기 평균 4~5일 전부터 통증이나 눌리는 느낌, 감각이 평소와는 달리 예민해지거나 이상한 감각이 느껴지게 됩니다. 이런 증상이 있을 때 두통, 기운이 없거나 열이 생길 수 있고, 몸에 멍울이 만져지거나 통증을 동반할 수 있습니다. 피부발진은 몸의 한쪽 부분에 주로 길게 띠 모양으로 생기고 이런 피부발진이 생기고 난 24시간 정도 지나면 물집이 잡히게 됩니다. 이러한

■ 대상포진

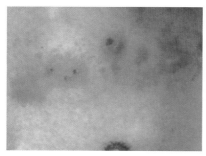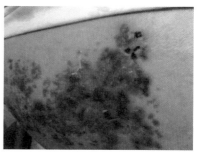

특이한 발생순서와 통증만으로도 대상포진은 진단이 가능하고 추가적인 검사 없이 치료를 바로 시작할 수 있습니다. 대상포진을 검사를 통해서 확인하는 방법도 있는데, 피부에 있는 물집을 터트려서 그 안에 변형된 세포나 바이러스를 직접 보는 검사로 확인할 수도 있습니다.

대상포진은 98%가 몸의 한쪽에서만 생기고 양쪽에 전반적으로 발생하는 경우는 심한 면역력 저하가 된 경우를 제외하고는 극히 드뭅니다. 그래서 몸에 전반적으로 아주 넓은 부분에 피부염이 발생했을 때에는 면역 억제제를 먹는 노인이 아니라면 대상포진 외에 다른 것을 의심해야 합니다. 대상포진이 가장 많이 발생하는 부분은 가슴부위(50% 이상), 눈/코/귀 부위(20%), 허리 부분(15%), 엉덩이 부분(5%) 순으로 흔하게 발생합니다

대상포진은 특징적인 피부병변 모양과 통증으로 진단과 치료가 가능하지만, 아주 드물게는 피부병변 없이 통증만 유발하기도 하는 변형된 형

태가 있기도 합니다. 증상이 생기고 나서 치료시기를 놓치게 되면 (3일 이후) 합병증이 발생할 가능성이 더 높아지고 심해지기 때문에, 가장 좋은 방법은 혼자서 고민하면서 진단하지 말고 의심되는 경우에는 신속하게 병원에 가서 진단을 받고 빠른 치료를 시작하는 것입니다.

대상포진은 왜 발생하나요?

대상포진은 수두의 병력이 있거나 수두 예방접종을 한 사람에게서 발생합니다. 대부분의 어르신들은 기억하지 못하더라도 본인이 수두에 걸린 적이 있거나, 수두에 걸린 친구와 같이 지냈을 가능성이 있기 때문에 몸 안에 바이러스가 거의 100% 있다고 생각해야 합니다. 대상포진은 수두의 유행과는 관련이 없으며 계절에 상관 없이 1년 내내 발생할 수 있습니다.

여러 가지 원인에 의해 몸속에 숨어 있던 수두대상포진 바이러스가 다시 활성화되어 신경이 분포하는 피부를 따라서 감염을 일으키게 됩니다. 가장 흔한 원인으로는 고령으로 인한 면역력 감소입니다. 대상포진은 나이가 들수록 더 흔히 생기고, 오래가며, 심하게 생깁니다. 다른 원인으로는 방사선치료, 암에 의한 면역력 저하나 수술, 외상 때문에 생길 수도 있으며, 심지어 심한 스트레스 때문에 발생하기도 합니다. 젊은 사람도 과로, 스트레스 등을 많이 받으면 대상포진이 생길 수 있습니다. 대상포진이 한 번 생겼다고 해서 면역이 생기는 것은 아니며, 다시 생길 수도 있습니다.

대상포진에 걸린 사람을 접촉했다고 해서 건강한 성인이 대상포진에 전염되지는 않습니다. 하지만 이전에 수두를 앓은 경험이 없는 사람이나 신생아들은 대상포진에 걸린 사람과 한 공간에 있는 경우 공기로도 바이러스가 전파되어 수두가 생길 수 있으니 주의해야 합니다.

얼굴 부분에 발생한 대상포진은 응급입니다!

뇌신경 중 하나인 삼차신경은 눈과 얼굴에 분포하는 신경으로, 이 부분에 대상포진이 생기는 경우 얼굴에 통증과 피부염이 발생하게 됩니다. 이 경우에는 포도막염, 각막염, 결막염, 망막염, 시신경염, 녹내장 등 눈을 멀게 할 수 있는 여러 가지 합병증이 발생하기 쉽기 때문에 신속히 병원에 방문하여 안과진료를 받아야 합니다.

또 하나의 뇌신경 중 하나인 얼굴신경은 귀에 분포하는 신경으로, 이 부분에 대상포진이 생기는 경우에는 귓구멍을 따라서 물집이 잡히거나 통증이 생깁니다. 여기에 발생하는 대상포진으로 귀가 잘 안 들리게 되거나, 어지럼증이 생기거나, 심각하게는 얼굴 근육 한쪽이 마비되고, 심한 경우에는 입이 돌아갈 수 있습니다. 합병증으로 어지럼증, 청력저하가 생기지 않게 하기 위해서는 대상포진이 생기고 3일 내에 병원에 방문

■ 얼굴 부분의 대상포진

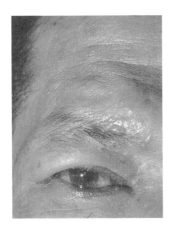

하여 치료를 시작해야 효과가 좋기 때문에 얼굴 부분에 대상포진이 의심될 때에는 특히 더 시간을 지체하지 말고 병원에 가야 합니다.

대상포진의 무서운 합병증에는 어떤 것들이 있나요?

일반적으로 대상포진 때문에 생기는 통증은 피부 부분이 다 낫고 통증이 사라지기까지 4주 정도 걸립니다. 대상포진이 무서운 이유는 앓는 동안에도 고통스럽지만, 피부가 다 아문 후에도 그 통증이 1달 이상 길게는 몇 년 동안 지속될 수 있기 때문입니다. 대상포진 후에 이렇게 오래가는 통증을 포진후신경통이라고 하는데, 이 포진후신경통은 40세 이하에서는 드물지만 60~69세에서 40%, 70세 이상에서 50% 생깁니다.

즉, 나이가 많으면 대상포진에 많이 걸리기도 하는데 걸리고 나서 합병증도 더 잘 발생합니다. 가장 무서운 것은 이러한 합병증이 생기게 되면 진통제로 증상을 조절하는 방법만 있고 뚜렷한 치료는 없다는 것입니다. 일부에서는 마약성 진통제까지 사용해야 할 정도로 심한 통증을 호소하기도 합니다.

오래가는 통증 외에도 바로 앞에서 설명했듯이 얼굴 부분에 발생하는 경우 어지럼증, 실명, 청력장애, 얼굴근육 마비가 생길 수 있고, 이렇게 합병증이 심한 경우에는 병원에 입원을 해야 하며, 우울증과 불면증을 유발해 삶의 질이 매우 나빠질 수 있습니다.

대상포진의 치료는 어떻게 하나요?

대상포진의 치료는 발생 부위와 범위에 따라 그 종류와 기간이 다양합니다. 가장 기본적으로 대상포진의 치료는 통증을 줄여주는 진통제와, 바이러스가 퍼지는 것을 막는 항바이러스제, 향후 합병증의 빈도를 줄여주는 부차적인 치료들로 구성되어 있습니다. 대상포진 물집이 터진 부분에 감염을 막기 위해 연고를 바를 수는 있지만, 대상포진 자체에 바르는 항바이러스 연고는 소용이 없습니다.

가장 흔한 경우인, 몸통부위 한쪽에 발생한 대상포진의 경우에는 항바이러스제를 7일간 경구 투여하는 것이 원칙입니다. 대상포진에 사용되는 항바이러스제는 약이 거의 콩팥으로 배출되기 때문에 만성 콩팥병이 있는 사람의 경우 항바이러스제가 콩팥병을 더 나쁘게 할 수 있어서, 의사와 상의 후에 복용해야 합니다.

대상포진 예방접종 후에도 대상포진이 생길 수 있나요? 대상포진을 앓고 난 후에 얼마나 지난 후에 예방접종을 맞으면 될까요?

대상포진은 앞에서 이야기한 것과 같이 노인들을 고통스럽게 하는 병으로 미국 질병관리본부에서는 노인, 특히 60세 이상 일반인들에게 대상포진 예방접종을 할 것을 권장하고 있습니다. 국내에서 맞을 수 있는 대상포진 예방접종은 한 가지이며 50세 이상부터 맞는 것을 추천하고 있습니다. 대상포진 예방접종은 대상포진을 앓고 있는 도중에 맞는 것은 바람직하지 않고, 대상포진을 앓고 난 후 언제 맞아야 하는가에 대해서는 정해진 바가 없습니다. 우리나라 질병관리본부에서는 대상포진을 앓고 나서 6~12개월 후에 접종하는 것을 추천하고, 대상포진 예방접종을 여러 번 맞는 것은 현재까지는 권장되고 있지 않습니다.

모든 예방접종에서 접종 후 질병 발생을 100% 예방하는 예방접종은 없습니다. 그래서 대상포진 예방접종 후에도 안타깝게도 대상포진에 걸릴 수 있습니다. 특히 초고령(80세 이상)의 경우에는 젊은 노인(60대) 보다 훨씬 더 대상포진에 자주 걸리고 심하게 걸리지만, 안타깝게도 대상포진 예방접종의 예방능력도 젊은 노인에 비해 떨어집니다. 예방접종이 발생 자체를 100% 막지는 못하지만, 대상포진에 걸리더라도 덜 심하고, 덜 아프게 지나가게 하는 데에는 도움이 된다고 알려져 있습니다. 예방접종 자체도 대상포진에 대한 면역을 증가시켜주는 것이라서 예방접종 후에 시간이 오래 지나고, 나이가 들어 면역력이 점점 떨어지게 되면 몸 안에 숨어 있던 바이러스가 다시 피부로 나와서 대상포진에 걸리게 되는 것입니다.

안타깝게도 대상포진은 우리나라에서는 건강보험에서 지원해주는 대상이 아니기 때문에 예방 접종은 비보험으로 맞아야 하며, 평균적으로 비용은 20만 원 정도합니다. 대상포진 예방접종은 특히나 살아있는 균을 약화시킨 백신이기 때문에 예방접종을 할 때는 건강상태를 잘 체크하고 예방접종을 맞지 못하는 질병이 있는지 꼼꼼히 살펴야 하기 때문에, 가능하면 병원에서 접종하기를 권합니다. 대부분 독감 접종을 가을과 겨울에 많이 하기 때문에 여름에 접종하는 것이 좋지 않다고 잘못 알고 있는 경우가 있습니다. 하지만 대상포진 예방접종은 계절을 가리면서 하는 것이 아니기 때문에 사계절 중 언제나 가능합니다.

대상포진을 예방하는 방법이 있을까요?

이미 몸 안에 숨어 있는 바이러스를 퇴치하는 방법은 없습니다. 이러한 바이러스가 활성화되어 대상포진이 되는 것을 예방하는 방법으로는 면역력이 감소하지 않도록 규칙적인 운동과 충분한 영양섭취를 하는 것이 좋습니다. 하지만 가장 효과적인 방법은 대상포진 예방접종을 맞는 것입니다.

요로감염

소변 볼 때 아파요. 소변이 뿌옇게 나와요

요로감염이란 무엇인가요?

　요로감염은 노인이 감염성 질환으로 입원하는 경우 중 폐렴 다음으로 흔한 요인입니다. 노인의 경우 당뇨병 등의 만성질환이나 요로의 구조적 혹은 기능적 장애가 동반된 경우가 많으며, 장기요양시설에 있는 경우 도뇨관을 가지고 있는 경우가 많기 때문에 요로감염이 발생하기가 쉽습니다. 또한 젊은 사람들에 비해 노인들의 요로감염에서는 무증상 세균뇨가 비교적 흔하고 균혈증의 빈도가 더 높습니다. 요로감염이 발생하는 상황별로 그 증상과 원인, 치료 등을 살펴보겠습니다.

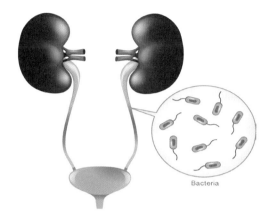

소변을 볼 때 아파요 - 급성 방광염

소변을 볼 때 아프거나 소변을 보고 나서도 시원하지 않거나 소변이 급박하게 마렵거나 아랫배의 통증이 있는 경우 급성 방광염을 의심해 볼 수 있습니다. 신경성 방광 등 요로의 기능적, 구조적 이상이 많은 노인들에게서는 급성 방광염과 관계없이 이런 증상들이 나타날 수 있으므로 감별이 어려울 수 있습니다. 이러한 증상이 있는 경우 병원에 방문하여 소변검사를 통해 급성 방광염을 진단받을 수 있고 3~7일간 항생제를 복용해야 합니다.

열이 나요 - 급성신우신염

열이나 오한이 나고, 옆구리가 아프거나 소변볼 때의 통증 등이 있다면 급성신우신염을 의심해볼 수 있습니다. 하지만 노인들에게서는 요로감염 증상들이 뚜렷하게 나타나지 않을 수 있고, 의식이 처지는 등의 증상으로도 나타날 수 있습니다.

노인에게서는 급성신우신염으로 진단되었을 때 균이 피를 타고 돌아다니는 균혈증의 빈도가 더 높으므로 중증 패혈증이나 패혈 쇼크 등의 합병증을 막기 위하여 빨리 병원을 방문하는 것이 좋습니다. 치료는 10~14일간 항생제를 주사로 맞거나 혹은 경구로 복용하게 되고, 요로폐쇄와 같은 구조적인 문제가 있다면 이를 같이 해결해주어야 합니다.

평소 전립선 질환으로 힘들어하던 할아버지의 경우
- 폐쇄요로병증이 동반된 요로감염

평소에 전립선 비대증으로 힘들어했거나, 요로결석의 병력이 있었던 경우, 방광의 기능을 떨어트리는 약을 복용한 경우(예컨대 항콜린제)에는 폐쇄요로병증이 동반돼 있을 가능성이 있습니다. 노인에게서 요로감염에 요로폐쇄가 동반된 경우가 상당히 많은데 가장 흔한 요인은 전립선 비대이고, 그 다음으로 신경성 방광, 요로결석 등이 있습니다.

요로폐쇄는 배뇨 후에 잔뇨가 많이 남아 있는지, 항콜린제와 같이 신경성 방광을 일으킬 수 있는 약을 복용하고 있는지를 확인해야 합니다. 전립선, 골반장기탈출, 요로협착, 결석, 종양 등을 확인하기 위하여 CT 와 같은 영상검사를 시행할 수 있고, 신경성 방광에 대한 조사를 위하여 요역동학 검사를 실시하기도 합니다.

이러한 요로폐쇄와 동반된 요로감염의 경우는 항생제 치료만으로는 호전되지 않고, 요로폐쇄의 원인을 해결해주어야 감염도 호전될 수 있습니다.

소변 줄(도뇨관)을 가지고 있는 환자의 경우
- 도뇨관 관련 요로감염

장기요양시설에 있는 노인들의 약 5~10% 정도는 소변 줄(유치 도뇨관)을 가지고 있습니다. 도뇨관을 지속적으로 가지고 있는 경우 세균이 방광에 더 쉽게 접근할 수 있어 요로감염이 잘 발생하게 됩니다. 도뇨관 관련 요로감염의 경우 국소적인 증상이 뚜렷하지 않을 수 있고 발열만으로 나타나는 경우가 흔합니다.

도뇨관 관련 요로감염을 예방하는 가장 좋은 방법은 도뇨관을 삽입하지 않는 것이며, 가능하다면 콘돔도관, 간헐적 도뇨 등으로 대체하는 것이 좋고 불가능하다면 도뇨관을 주기적으로 교체해주는 것이 좋습니다.

증상은 없는데 검사에서 세균뇨가 나왔어요
- 무증상 세균뇨

무증상 세균뇨는 증상은 없으나 소변검사에서 우연히 세균이 검출되는 경우를 말합니다. 노인들에게서 비교적 흔한 편인데 지역 사회 70세 이상 여성은 10.8~16%, 남성은 3.6~15.3%에서 무증상 세균뇨가 있으며, 특히 장기요양시설에 있는 노인들의 경우에는 여성의 25~57%, 남성의 19~37%까지 무증상 세균뇨가 확인되는 것으로 보고되고 있습니다. 또한 유치 도뇨관을 가지고 있는 경우는 대부분 세균뇨가 검출이 됩니다. 무증상 세균뇨에서는 일반적으로 항균제를 투여할 필요는 없습니다.

노인성 질염, 골반장기 탈출증

밑이 가렵고 냉이 나와요. 밑에 뭐가 튀어나와요

노인성 질염

+ 생리도 다 끝나고 성관계도 없는데 왜 아래가 가렵고 냉이 나오는 것일까요?

갱년기와 폐경기를 거치면 난소가 점차 기능을 상실하여, 난소에서 분비되는 호르몬(에스트로겐) 양이 감소함에 따라 질 점막이 점차 얇아지게 됩니다. 위축성 질염이란 폐경을 전후해 질 점막이 얇아지고 분비물이 적어져서 생기는 질환으로, 40대 이후의 여성에게서 나타나며 나이가 들수록 증세가 심해지며, 비특이성 질염 또는 노인성 질염이라고도 합니다. 질 점액의 방어기능이 사라지고 가벼운 자극에 의해서도 쉽게 출혈이 생기나, 세균과 꼭 연관이 있는 것은 아닙니다.

+ 위축성 질염은 무엇이고, 주로 어떤 사람들에게 발병하나요?

폐경이 되면 여성호르몬 중 에스트로겐이 점점 줄어들게 되고 에스트로겐이 줄어든 채로 시간이 점점 지나게 되면 질의 분비물이 줄고 질 점막이 위축됩니다. 여성의 외음부는 젊었을 때는 탄탄한데 노화가 되면서 건조해지고 색깔도 창백하게 변합니다. 이것을 '위축'이라고 하는데 이로 인해 통증이 있거나 심하게 헐거나 피가 나는 증상이 바로 '위축성 질염'입니다. 위축성 질염은 노화가 되면 여성들에게서 흔히 보이는 아주 흔한 증상입니다. 어떻게 보면 나이가 들면 얼굴에 생기는 주름처럼 당연한 변화입니다.

+ 위축성 질염은 청결하지 못해서 생기는 질환인가요?

그렇지 않습니다. 세균성 질염은 불쾌한 냄새와 끈적한 분비물이 나오는 것이 특징인데, 질 내 주된 균의 수가 줄어들고 혐기성 세균이 증식하면 발생합니다. 칸디다성 질염은 곰팡이균이 증식하면서 발병하고 하얀 치즈 같은 분비물이 나오면서 외음부가 가렵거나 붓고 따끔거리는 증상을 보입니다. 위축성 질염은 에스트로겐 양이 감소해서 질 안의 호르몬 양이 변화하면서 나타나는 염증입니다. 오히려 비누로 너무 자주 씻어서 질 내부가 알칼리화가 되는 게 문제입니다.

✛ 그러면 어떻게 치료해야 하나요?

치료는 질 크림을 발라주거나, 에스트로겐을 복용하면 호전되는 경우가 있습니다. 긁어서 상처가 나고, 점액 감소로 면역력이 감소하여 세균이나 곰팡이가 2차적으로 감염된 경우에는 항생제나 항진균제 연고를 바르거나 내복약을 먹지만, 근본적인 원인이 호르몬 부족이므로 부족한 호르몬을 보충해주는 치료를 함께 시행하기도 합니다.

✛ 여성청결제가 예방에 도움이 되나요?

여성청결제에는 종류가 많습니다. 건조해지는 것을 막아주는 것도 있고 세균 감염을 막아주는 것도 있습니다. 노화가 되어 떨어진 pH 밸런스를 유지해주는 청결제도 있습니다. 여성청결제는 증상을 완화시키는 데 도움을 줄 뿐이지 치료방법은 아닙니다.

비누의 경우에는 강한 알칼리성 비누를 쓰게 되면 질 내부의 환경이 산성을 유지하지 못하여 세균이나 곰팡이균에 대한 방어벽이 오히려 깨질 수 있습니다. 그래서 잦은 목욕은 오히려 안 좋을 수도 있습니다. 여름철 자주 샤워를 해야 할 경우에는 천연비누나 약산성비누를 사용하는 것이 좋습니다.

골반장기 탈출증

+ 밑으로 살 같은 것이 튀어나왔어요, 원인은 무엇이고 어느 병원으로 가야 하나요?

노화로 여성의 골반근육이 약화되면 골반 안에 있어야 할 것들이 제 위치를 지키지 못하는 현상이 발생합니다. 드물지 않은 노인성 질환의 하나로 나이가 들어 골반 내에서 자궁을 지지해주는 인대가 늘어나고 지지가 좋지 않아 자궁이 정상 위치에서 아래쪽으로 이동하면서 자궁의 일부 혹은 전체가 질로 빠져나오게 됩니다. 두 개 이상의 골반 장기가 동시에 탈출할 수 있는데, 골반탈출증이 있을 때 관련될 수 있는 기관은 다음과 같습니다.

- 방광 : 이것이 골반장기 탈출증의 가장 흔한 종류입니다.
- 요도
- 자궁
- 질
- 직장

밑이 빠질 것 같거나 덩어리가 아래로 내려와 나와 있고 분비물이 많이 묻어나는 골반탈출증이 의심되는 경우에는 산부인과를 방문하여 검진을 받고 치료계획을 세워야 합니다.

+ 골반장기 탈출증의 원인은 무엇일까요?

골반장기 탈출증은 출산 중 힘을 주게 되는 긴장과 관련이 있는 경우가 가장 많습니다. 일반적으로 골반장기는 아랫배의 근육과 인대 등의 조직에 의해 올바른 위치에 있도록 유지됩니다. 출산하는 동안 이러한 근육이 약해지거나 뻗어 나올 수 있고, 잘 회복되지 않거나, 노화의 증상과 겹치면서 골반장기를 지탱할 수 없게 될 수 있습니다. 골반장기 탈출증은 다음과 같이 배꼽에 압력을 가하는 요소로 인해 악화될 수 있습니다.

- 과체중(비만)
- 오래 지속되는 기침
- 빈번한 변비
- 골반장기 종양

나이 든 여성은 골반장기 탈출증이 발생할 가능성이 훨씬 더 큽니다.

✛ 어떤 증상을 호소하나요?

대부분은 말하기를 꺼리는 경우가 많습니다. 탈출 정도에 따라 다양한 증상을 보이는데 흔히 '밑이 빠질 거 같다', '덩어리가 아래로 내려오는 느낌이다'라는 말로 증상을 표현합니다. 주로 복압이 증가하는 기침을 하거나 무거운 것을 들 때, 오후 시간에 오랫동안 서 있는 경우에 더 심해진다고 호소합니다. 다른 증상으로는 배뇨와 관련된 증상이 동반되는데 요실금, 요로가 좁아지거나 막혀서 소변이 나오지 않는 요폐색 증상, 하루 8번 이상 자주 소변을 보는 빈뇨 등을 호소할 수 있습니다.

✛ 골반장기 탈출증은 어떻게 치료하나요?

증상이 없는 골반장기 탈출증은 치료를 할 필요가 없습니다. 하지만 대부분 불편감을 호소하기 때문에 치료를 요하게 됩니다. 처음부터 수술을 하지는 않고 케겔운동(골반저근육운동) 같은 보존적 치료를 먼저 합니다. 장기가 질 안쪽에 있을 경우에는 질 안에 링을 껴서 안쪽의 장기를 떠받치는 시술(페서리)을 하기도 합니다. 자궁이나 방광이 너무 밀려나와 있을 때는 질 부위를 넓힌 후 질을 통해 자궁을 들어내는 질식 자궁절제술과 함께 위쪽 벽을 강화시켜주는 수술을 하기도 합니다.

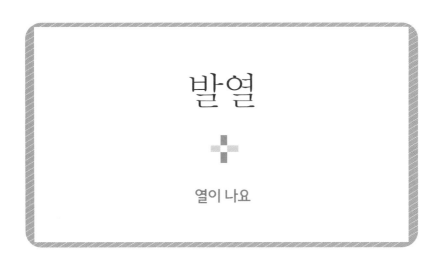

발열

+

열이 나요

열은 우리 몸에 이상이 생겼을 때 몸을 지키기 위해 나는 것으로, 그 자체가 병이 아니라 열이 나는 병에 걸렸다는 것을 알려주는 증상입니다. 따라서 열 자체는 우리 몸에 나쁜 것이 아니라 치료를 하는 데 도움이 되는 것입니다.

하지만 심장병 또는 호흡기질환이 있거나, 과거 간질, 뇌졸중, 외상 등으로 경련을 했던 적이 있는 어르신의 경우에는 발열 그 자체로도 무리가 될 수 있으므로 주의해서 지켜보는 것이 필요합니다.

언제 열이 난다고 해야 할까요?

사람은 체온이 거의 일정하지만 사람에 따라 약간씩 차이가 있고 하루 중에서도 오전 6시경이 가장 낮고 오후 6시경이 가장 높은데, 하루 중 0.5도 정도 차이가 나는 것이 평균적입니다. 발열의 정의 자체는 정상 일주기 변동폭 이상으로 체온이 상승하는 것으로 정의할 수 있는데, 이러한 정의 자체가 체온의 절대값을 기준으로 한 것이 아니기 때문에 기저 체온이 낮은 경우 또는 변동폭이 클 경우 절대값이 37.8℃ 미만이더라도 발열에 해당할 수 있습니다.

체온은 측정방법에 따라 다르게 측정될 수 있는데, 항문으로 측정하는 체온이 가장 정확하나, 우리나라에서는 항문보다는 겨드랑이나 귀로 체온을 재는 것이 보편적입니다. 기준이 되는 항문 체온보다 구강 체온은 0.5도, 겨드랑이 체온은 1도, 고막 체온은 0.5~1도 정도 낮게 측정됩니다.

하지만 체온은 내분비질환이나 고령 그 자체에도 영향을 받을 수 있으며 나이에 따라서 약간 다르지만 노인에게서는 발열의 기준을 정의하는 데 있어서 그 기준을 1) 기저 체온보다 1.1도 이상 지속적으로 상승할 때, 2) 구강 체온에서 37.2℃ 이상 상승할 때, 3) 직장 체온에서 37.5℃ 이상 상승할 때로 청장년층보다 기준을 낮게 선정하고 있습니다. 평소보다 갑자기 체온이 상승하거나, 오히려 체온이 급격히 떨어지는 경우에도 위험할 수 있기 때문에 열이 있는지 알려면 평소에 체온을 자주 측정해서 기록해두는 것이 필요합니다.

노인에게 열이 나는 흔한 원인으로는 어떤 것이 있을까요?

열이 나는 가장 흔한 원인은 단순 감기에 걸렸기 때문입니다. 하지만 감기를 유발하는 원인은 단순 몸살부터 바이러스, 세균 등 그 원인이 다양하기 때문에 기침, 가래 및 발열의 증상이 오랫동안 지속될 경우 병원에 방문하여 중증도와 원인에 대해서 제대로 진단하고 치료하는 과정이 필요합니다. 그 외에도 노인에게서 많이 발생하는 감염성 질환은 요로감염증, 폐렴, 위장관염, 심내막염, 패혈증, 피부 및 피하조직의 감염 등이며, 또한 인공관절 등의 인공기구의 사용이 늘어나면서 이와 관련된 질환도 증가하고 있습니다.

또한 대상포진이나 인플루엔자와 같은 바이러스 질환들도 의심해보아야 합니다. 최근 통계자료를 보면 허혈성 심장질환 및 뇌혈관에 의한 사망률은 의학의 발전으로 줄고 있지만, 인구의 고령화와 항생제 내성 균주의 증가 등에 의해 폐렴, 패혈증 등 감염질환에 의한 사망률은 지속적으로 증가하고 있습니다.

발열의 가장 흔한 원인인 감염성 질환은 노인인구에서는 비전형적인 증상을 보이게 되는데, 이미 심한 감염상태임에도 불구하고 발열보다는 정신착란, 식욕부진 및 전신쇠약 등의 증상을 보일 수 있습니다. 또한 심부전, 당뇨병과 같은 동반 질환의 악화를 불러올 수 있습니다.

열이 나는 원인으로 흔히 보는 감염성 질환 외에도 류마티스 관절염 등의 자가면역질환, 종양, 혈액질환, 혈관장애, 외상, 통풍이 있습니다. 드물게 여러 가지 병을 치료하기 위해 복용하는 약 때문에 열이 발생하는 약열도 있으나 이는 다른 열이 나는 원인이 모두 다 배제되었을 때 진단 가능합니다. 발열이 약물의 투여와 관계가 있고, 약물투여 중단 후 사라지는 특징이 있으며, 주로 항암제의 경우 1일 이내, 그 외의 약제의 경우에는 약 복용 후 1~2주 이후부터 열이 나기 시작합니다. 약 중단 후 보통은 2~3일 후 발열이 없어지는데, 몸에서 배출되는 시간이 긴 약의 경우에는 그보다 훨씬 오래 발열이 지속되기도 합니다.

열이 날 때 바로 병원에 가야 하는 경우는?

열이 나는데 당장 병원에 방문하기 힘든 경우에는 우선 해열제를 먹으면서 기다려볼 수 있습니다. 하지만 열이 나는 원인은 치료되지 않은 채로 해열제로 열만 내린 경우 진단이 늦어져 치료가 늦어질 수 있으며, 심각한 병 때문인 경우 치료가 늦어질 경우 생명에 위협이 될 수 있기 때문에 가능하면 병원 진료를 받는 것이 좋습니다. 특히 심장, 폐질환, 뇌졸중 등 기저질환이 있으면서 38도 이상 열이 날 때, 열이 나면서 헛소리를 하거나 잠만 자는 등의 의식변화가 있는 경우, 열이 나면서 설사, 구역, 구토 등의 원인으로 탈수의 증상이 보이거나 소변의 양이 줄 때, 열이 나면서 경련을 할 때에는 응급실로 가야 하는 응급상황입니다.

열이 나면서 배가 아프고 설사를 하면 장염일 가능성이 많고, 열이 나면서 소변을 자주 보고 소변을 볼 때 아파하면 요로감염일 가능성이 높습니다. 이렇게 명확히 원인이 있는 경우에는 병 자체가 완전히 나을 때까지 치료해야 합니다.

언제 해열제를 먹어야 하고 어떤 해열제를 먹는 것이 좋을까요?

발열의 원인을 치료함과 동시에 발열 그 자체를 치료해야 하는 경우는 크게 세 가지로, 환자가 원래 가지고 있던 질환 때문에 체온의 상승에 의한 산소 요구량의 증가를 견디지 못하고 심혈관계, 중추신경계 이상이 생길 수 있는 경우, 경련의 과거력이 있는 경우, 발열로 인한 증상이 매우 심하여 이를 조절해주어야 하는 경우입니다.

해열제로는 경구 아스피린이나 NSAID(낙센 종류)가 발열을 조절하는데 효과적이기는 하지만 고령의 환자에게서는 위장관계, 신장, 심장 부작용이 생길 수 있기 때문에 acetaminophen(타이레놀)을 사용하면 됩니다.

노인에게 감염성 질환이 흔하고 무서운 이유는 무엇일까요?

다른 연령층에 비하여 노인에게서는 감염성 질환이 더 흔히 발생하게 되고, 같은 감염성 질환도 더 중증으로 발생하여 사망률이 높습니다. 주요 요인으로는 동반 질환, 개체의 면역능력 감소, 영양학적 인자 및 사회경제적 요인이 있으며, 이들은 서로 상호연관성을 맺으면서 복잡하게 작용하게 됩니다.

+ 동반 질환

노인은 평균 3가지 이상의 동반 질환이 있다고 알려져 있으며 이들 만성질환(당뇨병, 신장질환, 만성 폐질환, 심장질환) 및 기타 관련된 증상과 후유증(부종, 부동)의 영향으로 감염질환의 발생 및 사망률이 높아지게 됩니다. 이러한 동반 질환들의 작용은, 예를 들면 만성 폐쇄성 폐질환에서 선천면역의 감소와 연관성이 있으며 우리 몸을 보호해야 할 피부, 점막 기능의 감소, 기침반사가 감소하게 됩니다. 이러한 영향에 따라 폐렴 등 하기도 감염의 발생이 증가합니다.

+ 개체의 면역능력 감소

위장관계에서도 위산의 분비가 감소하고 장의 수축력이 감소하며 게실이 증가하게 되어 위장관계 감염의 위험성을 증가시키고, 비뇨기계에서도 전립선 크기의 증가와 전립선액의 감소, 요 배출 감소에 의해 비뇨기계 감염의 위험도 증가하게 됩니다.

또한 노인의 동반 질환과 항생제 순응도 저하, 노화 그 자체로 인한 면역능력의 감소는 감염성 질환의 예후를 악화시킬 수 있습니다.

✚ 영양학적 인자

전반적인 영양부족, 그리고 단백질, 비타민, 무기질의 부족 및 영양결핍으로 인해 노인의 경우 면역기능 및 치유능력이 감소하여 감염성 질환의 발생이 증가하기도 하지만, 또한 감염성 질환 때문에 영양결핍이 더욱 악화되기도 하기 때문에 문제가 더욱 심각합니다. 병원에 입원한 65세 이상의 환자 중 30~60%가 단백-에너지 영양실조에 해당된다고 알려져 있는데, 이의 영향으로 인하여 상처 치유가 더디고, 욕창 발생, 폐렴, 병원 내 감염이 증가하고, 입원기간, 사망률의 증가를 가져오게 됩니다. 또한 예방접종의 효과도 감소할 수 있습니다. 따라서 적절한 영양분의 공급은 허약한 노인에게 권장되어야 하며, 또한 이것은 상처 치유과정 및 중증 감염질환에서의 기능회복에 필수적인 요소로서 파악되고 있습니다.

✚ 사회경제적 요인

노인건강에서 생리학적인 기능은 물론이거니와 사회경제적인 요소 및 물리적 환경요소, 의료서비스의 전달체계 등 여러 외적인 요소의 중요성도 높다고 할 수 있습니다. 예를 들면 경제적 수준이 낮은 노인에게서 폐렴 및 중증 폐렴의 발생이 상대적으로 높아지는 것으로 알려져 있는데, 이는 밀접한 거주환경으로 원인균에 노출될 확률이 높으며 영양수준의 감소와 공기오염 및 흡연 환경에의 노출 그리고 백신 접종률의 저하와 연관이 있을 수 있습니다.

감염성 질환을 예방하려면 무엇을 해야 할까요?

감염성 질환을 예방하는 것으로 알려진 가장 좋은 방법은 예방접종을 하는 것입니다. 예방접종은 원인이 되는 병원체에 몸을 한 번 노출시켜 면역계가 기억을 하게 하여 다음에 실제로 그 질병의 원인균이 몸 안에 들어왔을 때 더 빠르고 강력한 면역반응을 발생시켜 실제 질병이 발생하지 않거나, 질병에 걸리더라도 경하게 앓고 지나갈 수 있게 도와주게 됩니다.

우리나라에서는 여름에는 대상포진, 유행성 결막염, 수족구병, 식품매개 감염병, 겨울에는 폐렴과 독감 등이 유행하게 되는데 기침, 재채기를 할 때 휴지나 손수건으로 가리고 하고, 외출할 때 마스크를 착용하며, 손씻기를 열심히 하는 것이 중요합니다. 질병관리본부에서도 손씻기 365 운동(3 : 자주 씻어요, 올바르게 씻어요, 깨끗하게 씻어요, 6: 손씻기 6단계, 5 : 오늘부터 실천해보세요)을 통해서 손씻기를 장려하고 있습니다.

또한 영양분 및 미세영양소가 결핍되지 않도록 적당한 양의 음식을 골고루 섭취하는 것이 중요 하며 건강을 유지하기 위해 규칙적인 운동과 충분한 휴식도 감염 예방에 필수적이라고 할 수 있습니다.

■ 손씻기 6단계

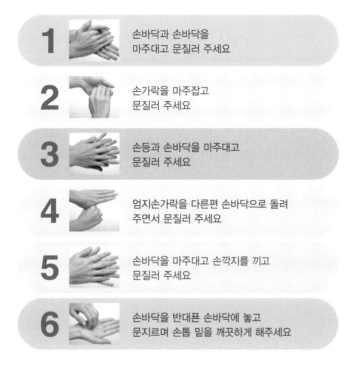

1 손바닥과 손바닥을
마주대고 문질러 주세요

2 손가락을 마주잡고
문질러 주세요

3 손등과 손바닥을 마주대고
문질러 주세요

4 엄지손가락을 다른편 손바닥으로 돌려
주면서 문질러 주세요

5 손바닥을 마주대고 손깍지를 끼고
문질러 주세요

6 손바닥을 반대쪽 손바닥에 놓고
문지르며 손톱 밑을 깨끗하게 해주세요

출처 : 질병관리본부

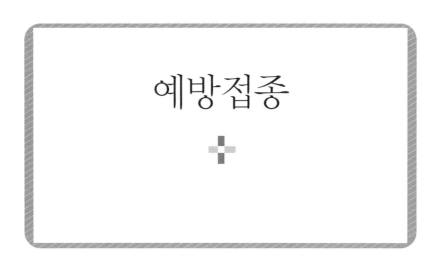

예방접종

노인들도 예방접종을 맞아야 하나요?

노년기에는 나이가 들어감에 따라 수반되는 면역능력의 저하뿐만 아니라 고혈압, 당뇨, 심장질환, 폐질환과 같이 동반되는 만성질환에 의한 체력의 감소로 감염병에 취약해집니다. 따라서 노년기에는 폐렴, 요로감염 등 감염병에 더 자주 걸리게 되고, 감염병으로 인한 사망률도 높아집니다. 예방접종은 노년기에 발생이 증가되는 감염병에 의한 질병, 장애와 사망을 예방할 수 있는 가장 효과적인 방법 중 하나입니다.

안타깝게도 노인들은 면역기능 자체가 약해져 있기 때문에 예방접종의 효과 자체도 젊은 사람들보다는 상대적으로 낮으며, 예방접종을 한다고 해서 해당 질환의 발생 자체를 완벽히 예방할 수는 없습니다. 따라서 병의 중증도, 합병증 발생, 병원 입원 및 사망의 감소효과를 주요 목표로 예방접종을 합니다.

노인들에게 어떤 예방접종이 필요한가요?

노년기에 추천되는 예방접종 중 국가예방접종사업(무료접종)의 범위에 해당하는 것은 65세 이상 노인의 폐렴구균 다당백신 접종과 65세 이상 노인의 인플루엔자 백신입니다. 그 외에 무료접종의 대상이 되지는 않지만 노년기에 추천하는 예방접종으로는 50세 이상에게 추천되는 대상포진 백신과, 10년마다 파상풍 백신이 추천되고 있습니다. 모든 백신들은 각기 다른 금기사항과 주의사항이 있기 때문에 반드시 의사와의 문진을 하고 맞는 것을 권장합니다.

■ 노년기에 추천되는 예방접종과 예방접종의 목적

예방접종의 종류	목적
폐렴구균	폐렴구균으로 인한 폐렴 예방(예방효과 45%) 폐렴구균에 의한 침습 질환(균혈증 등)을 예방(예방효과 75%)
독감(인플루엔자)	인플루엔자 감염 예방(예방효과 30~40%) 인플루엔자로 인한 사망 예방(예방효과 80%)
대상포진	대상포진 예방(예방효과 50% : 60~69세 64%, 80세 이상 18%) 대상포진 후 신경통 예방(예방효과 66%)
파상풍(Td)	파상풍의 예방(예방효과 74~90%)

✛ 폐렴구균 백신

폐렴구균은 폐렴, 뇌수막염, 균혈증을 유발합니다. 노인에게서는 평균 5~7%의 높은 사망률을 보이고, 고령에서 더 높으며, 특히 폐질환과 같은 기저질환이 있는 경우에 더 잘 발생합니다. 국내에서 폐렴구균은 집에서 살고 있는 성인 폐렴 원인의 36%를 차지하는 것으로 조사된 바 있습니다. 특히나 암환자, 면역억제제, 면역 결핍증, 장기간 스테로이드 사용자와 방사선 치료를 필요로 하는 질환, 고형장기 이식 및 다발성 골수종 등 면역 저하자는 폐렴구균 감염증의 고위험군에 속합니다.

폐렴구균 백신에는 크게 다당백신과 단백결합 백신 두 가지가 있으며, 노년기에서 추천되는 각 백신의 종류는 다음과 같으며 우리나라에서는 2013년부터 65세 이상의 노인을 대상으로 다당백신의 접종을 국가 예방접종사업에 도입하여 시행하고 있습니다.

■ 국내에서 현재 성인에게 사용 가능한 폐렴구균 백신

백신	제조(수입)사	제품명
폐렴구균 23가 다당백신	사노피파스퇴르코리아㈜	뉴모-23 폐렴구균 백신주사
	한국MSD㈜	프로디악스-23
폐렴구균 13가 단백결합 백신	한국화이자제약㈜	프리베나 13주

미국 질병관리본부에서는 노인을 대상으로 다당백신과 단백결합 백신 두 가지 모두 맞는 것을 권고하고 있습니다. 다당백신(프로디악스-23 또는 뉴모-23)은 보건소에서 무료로 접종하는 예방접종이므로, 아래의 예방

■ 폐렴구균 백신 추천 투여 일정

❖ 다당백신을 65세 이후에 접종한 경우

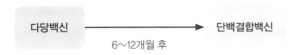

❖ 단백결합백신을 65세 이후에 접종한 경우

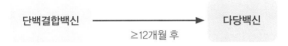

❖ 다당백신을 65세 이전에 접종하고 현재 65세 이상인 경우

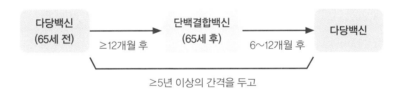

접종 간격을 지켜 단백결합백신은 일반 병원에서 비용을 지불하고 맞고, 다당백신은 보건소에서 무료로 접종받는 것을 추천합니다.

폐렴구균 백신은 접종 후 통증, 부어오름, 붉게 달아오르는 것과 같은 경미한 국소 이상반응이 발생할 수 있으며 발열이나 근육통과 같은 중등도의 이상반응이나 심한 국소반응은 드물게 발생합니다. 인플루엔자 백신과 동시에 접종할 수 있으나 서로 다른 위치에 주사해야 합니다.

✚ 인플루엔자 백신

인플루엔자(독감 바이러스)는 주로 10월에서 4월 사이에 유행하고, 계절 인플루엔자가 유행하면 보통 인구의 10~20%가 감염되는 것으로 알려져 있습니다. 인플루엔자에 걸리면 고열, 기침, 인후통, 근육통, 피로감 등의 증상이 생기며 드물게는 복통, 구토, 경련 등이 발생합니다. 이러한 전신 증상은 보통 2~3일 정도 지속되며, 5일 이상 지속되는 경우는 드뭅니다. 증상시작 1일 전부터 발병 후 5일까지 기침, 재채기 할 때 분비되는 바이러스를 통해서 다른 사람에게 옮길 수 있어 격리가 필요합니다.

인플루엔자로 인해 우리나라에서는 매년 2,900명의 초과 사망이 발생하는데, 전체 연령에서는 10만 명당 약 6명이 초과 사망하는 반면 65세 이상의 경우에는 약 47명이 초과 사망하는 것으로 알려져 있고, 사망의 약 90%가 노인에게서 발생하는 만큼 어르신들은 특히 매년 꼭 챙겨 맞아야 합니다.

예방접종 후 면역은 10~14일 이후에 생기기 때문에 유행하기 전인 매년 10~12월에 예방접종을 하는 것이 권장됩니다. 4년간 1회 이상의 예방접종을 했던 사람들이 처음 예방접종을 한 사람들보다 사망률이 매우 낮다는 보고가 있어 65세 이상의 노인에게서는 매년 인플루엔자 예방접종을 할 것을 권장하고 있습니다.

인플루엔자 백신에는 생백신과 사백신 두 가지가 있지만 생백신은 생후 24개월 미만의 영아 또는 50세 이상의 성인에서는 금기로 되어 있기 때문에 노년기의 인플루엔자 백신은 모두 사백신으로 생각하면 됩니다.

인플루엔자는 독감이라고 불리기 때문에 감기와 같은 병으로 생각할 수 있는데, 감기는 다양한 감기 바이러스에 의해서 생기는 것이기 때문에 인플루엔자 예방접종을 한다고 해서 감기가 예방되지는 않습니다.

✛ 대상포진 백신

대상포진은 평생 동안 10~30% 정도의 인구에서 경험하게 됩니다. 모든 연령에서 발생할 수 있으나 특히 50세 이상에서 많이 발생하고 합병증도 더 자주, 심하게 생깁니다. 우리나라에서 대상포진은 연간 0.01~0.5% 정도 발생한다고 알려져 있으나 노인에게서는 연간 0.7~1%로 해마다 적어도 4~5만 명이 대상포진에 걸리는 것으로 추정되고 있습니다.

2006년 미국 질병관리본부에서 대상포진 백신을 60세 이상의 성인에게 사용하도록 허가하였으며, 들어 있는 바이러스는 수두 백신에 포함된 것과 같은데 최소 14배 이상을 포함하도록 하여 훨씬 더 많은 양의 바이러스 성분을 포함하고 있습니다. 접종대상은 60세 이상의 모든 성인(대상포진 과거력 유무와 상관 없음)에서 평생 한 번 접종하도록 되어 있고, 대상포진을 앓은 경우에는 회복 후 6~12개월에 접종하는 것을 추천합니다.

대상포진 백신은 노년기에 맞게 되는 다른 백신들과는 달리 생백신으로 면역이 저하되는 질병이 있거나 고용량의 스테로이드, 면역억제제 사용을 하는 경우에는 접종을 권장하지 않아 의사와 상의 후 접종하여야 합니다. 또한 대상포진 백신과 폐렴구균 백신을 동시 접종하는 것에 대해서 좋지 않다는 의견도 있었으나, 최근의 연구결과에서는 두 가지 백신을 동시에 접종해도 서로 영향이 없다고 밝혀졌습니다.

대상포진 백신을 맞고 나서 주사 부위의 부어오름, 통증, 붉게 변하는 것과 같은 국소적 반응은 약 30% 이상에서 생기는 것으로 알려져 있습니다. 그 외의 중증 이상반응은 거의 없는 것으로 알려져 있습니다.

✚ 파상풍 백신(디프테리아, 백일해)

우리가 주로 더러운 못이나 철조망에 상처를 입게 되었을 때 걱정하는 파상풍은 파상풍 균이 분리될 확률이 매우 낮아 증상만으로 진단 및 치료를 합니다.

우리나라에서는 1980년 DTaP(소아용 파상풍, 디프테리아, 백일해 백신)의 접종률이 90%를 상회하면서 신생아 파상풍은 거의 발생하고 있지 않으나 1990년대 이후로 파상풍이 연간 10건 내외로 지속적으로 보고되고 있고, 특히 2013, 2014년도에는 22건, 24건 등 지속적으로 발생하고 있어 소아연령 이후에도 파상풍에 대한 지속적인 면역유지를 위한 예방접종이 필요합니다. 기초접종 및 추가접종은 생후 2, 4, 6개월 및 15개월, 4~6세, 11~12세에 완료하며 6번의 접종 후에는 매 10년마다 파상풍/디프테리아(Td) 백신을 접종하는 것을 권장하고 있습니다.

백일해는 소아 감염질환 중 전염력이 가장 강한 질환 중 한 가지로 특히 신생아에게서 기관지 폐렴 등의 합병증이 많이 발생하고 사망률이 매우 높습니다. 백일해에 대한 예방접종 후 방어면역이 10년 이상 지속되지 않으므로 청소년기 이후 연령에서 백일해의 감염이 발생할 수 있고,

성인들은 심하지 않게 넘어갈 수 있으나 이들 감염이 어린 아들이나 손주들의 감염원으로 작용할 수 있습니다.

그래서 우리나라에서도 11세 이후 접종 중 한 번은 파상풍/디프테리아/백일해(Tdap)를 맞는 것을 추천하고 있습니다. 어르신들 중에는 파상풍/디프테리아 백신(Td)만 맞거나, 파상풍 백신을 한 번도 맞지 않은 분들이 많습니다. 따라서 미국과 우리나라 질병관리본부에서는 파상풍/디프테리아/백일해(Tdap) 접종력이 없는 청소년 또는 성인이 12개월 미만의 신생아 또는 영아와 밀접한 접촉이 예상되는 경우에는 (부모, 형제, 조부모, 영아도우미, 의료인 등) 접촉하기 2주 전까지 1회 예방접종을 하는 것을 권장하고 있습니다.

고혈압 – 혈압이 높아요

빛고을전남대학교병원 노년내과 **강민구**

| 참고문헌 |

1. 대한노인병학회, 노인병학, 제3판, 범문에듀케이션, 2015
2. Williamson JD, Supiano MA, Applegate WB, Berlowitz DR, Campbell RC, Chertow GM, et al. Intensive vs standard blood pressure control and cardiovascular disease outcomes in adults aged≥75 years: a randomized clinical trial. JAMA. 2016;315(24):2673–82

당뇨병 – 혈당이 높아요

강원대학교병원 노년내과 **윤솔지**

| 참고문헌 |

1. 질병관리본부 국가건강정보포털, 노인 당뇨
   (http://health.cdc.go.kr/health/HealthInfoArea/HealthInfo/View.do?idx=13490&page=1&sortType=date&dept=&category_code=&category=3&searchField=titleAndSummary&searchWord=&dateSelect=1&fromDate=&toDate=)
2. 대한노인병학회, 노인 당뇨병, 노인병학 제3판, 범문에듀케이션 2015

만성콩팥질환 – 콩팥이 나빠졌어요

강원대학교병원 노년내과 **윤솔지**

| 참고문헌 |

1. 대한노인병학회, 만성콩팥질환, 노인병학 제3판, 범문에듀케이션 2015
2. 진호준, 노인에서 만성콩팥병의 의미, J Korean Med Assoc 2007; 50(6):549–555

뇌졸중 – 갑자기 말이 어눌해졌어요. 한쪽 힘이 빠졌어요

서울아산병원 노년내과 **정희원**

| 참고문헌 |

1. 질병관리 본부 국가 건강 정보 포털, 뇌졸중 (http://health.cdc.go.kr/health/)
2. 대한노인병학회, 노인병학 제3판, "뇌혈관질환" 범문에듀케이션 2015

파킨슨병 – 팔이 떨리고 종종걸음을 걸어요

분당서울대학교병원 신경과 **김종민**

| 참고문헌 |

1. Bae YJ, Kim JM, Kim E, Lee KM, Kang SY, Park HS, Kim KJ, Kim YE, Oh ES, Yun JY, Kim JS, Jeong HJ, Jeon B, Kim SE. Loss of Nigral Hyperintensity on 3 Tesla MRI of Parkinsonism: Comparison With (123) I–FP–CIT SPECT. Mov Disord 2016;31(5):684–92
2. Kim JM, Jeong HJ, Bae YJ, Park SY, Kim E, Kang SY, Oh ES, Kim KJ, Jeon B, Kim SE, Cho ZH, Kim YB. Loss of substantia nigra hyperintensity on 7 Tesla MRI of Parkinson's disease, multiple system atrophy, and progressive supranuclear palsy. Parkinsonism Relat Disord 2016;26:47–54
3. Hou L, Chen W, Liu X, Qiao D, Zhou FM. Exercise–Induced Neuroprotection of the Nigrostriatal Dopamine System in Parkinson's Disease. Front Aging Neurosci 2017;9:358

4. Han JW, Ahn YD, Kim WS, Shin CM, Jeong SJ, Song YS, Bae YJ, Kim JM. Psychiatric manifestation in patients with Parkinson's disease. JKMS, 2018, in press

치매

분당서울대학교병원 정신건강의학과 **김기웅**

치매의 원인

분당서울대학교병원 신경과 **박영호**, 국립중앙의료원 신경과 **서지원**

| 참고문헌 |

1. Neurology. 2017 Jul 4;89(1):88–100. doi: 10.1212/WNL.0000000000004058. Epub 2017 Jun 7
2. Diagnosis and management of dementia with Lewy bodies: Fourth consensus report of the DLB Consortium. McKeith, et al
3. Lancet. 2015 Oct 24;386(10004):1698–706. doi: 10.1016/S0140–6736(15)00463–8. Vascular dementia
   O'Brien JT1, Thomas A2
4. The Cochrane Database of Systematic Reviews. 2006 Jan 25;(1):CD005593 doi:10.1002/14651858.CD005593. Cholinesterase inhibitors for Alzheimer's disease. Birks J
5. 김은주, 서상원, 나덕렬, 치매증례집, 뇌미인 2016

우울증 – 자꾸 여기저기가 아프고 우울해서 나쁜 생각이 들어요

분당서울대학교병원 정신건강의학과 **한지원**

| 참고문헌 |

1. 단축형 노인우울척도, 조맹제, 1999
2. 노인정신의학2판 교과서, 대한노인정신의학회, 2015

불면 – 잠이 안 와요

분당서울대학교병원 정신건강의학과 **한지원**

| 참고문헌 |

1. 노인정신의학2판 교과서, 대한노인정신의학회, 2015
2. 수면센터 홈페이지(https://www.snubh.org/dh/ncd17)

흉통 – 가슴이 아파요. 가슴이 답답해요

서울아산병원 노년내과 **정희원**

| 참고문헌 |

1. 질병관리 본부 국가 건강 정보 포털, 흉통(http://health.cdc.go.kr/health/)
2. 대한노인병학회, 노인병학 제3판, "허혈성 심질환, 말초혈관 질환" 범문에듀케이션 2015

심계항진과 부정맥 – 두근거려요

서울아산병원 노년내과 **정희원**

| 참고문헌 |

1. 질병관리 본부 국가 건강 정보 포털, 두근거림(http://health.cdc.go.kr/health/)
2. 대한노인병학회, 노인병학 제3판, "부정맥" 범문에듀케이션 2015

호흡곤란 – 숨이 차요. 숨쉬는 소리가 이상해요

강원대학교병원 노년내과 **윤솔지**

| 참고문헌 |

1. 질병관리본부 국가건강정보포털, 노인 호흡곤란
   (http://health.cdc.go.kr/health/HealthInfoArea/HealthInfo/View.do?idx=13620&page=1&sortType=date&dept=&category_code=&category=3&searchField=titleAndSummary&searchWord=&dateSelect=1&fromDate=&toDate=)
2. 대한노인병학회. 노인병학 제3판. 범문에듀케이션. 2015

소화불량 – 소화가 안 되고, 속이 더부룩해요

분당서울대학교병원 노인병내과 **김선욱**

| 참고문헌 |

1. 지삼룡, 정혜경, 민병훈 등. 기능성 소화불량증 치료에 관한 임상진료지침. Korean J Gastroenterol 2011;57:67–81
2. 대한노인병학회. 노인병학. 3판. 범문에듀케이션. 2015
3. 보건복지부, 대한의학회, 대한내과학회. 소화불량. 질병관리본부 국가건강정보포털 (http://health.cdc.go.kr/health/HealthInfoArea/HealthInfo/View.do?idx=890)

오심, 구토, 복통 – 메스껍고 토해요. 배가 아파요

빛고을전남대학교병원 노년내과 **강민구**

| 참고문헌 |

1. 대한노인병학회, 노인병학, 제3판, 범문에듀케이션, 2015
2. 서울대학교 의과대학 내과학교실, SNUH manual of medicine, 제4판, 고려의학, 2018
3. 서울대학교병원 의학정보(http://www.snuh.org/)

위식도 역류/위궤양 – 가슴이 쓰리고 신물이 올라와요

분당서울대학교병원 노인병내과 **김선욱**

| 참고문헌 |

1. 대한노인병학회. 노인병학. 3판. 범문에듀케이션. 2015
2. 정대영, 정훈용, 송호준 등. 비출혈 소화성궤양 치료의 가이드라인. 대한소화기학회지 2009;54:285–297
3. 정혜경, 홍수진, 조윤주 등. 위식도역류질환 임상진료지침 개정안 2012. 대한소화기학회지 2012;60:195–218
4. 류한승, 최석채. 위식도역류질환의 약물치료: 국내에 좋은 치료법 및 최근의 개발약물. 대한내과학회지 2010;78(2):155–162
5. 성재규. 소화성 궤양 출혈의 진단과 치료. 대한내과학회지 2015;88(2):156–160
6. 보건복지부, 대한의학회, 대한내과학회. 소화불량. 질병관리본부 국가건강정보포털 (http://health.cdc.go.kr/health/HealthInfoArea/HealthInfo/View.do?idx=890)

혈변/흑변 – 대변에서 피가 나와요. 대변이 검게 나와요

강원대학교병원 노년내과 **윤솔지**

| 참고문헌 |

1. Dennis Kasper et al. Harrison's internal medicine 19thedition. 2017
2. 조주영, 정일권, 위장관 출혈, 대한내과학회지: 제73권 부록2호 2007

변비 – 대변이 잘 안 나와요. 대변보기가 힘들어요

분당서울대학교병원 노인병내과 **김선욱**

| 참고문헌 |

1. 대한노인병학회. 노인병학. 3판. 범문에듀케이션. 2015

2. 신정은, 정혜경, 이태희 등. 만성 기능성 변비의 진단과 치료 임상 진료지침 개정안 2015. 대한내과학회지 2016;91(2):114-130

3. 신정은, 홍경섭, 정기욱 등. 변비 약물치료의 지침 – 어떤 약제를, 언제 사용해야 하는가?. 대한내과학회지 2015;88(2):22-26

설사 – 변을 자주 묽게 봐요

분당서울대학교병원 노인병내과 **김선욱**

| 참고문헌 |

1. 대한노인병학회. 노인병학. 3판. 범문에듀케이션. 2015

2. 대한감염학회, 대한화학요법학회, 대한임상미생물학회. 소화기계 감염 진료지침 권고안. Infect Chemother 2010;42(6):323-361

3. 권중구, 박경식, 박정호 등. 과민성 장증후군 치료에 관한 임상진료지침. 대한소화기학회지 2011;57(2):82-99

4. 김정환. 기능성 위장관질환에 있어서 식이 및 영양요법: 과민성 장증후군. Korean J Med 2016;90(2):105-110

5. 김현진. 과민성 장 증후군 치료의 최신경향. 2017년 대한내과학회 춘계학술대회집

6. 최명규. 만성 설사의 진단과 치료. 대한내과학회지 2012;83(5):585-590

황달 – 피부가 노래져요

서울아산병원 노년내과 **정희원**

| 참고문헌 |

1. 질병관리 본부 국가 건강 정보 포털, 황달(http://health.cdc.go.kr/health/)

2. 대한노인병학회, 노인병학 제3판, "췌, 담도질환" 범문에듀케이션 2015

골다공증 – 뼈가 약해졌어요

분당서울대학교병원 노인병내과 **최정연**

| 참고문헌 |

1. 질병관리 본부 국가 건강 정보 포털, 골다공증(http://health.cdc.go.kr/health/HealthInfoArea/HealthInfo/View.do?idx=2760&subIdx=7&searchCate=&searchType=&searchKey=&pageNo=&category=&category_code=&dept=&sortType=&page=&searchField=&searchWord=)
2. 대한노인병학회, 골다공증, 제3판, 범문에듀케이션 2015
3. The World Health Organization Fracture Risk Assessment Tool. www.shef.ac.kr/FRAX

골다공증성 골절 – 뼈가 쉽게 부러져요

서울대학교병원 정형외과 **조관재**

| 참고문헌 |

1. 대한정형외과학회, 정형외과학 제7판, 2013
2. 질병관리본부 국가 건강 정보 포털, 골다공증(http://health.cdc.go.kr/health/)

어깨 통증 – 어깨가 아파요. 팔이 안 올라가요

서울대학교병원 정형외과 **조관재**

| 참고문헌 |

1. 대한정형외과학회, 정형외과학 제7판, 2013
2. 질병관리본부 국가 건강 정보 포털, 오십견(http://health.cdc.go.kr/health/)

요통 – 허리가 아파요

서울대학교병원 정형외과 **조관재**

| 참고문헌 |

1. 대한정형외과학회, 정형외과학 제7판, 2013
2. 질병관리본부 국가건강정보포털, 요통(http://health.cdc.go.kr/health/)
3. 서울대학교병원 의학정보(http://www.snuh.org/)

퇴행성 무릎 관절염 – 무릎이 아파요

서울대학교병원 정형외과 **조관재**

| 참고문헌 |

1. 대한정형외과학회, 정형외과학 제7판, 2013
2. 질병관리본부 국가건강정보포털, 슬관절 치환술(http://health.cdc.go.kr/health.)

백내장 – 눈이 침침해요(1)

분당서울대학교병원 안과 **전현선**

| 참고문헌 |

1. Steinert RF et al. Cataract surgery, 3rdedition.Saunders. 2010
2. 김현승, 김효명, 성공제, 유영석. 안과학. 제10판, 일조각. 2014
3. 주천기. 최신백내장수술. 내외학술. 2013

녹내장 – 눈이 침침해요(2)

분당서울대학교병원 안과 **이은지**

| 참고문헌 |

1. Lee EJ, Kim TW, Weinreb RN, Suh MH, Kang M, Park KH, Kim SH, Kim DM. Three-dimensional evaluation of the lamina cribrosa using spectral-domain optical coherence tomography in glaucoma. Invest Ophthalmol Vis Sci. 2012 Jan 20;53(1):198-204

2. Lee EJ, Kim TW, Lee DS, Kim H, Park YH, Kim J, Lee JW, Kim S. Increased CSF tau level is correlated with decreased lamina cribrosa thickness. Alzheimers Res Ther. 2016 Feb 8;8:6

3. Lee EJ, Lee KM, Lee SH, Kim TW. Parapapillary Choroidal Microvasculature Dropout in Glaucoma: A Comparison between Optical Coherence Tomography Angiography and Indocyanine Green Angiography. Ophthalmology. 2017 Aug;124(8):1209-1217

황반변성 – 사물이 찌그러져 보여요

분당서울대학교병원 안과 **주광식**

| 참고문헌 |

1. Lim LS, Cheung CM, Wong TY. Asian Age-Related Macular Degeneration: Current Concepts and Gaps in Knowledge. Asia Pac J Ophthalmol (Phila) 2013;2(1):32-41

2. Age-Related Eye Disease Study Research G. A randomized, placebo-controlled, clinical trial of high-dose supplementation with vitamins C and E, beta carotene, and zinc for age-related macular degeneration and vision loss: AREDS report no. 8. Arch Ophthalmol 2001;119(10):1417-36

3. Ferris FL, Davis MD, Clemons TE, et al. A simplified severity scale for age-related macular degeneration: AREDS Report No. 18. Arch Ophthalmol 2005;123(11):1570-4

4. Chew EY, Clemons TE, Agron E, et al. Ten-year follow-up of age-related macular degeneration in the age-related eye disease study: AREDS report no. 36. JAMA Ophthalmol 2014;132(3):272-7

5. Clemons TE, Milton RC, Klein R, et al. Risk factors for the incidence of Advanced Age-Related Macular Degeneration in the Age-Related Eye Disease Study (AREDS) AREDS report no. 19. Ophthalmology 2005;112(4):533-9

6. Myers CE, Klein BE, Gangnon R, et al. Cigarette smoking and the natural history of age-related macular degeneration: the Beaver Dam Eye Study. Ophthalmology 2014;121(10):1949-55

7. Park SJ, Lee JH, Woo SJ, et al. Age-related macular degeneration: prevalence and risk factors from Korean National Health and Nutrition Examination Survey, 2008 through 2011. Ophthalmology 2014;121(9):1756-65

8. Age-Related Eye Disease Study 2 Research Group. Lutein + zeaxanthin and omega-3 fatty acids for age-related macular degeneration: the Age-Related Eye Disease Study 2 (AREDS2) randomized clinical trial. JAMA. 2013 May 15;309(19):2005-15

안구건조증, 결막염 – 눈이 시려요. 눈곱이 끼고 진물이 나요

분당서울대학교병원 안과 **전현선**

| 참고문헌 |

1. 한국외안부학회. 각막 제3판. 일조각. 2013
2. Mark J Mannis and Edward J Holland. Cornea, 4thedition.Elsevier. 2017
3. Craig JP et al. TFOS DEWS II Report Executive Summary. Ocul Surf 2017;15(4):802-812

난청 – 소리가 잘 안 들려요

분당서울대학교병원 이비인후과 **송재진**

구강건조, 설염 – 입이 말라요. 혀가 아파요

빛고을전남대학교병원 노년내과 **강민구**

| 참고문헌 |

1. 대한노인병학회. 노인병학. 제3판. 범문에듀케이션, 2015

2. 서울대학교 의과대학 내과학교실, SNUH manual of medicine, 제4판, 고려의학, 2018
3. 서울대학교병원 의학정보(http://www.snuh.org/)

부종 – 다리가 부어요

서울아산병원 노년내과 **정희원**

| 참고문헌 |

1. 질병관리본부 국가 건강 정보 포털, 부종 (http://health.cdc.go.kr/health/)
2. 대한노인병학회, 노인병학 제3판, "노인 약물치료의 원칙" 범문에듀케이션 2015

두드러기 – 피부에 두드러기가 나요

분당서울대학교병원 노인병내과 **최정연**

| 참고문헌 |

1. 서울대학교 의학정보, 두드러기
   (https://terms.naver.com/entry.nhn?docId=926968&cid=51007&categoryId=51007)
2. 대한노인병학회, 피부질환, 제3판, 범문에듀케이션 2015

노인성 피부가려움증 – 피부가 가려워요

분당서울대학교병원 피부과 **신정원**

| 참고문헌 |

1. Clerc CJ, Misery L, A Literature Review of Senile Pruritus: From Diagnosis to Treatment,
   Acta Derm Venereol, 2017 Apr 6;97(4):433-440
2. 대한피부과학회 교과서 편찬위원회, "피부과학 제 6판", 도서출판 대한의학, 2014

대상포진 – 혁대 모양으로 물집이 생겼어요

분당서울대학교병원 노인병내과 **최정연**

| 참고문헌 |

1. 질병관리본부, 예방접종 대상 감염병의 역학과 관리 (2017년 개정판), 예방접종 실시 기준 및 방법
2. 대한노인병학회, 대상포진, 노인병학 제3판, 범문에듀케이션 2015

요로감염 – 소변 볼 때 아파요. 소변이 뿌옇게 나와요

강원대학교병원 노년내과 **윤솔지**

| 참고문헌 |

대한노인병학회. 요로감염. 범문에듀케이션 제3판. 2015

노인성 질염, 골반장기 탈출증 – 밑이 가렵고 냉이 나와요. 밑에 뭐가 튀어 나와요

분당서울대학교병원 노인병내과 **최정연**

| 참고문헌 |

1. 서울대학교병원 의학정보, 위축성 질염
   (https://terms.naver.com/entry.nhn?docId=927005&cid=51007&categoryId=51007)
2. 두산백과, 위축성 질염
   (https://terms.naver.com/entry.nhn?docId=1212481&cid=40942&categoryId=32791)
3. 서울대학교병원 의학정보, 자궁탈출
   (https://terms.naver.com/entry.nhn?docId=927005&cid=51007&categoryId=51007)

발열 – 열이 나요

분당서울대학교병원 노인병내과 **최정연**

| 참고문헌 |

1. 질병관리 본부 국가 건강 정보 포털, 올바른 손씻기
   (http://www.cdc.go.kr/CDC/cms/content/mobile/63/74963_view.html)
2. 대한노인병학회, 노인의 감염성 질환–항생제 치료원칙, 제3판, 범문에듀케이션 2015
3. 국가건강정보포털 의학정보, 열
   (https://terms.naver.com/entry.nhn?docId=2119593&cid=51004&categoryId=51004)

예방접종

분당서울대학교병원 노인병내과 **최정연**

| 참고문헌 |

1. 질병관리본부, 예방접종 대상 감염병의 역학과 관리 (2017년 개정판), 예방접종 실시 기준
   및 방법
2. 대한노인병학회, 예방접종, 노인병학 제3판, 범문에듀케이션 2015

가정에서 간호하기

개인위생 | 목욕하기 | 배변 및 배뇨 | 피부/상처간호 | 생체 징후 파악 | 노인의 체위변경과 이동 | 의료기기 | 튜브 관리 | 노인 환자의 약물관리 | 올바른 약 복용법 | 약 먹을 때 주의해야 하는 음식 | 노인을 위한 식생활 지침 | 노인의 기능변화에 따른 경구식사 요령 | 경관급식이 필요한 경우 | 간병인, 보호자의 우울

개인위생

세안(얼굴 씻기)

세안은 일상적인 관리에서 중요한 부분으로 피부에서 땀, 기름 및 미생물을 제거할 뿐만 아니라 순환을 자극하여 일생생활에 활력을 줄 수 있습니다. 노인의 피부는 건조하고 매우 민감할 수 있으므로, 거칠게 밀거나 문지르지 말고 가볍게 두드리듯이 세안하는 것이 좋습니다.

✛ 세안 준비 사항

① 물수건, 비누 등을 미리 준비하고, 온도는 36~38도를 유지하여 너무 뜨겁거나 차갑지 않은지 확인합니다.

② 가능한 앉힌 자세가 좋으나 직접 물로 씻기 어려운 경우, 물수건을

이용하여 눈 주위를 안쪽에서 바깥쪽으로 닦아줍니다.

　　▶ 주의사항 : 균이 옮겨지는 것을 막고 분비물이나 이물이 누공으로 들어가는 것을 막기

　　위해 양쪽 눈을 씻을 때는 다른 면 수건을 사용

　③이마는 머리 쪽으로 쓸어 올리며 닦고 옆으로는 눈 밑, 코, 뺨, 입주위, 턱, 귀 뒷면, 귓바퀴, 목 순서로 닦습니다.

　④마른 수건으로 남아 있는 물기를 제거하고 피부 유연제(로션이나 오일)를 바릅니다.

　⑤면봉으로 귀 입구의 귀지를 닦아냅니다.

　⑥보습로션을 사용하여 마무리합니다.

손 씻기

　손은 모든 표면과 직접 접촉하는 부위로, 각종 세균과 바이러스를 인체로 전파시키는 매개체입니다. 대부분의 감염성 질환은 공기를 통해 코나 입으로 병균이 직접 침입하기보다는 바이러스가 묻은 손이 눈이나 코, 입과 접촉하여 감염되는 경우가 더 많습니다. 평소에 손만 제대로 씻어도 수많은 질병을 예방할 수 있습니다.

　어르신을 돌볼 때는 미생물을 함유한 인공 손톱은 피하고 손톱을 짧게 다듬는 것이 좋습니다. 또한 반지를 끼는 것을 피하십시오.

+ 손 씻기를 꼭 해야 하는 경우

손 씻기는 가장 경제적이며 효과적인 감염 예방법으로, 환자뿐만 아니라 환자를 돌보는 모든 가족이 함께 습관화해야 합니다.

① 음식을 먹거나 준비하기 전

② 화장실에 다녀온 후

③ 용변처리를 도운 후

④ 날고기, 가금류, 생선과 같은 날 음식을 취급한 후

⑤ 코를 풀거나 기침을 한 후

⑥ 재채기 후

⑦ 쓰레기를 취급 한 후, 피부 상처를 다룰 때

⑧ 동물이나 그 분비물을 다룬 후

⑨ 기저귀를 간 후

⑩ 콘택트렌즈를 끼거나 빼기 전 책이나 컴퓨터의 키보드 마우스 등을 만진 후

+ 손을 씻는 방법

손을 씻을 때는 항균 성분이 포함된 비누나 세정제를 이용하면 더 효과적입니다. 비누를 사용해 흐르는 물로 올바른 방법에 따라 씻는다면 손에 남아 있는 세균의 약 99.8%를 제거할 수 있습니다.

비누 거품을 충분히 내 40~60초 동안 손과 팔목까지 꼼꼼히 문질러 닦아야 하고 흐르는 물에 깨끗하게 헹굽니다. 손가락 사이나 손톱 밑은 손을 씻을 때 지나치기 쉬운 부위로 손깍지를 껴서 문지르고, 손톱을 반대쪽 손바닥에 문질러 씻어야 합니다.

고형비누는 젖은 상태에서는 오염되기 쉽기 때문에 작게 잘라서 사용하거나 잘 말려서 사용하는 것이 좋습니다. 손을 씻고 난 다음, 여럿이 사용하는 수건을 사용하면 균의 또 다른 매개체가 될 수 있기 때문에 가능한 개인 수건을 사용하고, 4회 이하 사용으로 자주 세탁해 바짝 말려 사용하도록 합니다.

1회용 종이타월이나 내부 세정이 잘 되어 있는 공기 건조기를 사용하는 것이 좋습니다.

✚ 알코올 제재의 손세정제 사용법에 대하여 알아보겠습니다

물과 비누의 사용이 어려운 경우에는 알코올 제재의 손 세정제를 사용하면 효과적입니다. 사용이 간편하고 미생물 제거에 신속한 효과를 나타낸다는 장점이 있습니다. 손바닥에 제제를 따르고 양손을 잘 비비면서 손과 손가락 사이까지 완전히 건조될 때까지 20~30초간 골고루 문지르면 됩니다.

구강(입) 위생

구강은 호흡기와 소화기의 입구로 인두, 후두, 기관을 거쳐 폐로, 식도 위를 거쳐 장으로 연결되는 모든 기점으로, 사람이 살아가는 데 중요한 기능을 합니다. 또한 거의 일정한 온도가 유지되고 영양분이 되는 음식이 하루에도 몇 번씩 들어오는 곳으로 미생물이 가장 살기 좋은 곳입니다.

남아 있는 치아를 건강하게 유지시키고 잇몸, 혀, 입안 점막 등이 건강해야 잘 먹고 건강을 유지할 수 있어, 구강위생은 매우 중요하지만 잘 보이지 않기 때문에 간과하고 넘어가기 쉽습니다. 구강위생을 게을리하면 구취, 구내염, 충치나 치주병 같은 입안의 질병뿐만 아니라, 입 안에서 자란 미생물이 몸속으로 들어가 폐렴, 심장병 등 여러 가지 질병을 일으킬 수 있습니다.

입술에는 바세린과 같은 입술 보호제를 발라주어 트거나 마르는 것을 방지합니다.

노인 스스로 할 수 있으면 물품만 준비해주고, 자립을 위하여 과정이 느리더라도 기다려주며 필요할 때만 도와줍니다.

✚ 구강간호를 위한 물품은 어떻게 사용하는 것이 좋을까요?

① 입술이나 뺨과 잇몸 사이, 입천장, 목젖부근에는 스펀지 브러시나 거즈, 면봉을 이용하며, 안쪽에서 앞쪽으로 닦아냅니다.
② 노화될수록 틈이 많이 생기는 이와 이 사이, 이와 잇몸 사이는 칫솔과 치간 칫솔을 사용합니다.

③ 혀는 클리너와 면봉을 이용하여 닦는 것이 좋습니다. 필요시 치실을 사용합니다. 치실은 양손의 엄지와 검지에 감고 치아 사이에 실을 집어 넣은 후 두 치아 사이를 앞뒤로 움직입니다.

▶주의사항 : 손가락이나 도구로 오래 자극하면 구토나 질식을 일으킬 수 있으므로 주의합니다.

④ 칫솔은 손잡이가 곧고 입안 모든 부위에 쉽게 닿을 수 있는 것으로서 솔 끝이 둥글고 솔의 표면이 수평이면서 부드럽고 탄력이 있는 칫솔모가 좋습니다.

⑤ 치약은 불소를 포함하는 것이 충치 예방에 좋으나 너무 많은 양을 사용하는 것은 좋지 않습니다.

✛ 마비가 있는 경우에는 어떻게 하나요?

뇌졸중, 파킨슨병 등 입 안에도 마비를 일으켜서 입 안에 물을 담아두지 못하거나 입을 깨끗이 잘 헹구지 못하는 경우가 있습니다. 혹은 입을 헹구기 위한 물이나 세정제가 기도로 잘못 넘어가면 흡인성 폐렴의 원인이 될 수 있으므로, 앉거나 옆으로 누운 자세가 좋으며 〈그림 1〉 쿠션이나, 베개를 이용하여 옆으로 눕히고, 옆으로 누운 자세가 가능하면 곡반 등을 대주고 혼자서 할 수 있도록 하는 것이 좋습니다.

앉는 자세가 가능하다면, 〈그림 2〉 침대 머리를 높이고, 마비된 쪽에 베개나 쿠션 등을 대어주고 보호자는 앞쪽에서 칫솔질을 하는 것이 좋습니다. 마비된 쪽에 음식물 찌꺼기가 있거나 상처가 있어도 환자가 느끼지 못하므로 항상 점검해야 합니다.

■ 그림 1 _ 구강 안쪽을 닦아내기 위한 방법

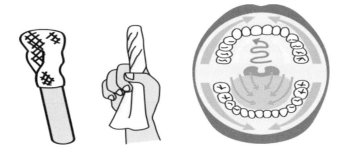

■ 그림 2 _ 앉을 수 없는 경우의 자세 유지방법

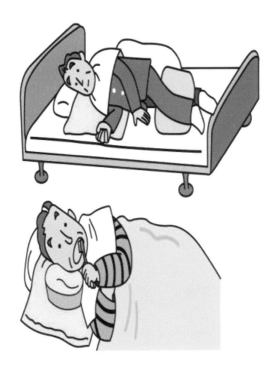

의식이 없는 경우 〈그림 3〉에는 고개를 옆으로 돌리게 하고 준비된 설압자로 입을 벌리게 합니다. 면봉이나 거즈에 구강청정제를 묻혀서 윗니와 잇몸을 닦고 입천장, 혀, 볼 안쪽을 닦아냅니다.

■ 그림 3 _ 앉을 수 있는 경우

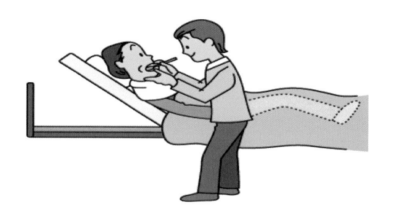

✚ 틀니(의치)는 어떻게 관리하나요?

새 틀니를 제작하여 제대로 음식을 먹는 데까지는 6~8주가 걸리며 그 사이 영양의 섭취에 불균형이 생길 수 있으니, 정상 식사를 대신할 수 있는 영양보충을 꼭 염두해두어야 합니다.

틀니의 주재료는 플라스틱으로 기존 치약으로 닦으면 닳아지고 상처가 날 수 있으니, 치약의 사용은 원칙상 금지입니다. 기존의 틀니 세정제를 사용하거나 중성세제(대표적 : 주방세제)를 사용하는 것이 좋습니다.

수면시에는 반드시 틀니는 제거하여 찬물에 담궈두고, 매 식사 후 빼서 틀니를 헹구어줍니다. 낮 동안에 틀니통은 잘 씻어서 건조합니다.

<틀니 사용에 대한 고민>

틀니 접착제를 사용하면 덜거덕거림이 줄어드나요?

일시적으로 줄어들 수는 있으나, 근본적인 방법은 아니므로 치과를 방문하여 틀니를 조정받는 것이 좋습니다.

틀니 세정제를 쓰면 틀니의 더러움이 다 제거될까요?

오래된 틀니의 더러움은 틀니 세정제로 제거되기 어려우므로 치과에 방문하여 표면의 더러움을 장비를 이용해 제거하는 것이 좋습니다.

별 이상이 없다고 생각되더라도 틀니 밑에 있는 잇몸 조직은 계속 변화하고 있으므로 6개월에 한 번씩은 꼭 치과에 내원하여 정기검진을 받는 것이 좋습니다.

손톱, 손, 발 관리

손발을 잠시 대야에 담가 두었다가 비누로 손과 발을 씻고, 각각의 손가락과 발가락 사이를 잘 건조하도록 합니다. 손톱이나 발톱을 자르는 경우, 주변 조직에 대한 부상이나 외상을 방지하기 위해 손톱을 똑바로 잘라야 합니다. 노인의 경우 손톱, 발톱이 두꺼워져 있는 경우가 많아 무턱대고 자르는 것은 위험할 수 있습니다.

미생물이 남아 있지 않도록 손톱 밑을 청소하고, 손톱 다듬는 줄을 이용해서 매끈한 가장자리를 만들어 줍니다. 손과 발의 건조하거나 갈라진 곳, 굳은살이 있는 곳에 집중하여 로션을 바릅니다.

당뇨병 있는 노인을 돌볼 때는 감염의 위험이 있으므로 발을 물에 오래 담그지 않으며, 손발톱을 자르지 않습니다. 대신 손톱 줄을 사용하여 다듬어줍니다. 수분이 피부자극과 손상을 유발할 수 있으므로 손가락과 발가락 사이에 로션을 바르지 않습니다.

회음부 관리

어르신 스스로 관리할 수 있도록 권장하나, 스스로 회음부 관리를 할 수 없는 경우는 대부분 침상에서 시행해야 하는 상황일 것입니다. 소변 줄(유치 도뇨관)을 가지고 있거나, 생식기 수술을 받은 경우, 포경수술을 받지 않은 남성 등 감염의 위험이 있는 노인은 특히 관리가 필요합니다.

점막이나 체액과 접촉할 수 있으므로 보호자와 노인을 보호하기 위해 손 씻기를 하고 일회용 장갑을 착용합니다. 방수포를 포함한 필요한 물품을 미리 준비한 후, 따뜻함과 안락함을 유지하고 수치심을 느끼지 않도록 수건으로 주변을 덮어줍니다.

회음부를 앞에서 뒤로 닦아 항문 주변에서 요도로의 오염을 방지하고 수건을 여러 개 준비하여 각 영역마다 새 수건을 사용합니다. 씻은 후에는 잘 말려서 피부자극이 없도록 합니다.

✦ 남성 노인

다리를 약간 벌린 자세로 유지시킨 후, 허벅지 윗쪽과 서혜부(사타구니)를 닦고, 요도가 있는 음경 끝 부분을 중심에서 바깥쪽으로 원을 그리며 닦습니다. 음경의 끝을 수직 방향으로 세워 위에서 아래로 닦은 다음 아랫쪽 피부를 포함하여 음낭을 씻어 줍니다. 바깥쪽 엉덩이, 안쪽 엉덩이를 차례대로 씻어줍니다.

✦ 여성 노인

무릎을 구부리고 다리를 약간 벌린 자세를 유지합니다. 허벅지 윗쪽과 서혜부를 닦고, 치골 부위에서 항문 쪽으로 대음순, 소음순, 요도구/질구 순서로 닦아줍니다. 이때 전에 닦았던 부분으로는 돌아가지 않습니다. 유치도뇨관이 있으면 도뇨관의 외부도 닦아냅니다.

등 마사지

마사지는 몸과 마음을 편안하게 하고 순환을 자극하며 근육 긴장을 완화시켜 신체 활동을 자극하는 효과가 있습니다. 마사지를 받는 동안 환자는 안정되고 편안한 자세여야 하며 실내온도는 따뜻하고 너무 밝지 않은 조명, 조용한 환경과 부드러운 음악이 도움을 줄 수 있습니다. 옷은 느슨하게 하고 필요한 부위만 노출시켜 보온과 사생활 보호를 유지합니다.

등 밑에 목욕수건을 깔고 손을 따뜻하게 한 후, 피부가 건조한 경우 로션을, 지성인 경우 파우더나 20~25% 알코올 등의 윤활제를 바릅니다. 등 마사지는 3~5분 정도가 효과적이나, 급성 전염성 질환, 색전증이 우려되는 진행성 동맥경화증 및 급성 순환장애, 폐색전증, 혈전성 정맥염, 골수염, 화농성 피부염, 관절의 결핵성 질환에는 마사지를 하지 않습니다. 또한 심근경색증, 고혈압 등 심장질환이 있는 노인에게도 장시간 적용하지 않습니다.

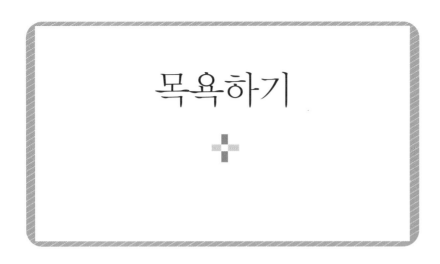

목욕하기

두발관리

✛ 두발관리를 해야 하는 이유는 무엇인가요?

모발은 피부 부속물로 모발과 피부의 청결을 유지하고 적절한 관리는 외모를 향상시켜주며 두피의 혈액순환을 도와줍니다.

✛ 두발의 흔한 문제점은 어떤 것이 있을까요?

질병은 두발의 특성에 영향을 주며, 특히 내분비계 이상, 체온상승, 영양부족은 모발에 많은 영향을 주며 이로 인해 건조해지고 거칠어집니다. 이런 현상은 두피의 가려움증과 발적을 유발하는 알레르기의 원인이 됩니다.

✚ 머리 감길 때 주의사항

① 식후는 피하고 추울 때에는 따뜻한 낮 시간대를 이용하는 것이 좋습니다.

② 머리 감길 때 프라이버시를 존중해주며 맞바람을 없애줍니다.

③ 인지가 있다면 절차에 대해 미리 설명을 하여 안심시켜줍니다.

④ 물은 여유 있게 준비하여 머리에 붓기 전에 손으로 온도를 확인합니다.

⑤ 젖은 머리를 건조할 때 수건으로 감싸 툭툭 쳐가면서 털어주듯이 물기를 제거합니다.

⑥ 머리를 감은 후에는 한기를 느낄 수 있으므로 헤어 드라이어로 신속하게 말리며 화상을 입지 않도록 머리로부터 10cm 떨어뜨려 사용합니다.

✚ 목욕의자에 앉아 머리를 감는 경우

다음과 같은 순서로 진행합니다.

① 정서적 안정감을 가질 수 있도록 절차에 대해 설명해줍니다.

② 보온을 위해 실내온도를 따뜻하게 유지합니다.

③ 머리의 장신구를 제거하고 샴푸가 귀와 눈으로 들어가는 것을 막기 위해 솜으로 귀를 막고 눈은 수건으로 가려줍니다. 이때 젖은 수건을 이용하면 흘러내리는 것을 막을 수 있습니다.

▶ 주의사항 : 눈에 비누거품이 들어가는 것이 불편하고 눈이 따가울 경우 아이들이 사용

하는 샴푸 모자를 사용해도 좋습니다

④ 가능하면 대상자의 등쪽으로 머리를 낮추게 하고 편안하고 안정된
상태로 목욕의자에 앉도록 합니다.

⑤ 40℃ 정도의 따뜻한 물로 머리를 적십니다.

⑥ 소량의 샴푸를 덜어 머리와 두피를 손톱이 아닌 손가락 끝으로 마
사지 후 헹구어줍니다.

⑦ 비누 거품이 제거될 때까지 충분히 헹구어줍니다.

⑧ 마른 수건으로 물기를 제거하고 헤어드라이어로 머리를 말립니다.

✛ 휠체어에 앉아 머리를 감는 경우

휠체어를 사용하는 경우 휠체어 뒤쪽이 세면대에 닿도록 하여 대상자
의 고개를 뒤쪽으로 숙이게 한 후 머리를 감을 수 있습니다.

✛ 침상에 누워서 머리 감길 경우

① 대상자의 어깨 밑에 수건을 말아넣거나 베개를 넣어 머리 위쪽으
로 준비한 대야 높이만큼 상체를 받쳐줍니다(침상 세발대를 사용하면 편리
합니다).

② 대상자의 어깨 밑으로 물이 들어가지 않도록 수건을 대어준 후 대
야에 머리를 담궈 감겨줍니다.

③ 침대를 이용하는 대상자의 경우 침대 아래에 큰 대야를 준비합니다.

④ 대상자의 머리 쪽이 침대의 가장자리와 가깝도록 비스듬히 눕힙

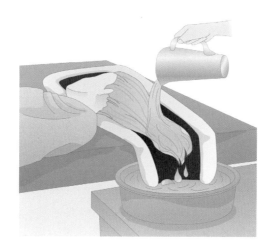

니다.

⑤ 침대가 젖지 않도록 시트 위에 비닐(방수포, 고무포) 또는 수건을 깔아 놓습니다.

⑥ 한쪽이 뚫린 비닐 받침대로 대상자의 머리를 받친 후 머리를 감깁니다.

⑦ 비닐 받침대가 준비되어 있지 않다면 수건을 길게 말아 U 자형으로 구부립니다.

⑧ U자형의 수건을 비닐에 넣어 만들어 사용하면 머리를 감고 사용한 물이 대야로 흘러가도록 돕습니다.

⑨ 40℃ 정도의 따뜻한 물로 머리를 적십니다.

⑩ 소량의 샴푸를 덜어 머리와 두피를 손톱이 아닌 손가락 끝으로 마사지 후 헹구어줍니다.

⑪ 비누 거품이 제거될 때까지 충분히 헹구어줍니다.

⑫ 마른 수건으로 물기를 제거하고 헤어 드라이어로 머리를 말립니다.

머리 감길 때 도움을 주는 물품

물 없이 사용할 수 있는 샴푸 : 모발세정이 가능하며 머리의 나쁜 냄새를 없애줍니다. 짧은 머리에 사용하기 좋습니다.

① 적당량을 머리에 바른 후 마사지 하듯 거품을 냅니다.

② 마른 수건으로 충분히 닦아 말려줍니다.

목욕

✛ 목욕을 하는 이유는 무엇인가요?

목욕은 신체를 깨끗하게 관리하는 외형적인 측면도 있지만 신체를 문지르고 닦고 하는 행동은 혈액순환을 돕고 청결을 유지하며 자존감과 정서적 안정감을 제공하여 인간관계 유지에 도움을 줍니다.

청결하게 목욕을 하면 좋지만 귀찮아서 목욕을 안 하려는 대상자도 있습니다. 즐겁게 몸에 부담이 가지 않는 방법으로 목욕을 할 수 있도록 도와주어야 합니다.

✛ 목욕시 도움 받을 수 있는 물품으로 무엇이 있을까요?

목욕의자 또는 목욕침대 같은 특수 장비를 이용하여 거동이 불편한 대상자의 샤워나 통 목욕을 도울 수 있습니다.

■ 그림 2 _ 목욕시 도움을 받는 물품

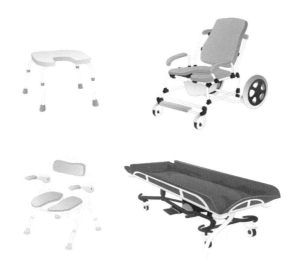

✛ 목욕시 주의사항

① 목욕 전 몸의 상태를 파악합니다.

② 혈압이나 열, 기분이 나쁘거나 몸이 피곤할 때, 식사 전후 목욕을 피하는 것이 좋습니다.

③ 컨디션이 평소와 다르거나 기분이나 심신의 상태가 좋지 않을 때는 손, 발 등만 닦고 통 목욕은 하지 않습니다.

④ 물의 온도는 34~40℃가 적당합니다. 욕실의 온도는 22~24℃로 유지합니다.

⑤ 최대한 대상자 스스로 할 수 있도록 하며 시간이 너무 오래 걸리

지 않도록 합니다. 체온과 체력을 빼앗길 수 있으므로 20분 정도가 적당합니다.

⑥ 목욕하기 전과 후에 필요한 것을 모두 준비한 후 목욕하기를 시작합니다. 대상자가 옷을 벗은 상태에서 오래 머물지 않도록 합니다.

⑦ 대상자가 물속에 들어가거나 샤워기를 이용하기 전 보호자가 먼저 물의 온도를 확인합니다.

⑧ 물기로 인하여 넘어질 우려가 있으므로 각별히 안전에 주의하도록 합니다.

✦ 혼자 목욕하는 경우

① 목욕의자에 앉아 몸에 비누칠을 합니다. 이때 솔이나 긴 타월을 준비하여 몸을 닦으면 수월합니다.

② 샴푸를 이용하여 머리를 감습니다.

③ 여러 차례 거품이 다 없어질 정도로 헹굽니다.

④ 물기를 잘 닦습니다.

⑤ 로션 등의 보습용품을 바르도록 합니다.

✦ 도움 받아 목욕하는 경우

① 욕실로 이동하여 옷 벗는 것을 돕되 가능한 스스로 하도록 격려하면서 목욕의자에 앉힙니다.

② 목욕의자에 앉아 발 → 다리 → 팔 → 몸통의 순서로 헹굽니다.

③ 회음부는 가능한 스스로 하도록 격려하고 수건으로 가려서 프라이

버시를 유지합니다.

④ 목욕 수건에 비누를 묻혀 몸을 닦으며 가능한 스스로 하도록 격려합니다.

- 얼굴 → 말초(손끝, 발끝) → 몸통(가슴, 등, 엉덩이), 발가락 사이와 발바닥도 세심하게 닦습니다.
- 눈은 안쪽 → 바깥쪽으로 닦습니다. 다른 쪽 눈은 수건의 다른 면을 사용합니다.
- 손가락, 손바닥, 손등을 꼼꼼히 닦습니다. 겨드랑이 밑이나 손가락 사이는 더러워지기 쉬운 부분이므로 잘 닦습니다.
- 유방은 원을 그리듯이 닦습니다.
- 복부는 배꼽을 중심으로 시계방향으로 닦습니다.
- 무릎을 구부려 다리를 세워서 발꿈치나 무릎 뒤를 손으로 지지한 상태에서 발끝에서 허벅지 쪽으로 닦습니다.
- 고관절 부위나 무릎의 뒷면도 닦습니다.
- 엉덩이와 항문 주위를 깨끗하게 하고 뼈가 돌출된 등이나 엉덩이는 욕창이 생기기 쉬우므로 피부색을 관찰하면서 닦습니다.

⑤ 따뜻한 물로 머리부터 아래 방향으로 비눗물을 닦아냅니다. 이동시 미끄러지지 않도록 바닥에 남은 비눗물을 흘려보냅니다.

⑥ 마른 수건으로 몸은 부드럽게 닦은 후 로션 등으로 보습을 하고 의자에 앉혀서 옷 입는 것을 돕습니다.

＋ 가정에서 목욕시 도움 받을 수 있는 의자가 없을 경우

위약감이 없고 부축 받아 움직일 수 있는 분이라면 변기에 앉아서 씻기면 간편하고 안전합니다. 욕조 안에 들어 갔다 나오면서도 미끄러질 위험이 있습니다. 그러다가 자칫 잘못하면 낙상으로 골절로 연결될 수 있으나 변기에 앉아서 용변도 손쉽게 보실 수 있고 용변을 마친 후에는 문고리를 붙잡고 계시면 등과 엉덩이까지 샤워를 할 수 있어 깨끗한 목욕이 됩니다.

＋ 침상 목욕하기

① 침상을 허리보다 높게 하고(간호하는 사람이 힘들지 않도록) 덮고 있는 침구와 대상자의 옷을 벗기고 목욕담요를 덮어줍니다.

② 따뜻한 물을 1/2~1/3 정도 준비합니다. 물이 너무 뜨거우면 화상 및 불편감을 주고, 너무 차가우면 추위를 느낍니다.

③ 타월로 대상자의 가슴 위를 덮어줍니다.

④ 물수건을 물에 적셔 대상자의 눈, 얼굴, 귀, 목을 닦고 말려줍니다.

⑤ 대상자의 팔 밑에 목욕타월을 깔고 팔을 손가락에서 몸 중심 쪽으로 길게 비누로 닦고 헹군 후 건조시켜줍니다. 특히 겨드랑이 부위도 잘 닦아줍니다.

⑥ 대상자의 손과 팔, 겨드랑이, 대상자의 가슴과 복부, 회음부, 발목에서 무릎, 허벅지, 발 순으로 깨끗이 씻은 후 닦아줍니다.

⑦ 따뜻한 새 물을 준비하여 대상자를 옆에 놓고 등, 엉덩이, 허벅지 뒷부분을 씻기고 말려줍니다.

⑧ 로션 등의 보습용품을 발라줍니다.

⑨ 침상 위에서 목욕을 한 경우는 침대나 이불이 젖지 않도록 주의하며, 목욕이 끝난 후 젖은 곳이 없는지 확인합니다. 젖었을 경우에는 시트 및 환의를 새것으로 교환합니다.

옷 갈아입히기

질병이나 질환으로 인해 대상자들은 독립적으로 수행하는 데 많은 노력과 시간이 들기도 하고, 때로는 보호자나 누군가의 도움이 필요하기도 합니다. 땀이나 분비물로 젖거나 오염된 옷을 갈아입음으로써 피부의 기능에 도움이 됩니다.

✛ 앞이 벌어진 상의 갈아입히는 방법

옷을 갈아입을 때 몸의 움직임을 통해 관절운동과 기분전환의 기회를 가질 수 있습니다.

① 단추를 풀고 불편한 쪽 어깨의 옷을 조금 내립니다.

② 건강한 쪽의 소매를 당겨 벗기고 불편한 쪽의 등쪽으로 옷을 말아 넣습니다.

③ 건강한 쪽이 아래로 가도록 옆으로 눕힙니다. 가능하다면 최대한 스스로 하도록 합니다.

④ 누운 상태에서는 등쪽으로 말아 넣은 옷을 뺀 다음 나머지 한쪽을

벗긴 후 갈아입는 옷의 소매를 불편한 쪽부터 끼웁니다.

⑤ 갈아입는 옷을 건강한 쪽의 등쪽으로 보낸 후 다시 바로 눕힙니다.

⑥ 목과 어깨 아래를 가볍게 들어 등쪽의 옷을 건강한 쪽으로 내립니다.

⑦ 건강한 쪽의 팔을 끼우고 옷소매의 단추를 잠궈줍니다.

✛ 앞이 막힌 상의 갈아입히는 방법

스스로 갈아입을 경우 손 · 발 운동이 되기도 하고 자신감 및 성취감을 얻을 수 있습니다.

① 옷을 벗길 때 가슴까지 옷을 걷어 올립니다.

② 겨드랑이 밑으로 손을 넣어 팔꿈치를 빼고 소매를 잡아 당겨 한쪽씩 벗긴 후 머리 쪽을 벗깁니다.

③ 옷을 입힐 때는 불편한 쪽 소매부터 통과시킵니다.

④ 옷의 목 부분을 늘여 머리를 통과시킵니다.

⑤ 건강한 쪽 소매를 통과시킵니다. 앞섶을 잡아당겨 소매가 통과하기 쉽도록 합니다.

⑥ 팔이 올라가지 않거나 팔꿈치가 구부러지지 않는 경우에는 양 소매를 통과시키고 나중에 머리를 통과시키는 방법도 있습니다.

✛ 하의 갈아입히는 방법

① 바지를 벗길 때에는 바지의 허리부분 양끝을 잡고 허벅지 아래로 내립니다.

무릎이 구부러지면 무릎을 세워 엉덩이를 들게 하고 뒤쪽도 내립니다. 스스로 엉덩이를 들 수 없다면 한 손은 엉덩이를 들고 한 손은 바지를 좌우로 움직이며 아래로 내립니다.

②양측 종아리부분까지 바지를 내립니다. 발뒤꿈치를 지지하여 한쪽씩 다리를 들면서 바지를 벗깁니다.

③새 바지에 손을 넣어 한쪽 다리를 잡아 바지를 올립니다.

④무릎을 구부리고 바지의 허리 부분을 잡아 허벅지까지 끌어올립니다. 무릎을 세우고 엉덩이를 들어 바지를 허리까지 올립니다. 스스로 엉덩이를 들 수 없다면 돌아눕게 하여 한쪽을 올린 후 다시 반대쪽으로 돌아눕게 한 후 끌어올려 입힙니다.

침상청결 및 환경유지

침상주변을 청결하게 유지하는 것은 질환이나 감염으로부터 예방하고 위생적이고 안락한 침상을 제공해주기 위해서입니다.

✚ 침상청결을 제공하기 위한 원칙 및 주의사항

①대상자의 생활공간은 각자의 습관에 맞춰져 있기 때문에 대상자의 동의를 얻어 정리정돈을 합니다.

②대상자가 다니는 곳에 위험 장애요인 물건들은 다칠 수 있으므로 정리하도록 합니다.

③ 대상자가 필요로 하는 물건들은 손이 닿는 곳에 위치하도록 합니다.

④ 물건을 찾기 쉽게 정리하고 물건의 이름을 적어서 수납장소를 알기 쉽게 합니다.

⑤ 시트의 교환 일을 정하여 정기적으로 교환하게 하고 더러워지면 즉시 교환하도록 합니다.

⑥ 담요나 이불은 주기적으로 세탁·교환하도록 합니다.

⑦ 시트 위의 머리카락, 각질, 먼지 등을 제거하고 침대시트를 팽팽하게 당겨놓습니다.

⑧ 와상 대상자의 경우 침구를 반드시 팽팽하게 펴주고 3~5일에 한 번 건조하고 청결한 시트로 교환해줍니다.

✚ 시트 교환방법

① 손을 씻은 후 일회용 장갑을 낍니다.

② 창을 열고 환기를 시키고, 더러워진 시트를 벗겨줍니다.

③ 매트리스 위의 부스러기와 먼지를 제거하도록 합니다.

④ 매트리스 위에 깨끗한 시트를 깔고, 시트 중앙선이 침대 중앙에 오도록 시트를 펴줍니다.

⑤ 머리 쪽의 시트 여분으로 각을 만든 후 매트리스 안으로 넣습니다.

⑥ 옆에 늘어진 시트를 양손으로 매트리스 밑으로 넣습니다.

⑦ 다리 쪽에서 시트를 당겨 주름을 펴고 침대 반대쪽으로 가서 반대쪽도 같은 방법으로 정리합니다.

⑧ 필요한 경우 방수포를 깔아줍니다. 침대 밑으로 늘어진 방수포는 매트리스 밑으로 넣어줍니다. 필요한 경우 방수포 위에 반시트(또는 긴 수건을 사용해도 좋습니다)를 깔아줍니다.

⑨ 커버를 씌운 담요나 이불을 펴서 정리합니다.

⑩ 베개 커버를 바꾸고 머리 쪽 중앙에 놓습니다. 베개 커버의 남은 부분을 안쪽으로 접어넣고 주름을 폅니다. 커버의 입구가 보이지 않도록 출입구 반대편 쪽에 놓습니다.

⑪ 침대 주의를 정리하고 일회용 장갑을 벗고 손을 씻습니다. 창문을 닫습니다.

배변 및 배뇨

화장실 이용을 도와드려야 합니다

언어 의사소통이 불가능한 경우에는 배설행위를 자세히 관찰해야 합니다. 예를 들면, 배설 욕구가 있을 때 노인들은 불안정하거나 흥분되어 있습니다.

인지장애가 있는 노인은 화장실이 어디 있는지 모르고, 화장실을 보아도 화장실인지 깨닫지 못하며 자신이 화장실을 가야 할 필요가 있는지 판단할 수 없을 때가 있기 때문에 종종 실수를 할 수 있습니다. 때로는 방광에 대한 통제능력을 상실하여 소변을 흘리는데 이것을 요실금이라고 합니다. 요실금은 보통 생리 현상을 깨닫지 못하고 화장실을 찾지 못하거나 요로 감염증 또는 부작용으로 인해 의학적 문제로 발생할 수 있습니다.

✚ 어떤 상황에서 화장실 이용을 도와드려야 할까요?

요실금의 징후나 소변을 흘린 흔적이 있는지 찾아봅니다. 예를 들어, 집에 소변 냄새가 난다든지, 옷이 젖어 있다든지, 종이 타월을 속옷에 쓴 흔적이 있다든지, 아니면 속옷을 세탁한 것을 숨기려고 하는 행동들이 있습니다. 이럴 때에는 노인이 평소에 화장실을 얼마나 자주 가는지 알아야 합니다.

배설시 도움이 필요한 정도로 스스로 변기 관리를 할 수 있는지, 변기 사용시에 엉덩이를 올리거나 내릴 수 있는지, 배설시 편안한 체위, 배설 후 신체관리 등의 여부, 배설시 가장 편안한 체위 등의 정보를 가지고 노인의 대/소변 일정을 세워야 합니다. 운동, 섬유질이 많은 음식 그리고 충분한 수분섭취가 변비를 예방할 수 있습니다.

화장실 주기를 관찰하면 환자가 충분한 수분을 섭취하고 있는지에 대하여 알 수 있습니다. 소변이 엷은 노란색이면 노인은 충분한 수분을 섭취한 상태입니다. 만약 소변이 짙은 노란색이면 노인은 탈수상태에 가까이 있습니다.

자가 운동, 알맞은 식사 또는 수분 섭취를 통해서도 변비증상을 해소시키지 못하면 의사와 의논하여 약제를 사용하는 것을 고려해보기를 바랍니다.

✚ 화장실 이용 보조시 자세입니다

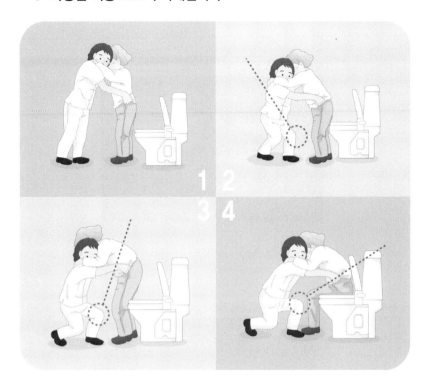

① 먼저 대상자를 변기 가까이 붙여 세우고 보호자 몸에 기대게 하며 보호자는 다리를 앞, 뒤로 벌리고 섭니다.

② 보호자는 무릎을 구부리고 대상자도 무릎을 구부리게 합니다.

③ 보호자는 거의 앉는 자세로 무릎을 굽히고 대상자를 앉기 편하게 해줍니다.

④ 보호자는 무릎을 바닥 가까이에 대고 대상자의 상체를 보호자 쪽으로 지지하게 하며 엉덩이를 변기에 깊이 앉힙니다.

✚ 휠체어를 이용하여 화장실 보조시 자세입니다

① 화장실 바닥에 대상자의 발이 미끄러지지 않도록 고정하여 내려 놓습니다.

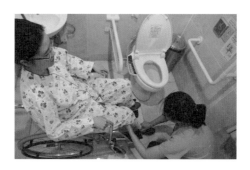

② 대상자의 무릎을 안쪽으로 모은 후 보호자의 양 무릎 사이에 위치 하게 합니다.

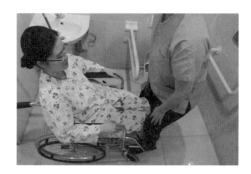

③ 대상자의 허리를 숙여 체중을 앞쪽으로 이동시킨 후 안전 바를 잡도록 합니다.

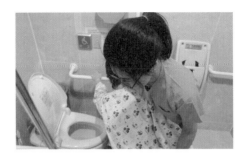

④ 보호자는 대상자의 하의를 잡고 천천히 일으켜 세웁니다(안전 바가 있는 경우 대상자가 안전 바를 잡게 합니다).

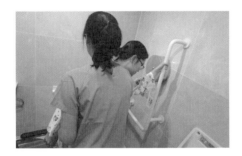

⑤ 대상자의 몸을 회전시켜 변기 위에 안전하게 앉힙니다.

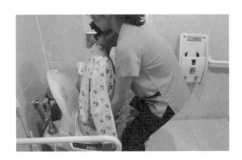

✚ 환경은 어떻게 도와드릴 수 있을까요?

쉽게 벗을 수 있는 옷을 입혀야 합니다. 밤에 화장실에 갈 수 있도록 야간 등을 방에 켜두고, 넓은 시야를 가질 수 있도록 화장실에 불은 켜둡니다.

적당한 안정성과 마찰력을 가진 슬리퍼를 사용하도록 하며, 방에서 화장실로 가는데 걸림돌이 될 수 있는 방해물들을 치웁니다. 걸을 때 보조물로 사용하는 물체들이 있다면 그냥 놔두도록 합니다.

노인이 화장실 가는 길을 알 수 있는 표식이나 그림들을 화장실 벽에 붙이거나 아니면 화장실이 더 잘 보일 수 있도록 바꿉니다. 요실금 패드나 성인용 기저귀와 같은 요실금 제품을 사용할 것을 고려해야 합니다. 취침 전에 수분섭취를 제한해야 합니다.

이동식 변기 사용

거동이 불편하거나 움직이기 어려워 화장실에 갈 수 없을 때 침상에서 이동식 변기를 사용하도록 합니다.

준비물품으로는 이동식 변기, 소변용기, 방수포, 휴지, 물티슈, 호출기(비상벨) 등이 있습니다.

여자 소변기, 대변기	남자 소변기	여자 소변기
이동식 변기	방수포, 방수패드	호출기(비상벨)
이동식 변기	방수포, 방수패드	

✛ 침상에서 이동식 변기 이용하기

① 이불을 필요한 부분만 걷습니다.

② 양 무릎을 구부려 세우고 옷을 발목까지 내린 후 다리를 약간 벌립니다.

③ 한 손으로 허리를 들어 올리고 방수포를 깝니다. 들어올리기 어려운 경우는 수건이나 보자기 등을 이용하여 허리에 끼워 들어올립니다.

④ 들어올리기가 불가능한 경우는 항문이 변기의 중앙에 오도록 변기를 끼워넣습니다.

⑤ 여성의 경우는 소변이 사방으로 튀지 않게 휴지를 세로로 접어 사타구니 사이에 끼워넣습니다.

⑥ 손이 닿는 곳에 호출기를 놓아두고 용변이 끝나면 알리도록 합니다. 안전한 환경이 되었다고 판단이 된다면 노인의 곁을 피해주도록 하고 하복부는 수건 등으로 덮어줍니다.

⑦ 용변이 끝나면 회음부를 닦아주고 변기를 제거한 후 의복과 침구를 원래대로 정리합니다.

⑧ 배설물을 관찰하고 뒤 처리를 한 후 환기를 시킵니다.

✚ 침상에서 이동식 변기 이용하기 예시

① 침대에 대상자를 바로 눕힙니다.

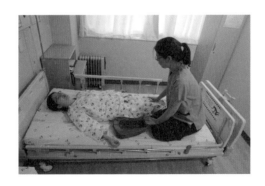

② 한쪽 무릎을 구부려 다리를 세웁니다.

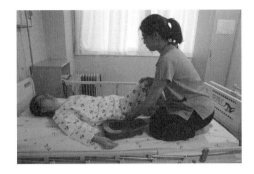

③ 대상자를 완전히 옆으로 눕힌 후, 대변기를 엉덩이에 받칩니다.

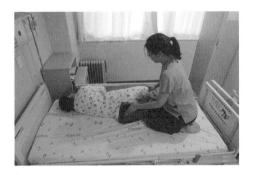

④ 엉덩이가 대변기에서 미끄러지지 않게 눕힙니다.

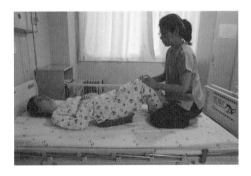

⑤ 대상자가 편한 자세가 되도록 양쪽 다리를 폅니다.

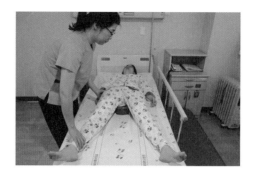

⑥ 앉은 자세가 가능한 대상자는 침대를 세워 용변을 해결하도록 합니다.

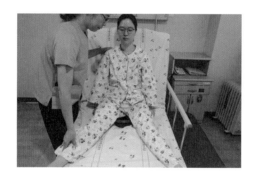

침상에서 변기를 사용하기보다는 가능한 한 침상에서 내려 이동식 변기를 사용하도록 합니다. 앉아있는 자세가 복부에 힘을 주기도 용이하고 누워서 배뇨를 하게 되면 방광에 소변이 남아 있게 되는 경우가 있기 때문입니다.

준비물품으로는 이동식 변기, 휴지, 물티슈, 호출기(비상벨) 등이 있습니다.

✚ 침상에서 내려 이동식 변기 이용하기

① 침대 옆에 변기를 놓습니다.

② 변기로의 이동은 스스로 할 수 있을 때에는 스스로 하도록 하고 가능하지 않을 때에는 보조를 해줍니다.

③ 무릎 아래로 바지를 내리고 불필요한 노출은 하지 않도록 웃옷으로 적당히 가려줍니다.

④ 휴지, 물티슈, 호출기를 잡기 쉬운 곳에 놓고 배설이 끝나면 보호자는 보호자에게 신호하도록 알려줍니다. 보호자의 판단으로 환자가 안전하다고 판단될 때 환자의 프라이버시 보호를 위해 곁을 피해주도록 합니다.

용변을 완전히 끝내면 알리게 하여 뒤처리를 돌봐주고 침대로 돌아가는 것을 돕습니다.

✚ 이동식 변기 이용하기 예시

① 화장실 및 욕조바닥에 대상자의 발이 미끄러지지 않도록 잘 고정하여 내려놓습니다.

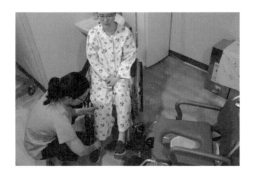

② 대상자의 무릎을 안쪽으로 모은 후 보호자의 양 무릎 사이에 위치하게 합니다.

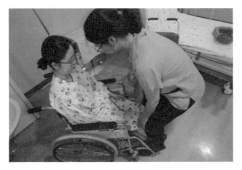

③ 대상자의 허리를 숙여 체중을 앞쪽으로 이동시킵니다.

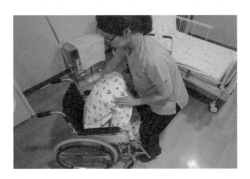

④ 보호자는 이동식 변기가 미끄러지지 않도록 잘 고정한 후, 대상자의 하의를 잡고 천천히 일으켜 세웁니다.

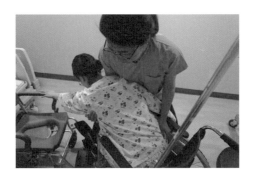

⑤ 대상자의 몸을 회전시켜 안전하게 이동식 변기에 앉힙니다.

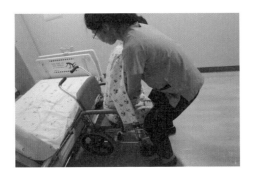

기저귀 사용

＋ 기저귀는 언제 사용하나요?

기저귀를 사용하게 되는 노인은 요의의 호소 없이 소변을 보거나 뇌졸중의 후유증으로 편 마비 등이 있거나 뇌, 신경계의 장애에 의해 방광의 기능이 장애가 있는 경우, 요도, 방광 등의 질병이 있는 경우입니다.

보호자의 입장에서 기저귀를 착용시켜 놓으면 더 이상의 관심을 가지지 않기 때문에 노인이 배설을 특별한 신호 없이 행하는 것을 무관심하게 받아들이게 되면 한층 노인의 감정 표현과 지적 기능을 감퇴시킬 수 있습니다. 따라서 기저귀를 착용시킬 경우, 기저귀를 하는 이유와 격려의 말을 반드시 하고 젖으면 즉시 알리도록 설명합니다.

의식이 없는 노인의 경우 기저귀를 자주 확인하여 젖으면 바로 갈아주어야 피부 짓무름이나 욕창이 발생하지 않습니다. 기저귀를 착용한 후에는 사타구니가 압박을 받고 있지는 않은가, 엉덩이 쪽의 기저귀에 주름이 잡혀 있지는 않은지 확인해야 합니다.

✚ 기저귀 사용은 이렇게 합니다

서 있는 사람의 경우

STEP 01
기저귀의 하얀 흡수면이 몸에 닿도록 하여 양옆으로 펼친 다음, 양다리 사이로 기저귀 앞부분을 잡아당겨 몸에 잘 맞게 고정시킵니다.

누워 있는 사람의 경우

STEP 01
기저귀의 테이프가 달린 쪽을 반으로 접어 위쪽으로 향하게 합니다.

STEP 02
바로 눕히고 테이프가 달린 쪽을 양쪽으로 펼칩니다.

STEP 03
기저귀 앞 부분을 배위로 잡아당겨 테이프를 기저귀 전면에 부착합니다.

변기 사용 주의사항

• 본인 소유의 변기를 가져야 합니다.

• 대, 소변기는 적절한 장소에 두어 눈에 보이지 않게 합니다. 또한 개인 물건과 위생간호를 위해 사용하는 물건들과는 분리해서 보관해야 합니다.

- 변기를 사용한 후 장소를 옮길 때는 깨끗한 덮개를 씌우도록 합니다.

- 변기는 항상 바깥 부분을 만지도록 합니다.

- 변기는 사용 후 씻어서 철저히 말립니다.

이럴 땐 의사에게 문의하세요

- 소변이 회색이나 검붉습니다.

- 소변 속에 점액이 포함되어 있습니다.

- 소변량이 정상보다 많거나 감소합니다.

- 배뇨통이나 배뇨 곤란이 있습니다.

- 실금이 있습니다.

- 대변이 딱딱하고 건조하거나 물 같습니다.

- 대소변에서 악취가 심하게 납니다.

- 배변을 6-7일 이상 하지 못합니다.

- 대변이 흑색 또는 검붉은색 또는 적색, 백색입니다.

- 변이 하루 3~6회 이상 설사가 있습니다.

피부/상처간호

노인의 피부관리 요령

+ 목욕

미지근한 물에 가벼운 목욕을 하는 것이 좋으며, 뜨거운 물이나 장시간의 목욕은 피하는 것이 좋습니다. 노인의 피부는 대단히 건조하면서도 얇으므로 매일 전신 목욕이나 샤워는 피합니다. 목욕시 욕조에 오일(oil)을 넣어 사용하는 것도 좋고 보습제를 듬뿍 사용해 피부가 건조해지는 것을 예방하여야 합니다.

🞣 화장품

크림제는 피부를 유연하게 하고 피부의 변화에 의한 가려움이나 자극을 방지하므로 사용하는 것이 좋습니다. 알코올류는 피부를 건조하게 하므로 크림과 로션을 선택할 때 설명서를 읽어 알코올이 포함되지 않은 제품을 선택합니다. 피부를 건조하게 하지 않는 중성 비누를 사용하는 것이 좋습니다. 자외선 차단제를 매일 사용합니다. 단, 크림, 로션 및 영양크림이 노인성 피부를 젊은 피부로 바꾸어주지 않는다는 것을 염두에 두어야 합니다.

🞣 운동과 휴식

항상 적당한 운동을 규칙적으로 하여 탄력성을 유지할 수 있도록 합니다. 피로하지 않도록 적당한 활동과 휴식을 하는 것이 좋습니다.

하루 2리터 이상의 물을 마셔 수분공급을 해야 합니다.

🞣 옴 관리요령

① 진드기 감염에 의한 소양감(아프고 가려운 느낌)이 심한 전염성 피부질환으로, 주로 야간에 사람 피부의 가장 겉 부분인 각질층 내에 굴을 만들고 이때 진드기에서 나오는 분비물이 알레르기 반응을 유발하여 밤에 가려움증이 심해집니다. 위생상태가 좋아지면서 감소하다가, 요양원이나 집단생활이 늘어나면서 다시 증가하는 추세입니다.

② **어떤 증상이 나타나나요?** : 감염 후 4~6주경에 증상이 나타납니다. 진드기는 피부에서 알을 낳고 알은 3주 정도면 어미로 변하며 가려워서 긁었을 경우 진드기와 알이 손톱에 묻어 감염됩니다. 주로 손가락 사이, 팔이 접히는 부분, 가슴, 발등, 팔꿈치, 겨드랑이, 생식기, 엉덩이 등에 잘 생기며 약간의 융기되고 지름이 약 1cm 정도되는, 핑크빛 또는 붉은 색의 점이 생기고 특히 밤에 무척 가렵습니다.

③ **어떻게 치료하나요?** : 옴은 발진의 모양을 보고 진단하며, 피부를 긁어 현미경으로 확인합니다. 치료는 목 이하의 전신에 항기생충 로션을 바른 후 8~24시간 이내에 씻어내는 방법을 이용합니다. 치료용 연고를 바르면 가려움증이 사라지며, 1~2주간 치료하면 다른 증상도 없어집니다. 개인위생을 철저히 하고 내의 및 침구류를 삶아서 빨거나 의류 및 침구류를 소독합니다. 치료하지 않으면 수년간 지속될 수 있습니다.

Tip 대상자는 물론, 동거가족이나 요양보호사도 동시에 치료해야 합니다.

가정에서의 상처소독

✚ 상처를 만지기 전에는 반드시 손을 깨끗하게 씻어야 합니다

손위생은 가정 효과적인 감염예방 방법으로 면역력이 저하된 환자나 감염에 취약한 상처에 소독 전과 후로 꼭 실시해야 합니다.

상처를 소독할 경우 과도하게 축축하지 않고 적절한 습윤상태를 유지해야 하며 이물질이 있는 경우 제거하고 상처를 외부손상으로부터 보호해야 합니다. 상처가 깊은 경우 가볍게 공간을 채워주고 상처에 죽은 조직이 있는 경우는 제거를 위해 진료가 필요합니다.

+ 상처치료의 원칙

① **피부에 붉은 반점이나 발적이 생긴 경우** : 압력이 가해지지 않도록 자세변경과 피부보호를 할 수 있는 피부보호크림이나 폼(form)을 적용합니다.

② **깊지 않은 가벼운 상처가 생긴 경우** : 멸균 생리식염수로 세척 후 드레싱 제품을 사용합니다. 주로 하이드로 콜로이드제품(듀오덤, 컴필, 이지덤 등) 등을 사용합니다. 하지만 분비물로 인해 주위피부에 상처를 입게 될 경우 분비물을 흡수할 수 있는 폴리우레탄 제제(메디폼, allevyn) 등 폼 제제를 사용하도록 합니다.

③ **물집이 터지지 않는 경우** : 그대로 흡수될 수 있도록 하거나, 흡인(aspiration) 후 분비물을 흡수할 수 있도록 폼 제제(메디폼, 알레빈 ,바이아테인, 메필렉스 등)를 사용합니다. (화상은 균감염을 주의하여야 합니다.)

④ **출혈이 있는 경우** : 깨끗한 거즈나 손수건으로 상처를 눌러 지혈하고 상처를 심장보다 높이 들면 지혈에 도움이 됩니다.

⑤ **감염이 의심되거나 감염이 있는 경우** : 통증과 홍반, 부종, 열감, 화농성 삼출물 등의 상처가 감염되었을 경우 betadin을 적용하여 소독을 하며 항균, 제균 제품(베타폼, 솔박, 등)을 사용하기도 합니다. 세척용액을 잘 보관하고 사용한 용액은 바로 버려 교차 오염을 줄입니다. 전신감염

의 위험성이 높으므로 빠른 시일 내에 진료가 필요합니다.

⑥ **상처가 크거나 가피가 덮여 있을 경우** : 안쪽에 감염가능성으로 진료가 필요합니다.

✛ 드레싱 방법

① **상처세척** : 상하로 긴 상처는 위에서 아래로 안에서 밖으로 닦고 원형의 상처는 안에서 밖으로 원을 그리면서 닦습니다. 그리고 거즈로 닦는 경우 심하게 문지르지 않습니다. 멸균 생리식염수로 사용하여 깨끗이 하고 상처 부위는 손으로 건드리지 않도록 합니다. 세척하면 이물질이 자연스럽게 떨어져 나가 상처의 오염을 최소한으로 줄여줍니다(한쪽 방향으로 소독하는 것은 상처의 재오염과 그로 인한 감염을 막기 위함입니다).

주사기를 사용할 경우 조직에 상처를 입힐 수 있으므로 바늘을 빼고 부드럽게 세척합니다.

② **상처건조** : 마른 거즈를 사용하여 상처부위를 살짝 눌러 습기를 흡수하여 건조시킵니다.

③ **가장자리** : 상처 가장자리가 폐쇄된 경우 가장자리를 살짝 뜯어 상처의 가장자리에 새로운 조직이 나타날 수 있도록 합니다.

④ **상처와 상처주위 피부보호** : 삼출물의 분비량에 따라 주위피부가 젖어 있을 경우는 주위피부의 홍반 등 더 깊은 조직손상을 의심할 수 있어 적절한 드레싱 교환시기를 알 수 있습니다. 피부보호필름이나 연고 등을 사용하여 피부보호를 하기도 하고 욕창이 잘 생길 수 있는 부분은 예방적으로 폼 드레싱을 사용하기도 합니다.

✛ 상처소독

소독이란 상처면을 보호하기 위하여 무엇인가로 상처를 덮어주는 것을 말합니다. 초기 상처에서는 적절한 드레싱제재를 선택하여 치료를 통해 상처 치유를 촉진하는 것이 좋으며, 이 또한 흉터를 적게 남기는 결과를 가져오게 됩니다.

① **거즈 소독** : 거즈를 이용하여 상처면을 치료하는 것으로 경제적이고 상처의 삼출물 흡수 및 보호의 기능을 가집니다. 하지만 습윤 환경 유지, 세균감염에의 취약점, 상처에 찌꺼기를 남기는 등의 단점이 있어 상처 치유 촉진의 기능과는 상관없는 단순 보호가 필요한 창상에 주로 적용합니다.

② **습윤 소독** : 상처의 딱지를 형성시키지 않고, 습윤 상태로 폐쇄유지했을 때 상처 치유 속도는 빠르게 됩니다. 이러한 습윤 소독의 목적은 상처를 밀폐해서 습윤 상태를 유지시켜주기 위한 것으로, 밀폐할 때 상처면 뿐만 아니라 주위 정상 피부까지도 밀폐되어 습윤 상태가 주위 정상 피부에 침연(피부가 물러져서 벗겨짐)을 일으킬 수 있게 됩니다. 따라서 상처의 종류와 상태에 따라 적절한 소독제재를 사용하여야 하며 상처의 넓이나 깊이가 심할 때는 전문가에게 상담 후 적절한 드레싱제제를 선택하는 것이 중요합니다.

• 폴리우레탄(form 드레싱)

상처부위에서 생기는 각종 진물의 흡수와 상처 부위와 손상되기 쉬운 상처주변피부의 습윤과 보호 역할을 하기 때문에 분비물 정도에 따라 교체해줍니다.

- 하이드로콜로이드(Hydrocolloids)

소량에서 중간 정도의 분비물이 있을 경우와 2도 화상 등에 사용합니다. 겔을 형성하여 상처표면의 치유환경유지와 삼출물 흡수, 괴사조직의 제거에 효과적으로 분비물 정도에 따라 교체해줍니다.

✛ 가장 효과적인 소독제는 무엇인가요?

많은 사람들이 소독을 위해 포비돈-요오드(베타딘), 멸균식염수 등의 소독제를 사용합니다. 대부분의 소독제는 독성을 나타내서 상처치유를 지연시키며 접촉성 과민반응을 일으킬 수도 있으므로 개방성 상처에는 사용하지 않습니다. 만약 감염이 의심될 경우라면 베타딘을 사용하기도 하나 집에서는 보통 깨끗한 생리식염수면 충분합니다. 알코올이나 헥시타놀 등은 피부를 건조시켜 자주 사용할 경우 화학적인 화상을 일으킬 수도 있어 사용하지 않습니다.

① **생리식염수** : 독성이 가장 낮아 가장 흔하게 사용됩니다. 감염률을 낮추고 상처치유를 돕는 데 있어 생리식염수가 가장 효과적입니다. 하지만 다른 세척액에 비해 괴사된 상처를 효과적으로 씻어낼 수 없다는 것이 단점입니다. 식염수 용기를 개방한 후에는 세균이 성장할 수 있으므로 용기를 개방한 이후 빠른 시일 내에 사용하도록 합니다.

② potadine(betadine) : 흔히 상처 났을 때 바르는 빨간 약으로 세균, 곰팡이, 포자 등 다양한 병원균에 효과적인 광범위 살균제입니다. 건강한 세포까지 영향을 미쳐 상처치유를 지연시킬 수 있으므로 감염위험성이

높은 상처, 수술 전 소독 등 꼭 필요한 상황에 한해 사용하도록 합니다. 요오드에 알레르기가 있는 자, 임신부, 신생아, 갑상선 질환자에게 사용하는 것은 금기입니다.

✚ 의료기관에서 치료가 필요한 상처

① 상처부위에 감각이 없거나 움직이기 힘든 경우

② 상처부위의 이물질이 쉽게 제거되지 않는 경우

③ 지혈이 되지 않는 상처

④ 통증이 심한 상처

⑤ 동물에 물린 상처

⑥ 감염의 증후(열, 부종이나 발적)가 있는 경우

⑦ 출혈과 감염의 우려가 높은 자상이나 많이 벌어진 상처, 만성적이거나 재발하는 상처가 크거나 깊은 상처는 의료기관에서 치료가 필요합니다.

✚ 상처치료의 오해와 진실

① 화상을 입었을 때는 소주를 사용한다? : 소주에 알코올 성분이 있어 화상 부위 소독이 가능할 거라는 생각을 할 수 있지만 소주는 소독용으로 사용하기에는 알코올 함량이 낮아 소독의 효과가 없습니다. 화상을 입었을 땐 흐르는 찬물에 15~20분간 열을 식혀주어야 하며, 가까운 병원을 찾아 제대로 된 응급처치 및 치료를 받아야 합니다.

② 상처 부위는 과산화수소로 소독하면 된다? : 지금도 많은 가정에서

사용하는 방법으로, 놀다가 다치거나 넘어져서 다친 상처에 과산화수소를 붓는 경우가 있는데, 이렇게 하면 상처 부위에 흰 거품이 일어 소독이 되는 것처럼 보이지만 실제로는 아니며 오히려 피부조직을 손상시킬 수 있습니다. 과산화수소를 상처 부위에 뿌리면 박테리아를 죽이는 과정에서 건강한 세포까지 함께 죽이기 때문에, 이로 인해 상처가 덧나거나 치유과정이 지연될 수 있습니다. 과산화수소 대신 흐르는 물로 깨끗이 씻어내도록 합니다.

③ 딱지가 생겨야 잘 아물고 있다는 신호다? : 딱지가 상처 부위를 막아 감염을 예방해주기 때문에 상처가 호전되는 과정 중 필수라고 생각하는 사람들이 많습니다. 하지만 딱지는 상처 부위의 피, 고름, 진물 등이 마르면서 생긴 껍질로 진물의 경우 말라 없어지게 되면 상처 회복이 늦어질 수 있으므로 딱지가 생기지 않도록 하는 것이 좋습니다. 딱지가 생겼는데 그 크기가 작다면 그대로 두는 것이 좋고, 고름이 나온다면 떼어내는 것이 좋습니다.

생체 징후 파악

체온, 혈압, 맥박, 호흡, 혈당 측정

생체 징후, 즉 활력 징후는 혈압, 맥박, 호흡, 체온 등 생물이 살아있다는 것을 알려주는 증거가 되는 것들을 의미합니다. 환자를 진찰할 때에 의료진들은 기본적으로 생체 징후를 관찰합니다. 노인을 돌봄에 있어서 생체 징후를 파악하는 것은 매우 중요한 일이기 때문입니다. 생체 징후의 이상을 신속하게 확인할수록 그만큼 빠른 진단이 가능해지고, 진단에 따라 알맞은 처치를 가능하게 하기에 노인의 건강을 유지하는 데 있어 생체 징후는 중요한 역할을 합니다.

노인이 호소하는 증상은 뚜렷하지 않은 경우가 대부분입니다. 그러나 노인 스스로 어떤 증상이 있는지 확실하게 알고 있음에도 그에 대해 정확하게 표현하지 못하는 경우도 많이 있습니다. 그렇기 때문에 노인을 돌볼 때에는, 그들의 생체 징후를 확인하고 이상을 감지하여 빠르게 조치를 취할 필요가 있습니다. 노인의 이상 증상들은 패혈증, 심근경색증 등의 심각한 질환을 나타내는 것일 수도 있고, 호흡수의 변화나 발열 등의 증상처럼 폐렴 등의 감염증을 나타내는 것일 수도 있습니다.

혈압

혈압은 혈액이 혈관 속을 흐르고 있을 때 혈관벽에 미치는 압력을 말합니다. 심장이 펌프질을 하려고 수축하면서 혈액을 짜내면 혈액이 동맥 속으로 밀려나는데, 이때의 혈압을 수축기 혈압이라고 부릅니다. 그리고 반대로 혈액을 다 짜내고 나서 다시 심장이 원래대로 펴지게 될 때의 혈압을 이완기 혈압이라고 합니다.

수축기 혈압과 이완기 혈압과의 차이를 맥압이라고 하는데, 심장에서 펌프질로 내보내는 혈액의 양 자체가 늘어나거나 혈관이 굳거나 막혀서 탄력성이 떨어지게 되면 맥압은 증가합니다.

일반적으로 정상 혈압은 수축기 혈압 120mmHg, 이완기 혈압 80mmHg를 말하는데 이 수치가 아니라고 해서 반드시 저혈압이거나 고혈압인 것은 아닙니다.

■ 목표 혈압

미국 고혈압합동위원회(Joint National committee, JNC) 8차(2014)

60세 미만	140/90mmHg 미만
60세 이상	150/90mmHg 미만

　　대한고혈압학회(The Korean Society of Hypertension)는 진료실 혈압 측정
시 고혈압의 진단기준을 140/90mmHg, 가정혈압 측정시 고혈압 진단
기준을 135/85mmHg로 제시하였습니다. 이는 의료진이 없는 편안한
환경에서의 혈압 측정을 고려한 것입니다. 최근 대한고혈압학회는 홈페
이지 등을 통해 올바른 가정혈압 측정을 위한 여러 주의사항을 지키도
록 권하고 있습니다.

측정 전, 꼭 기억해주세요!

아침	저녁	화장실 다녀온 후	측정 전 30분
• 약물 복용 전 • 식사 전 측정	잠자리에 들기 전 측정	5분간 휴식 후 측정	이내 흡연 및 카페인 섭취 금지

올바른 가정혈압 측정 3가지

1. 의자에 등을 기대 앉아 혈압 측정 준비
2. 커프를 위쪽 팔, 심장 높이에 착용
3. 측정 후 혈압 수첩에 측정치를 모두 기록

가정에서 측정한 혈압이 기준보다 높거나 낮다고 해서 임의로 혈압과 관련된 약제를 복용하지 마세요. 혈압 측정 자체에 영향을 미칠 수 있는 요소가 많기 때문에 반드시 전문의와 상의하여야 합니다.

✛ 주의사항은 다음과 같습니다

먼저 아침에 약물복용 전과 식사 전, 2회 혈압을 측정합니다. 그리고 저녁에도 잠자리에 들기 전에 2회 혈압을 측정합니다. 혈압측정 전 화장실에 다녀왔다면 화장실을 다녀온 다음 5분 정도는 쉬고 나서 혈압을 측정합니다. 이때 혈압을 측정하기 전 30분 정도는 혈압 변화에 영향을 미칠 수 있기 때문에 흡연을 하거나 카페인을 섭취하지 말아야 합니다. 또한 혈압을 측정할 때에는 편안하게 의자에 등을 기대 앉아서 측정하여야 하며, 혈압 커프는 위쪽 팔이 심장 높이에 가도록 하여 착용해야 합니다. 측정 후에는 혈압 수첩에 측정치를 모두 기록해두는 것이 바람직합니다.

나이가 들면 혈관은 점차 딱딱해지는 경향이 있습니다. 혈관이 딱딱하면 심장이 펌프질을 할 때 더 많은 힘이 들기 때문에 수축기 혈압은 높게 측정됩니다. 따라서 이완기 혈압은 비교적 젊은 시절처럼 유지되지만 그에 비해 수축기 혈압만 오르는 현상이 노인에게서 흔히 관찰됩니다. 그러나 이것은 특정 질환이 원인이 된다기보다는 나이 들어감에 따른 현상인 경우가 대부분입니다.

일반적으로 고혈압이 있을 때 느끼는 증상은 두통, 이명, 어깨결림, 가슴 두근거림 등입니다. 고혈압은 우리 목숨을 위협할 수 있는 여러 합병증을 일으키기도 하는데 뇌출혈, 고혈압성심부전, 신부전, 안저출혈 등의 원인이 됩니다. 또한 뇌경색이나 심근경색을 일으키기도 합니다. 고혈압은 어느 정도 진행되기 전까지는 개인이 눈치챌 수 있을 정도로 뚜렷한 증상이 나타나지 않습니다. 따라서 몸에서 이상을 느낄 때에는 이미 어느 정도 진행되어 있는 경우가 많기 때문에 평소 혈압 측정에 관심을 가져야 합니다.

노인에게서 고혈압은 질환 그 자체일 수도 있지만 심장의 문제나 다른 질환에 의해서 유발되는 하나의 증상일 수도 있습니다. 그렇기 때문에 노인 대상자가 다른 질환을 가지고 있는지 파악해두어야 할 필요성이 있습니다. 또한 노인 대상자가 대/소변을 보기 위해 힘을 주거나, 여러 감염증으로 발열상태에 있어 몸에 불편감을 느끼는 경우에도 혈압은 상승하게 됩니다. 따라서 노인을 돌봄에 있어서는 대상자가 안정상태에서 측정한 혈압인지를 파악하는 것이 중요합니다.

저혈압의 가장 흔한 증상은 바로 전신의 권태감입니다. 또한 두통, 현기증, 어깨결림, 눈의 피로감, 이명, 불면증, 두근거림, 숨참, 식욕부진, 메스꺼움, 위장의 더부룩함과 같은 증상을 느끼기도 합니다.

노인의 경우는 기립성 저혈압(낮은 자세에서 높은 자세로 변경할 때 혈압이 순간적으로 낮아지면서 실신을 유발하는 것)이 흔하게 나타날 수 있기 때문에, 체위에 따라서 혈압이 달라질 수 있음을 충분히 이해하여야 합니다. 그러나 단순히 나이가 들어가기 때문에 자연스럽게 기립성 저혈압이 발생하는 것은 아니기 때문에 원인질환이 있거나 혈압을 떨어트리는 약물을 복용하고 있는지 확인이 필요합니다.

기립성 저혈압이 있는 노인의 경우 낮은 자세에서 일어나거나 누운 자세에서 일어날 경우 어지럼증을 호소할 수 있으니 주의가 필요합니다. 자세를 변경할 때 서서히 단계를 밟아가면서 움직이면 어지럼증을 어느 정도 완화할 수 있습니다.

맥박

심장이 펌프질을 하면 혈액이 동맥 속에서 늘어다 줄었다 하게 되고, 이 과정에서 동맥 역시 늘었다 쪼그라들었다 하게 됩니다. 우리는 바로 이러한 동맥의 변화를 맥박이라고 부릅니다. 노인의 경우 큰 문제가 없을 경우 성인기와 비슷한 맥박을 유지합니다. 그러나 나이가 들어감에 따라 심장 근육이 변화하게 되어 이로 인해 맥박은 서서히 감소하여 대개 성인의 것보다 느려집니다.

일반적으로 맥박은 1분에 50~60회에서 90~100회 사이로 50~60회보다 낮을 때 서맥이라 합니다. 하지만 서맥이라고 해서 반드시 질환 상태에 놓여 있다는 것을 의미하지는 않습니다. 오히려 운동을 많이 하는 사람들은 활동량이 많아 심장이 크기 때문에 한 번 심장이 펌프질 할 때 내보내는 혈액량이 충분하여 일반인보다 맥박이 느린 경우가 많습니다. 이 경우에 서맥은 큰 문제가 되지 않습니다.

그러나 서맥은 갑상선 기능 저하증, 저체온증 등이 있을 때에도 발생합니다. 따라서 서맥과 관련하여 불편감을 느끼거나 일상생활에 어려움이 있다면 전문의를 찾아가 확인해보는 것이 좋습니다.

반면, 맥박이 1분에 90~100회 이상이면 빈맥이라고 부르는데, 운동을 전혀 하지 않거나 체력이 약한 사람의 경우에는 맥박을 측정했을 때 빈맥인 경우가 많습니다. 이러한 사람들은 운동을 꾸준히 함으로써 정상 맥박으로 돌아올 가능성이 충분히 있지요. 하지만 협심증, 심부전증 또는 심근경색증 등의 심장질환이 있는 사람에게서 빈맥이 나타나는 것은 좋지 않은 현상입니다. 그렇기 때문에 이런 질환을 가지고 있는 노인의 맥박이 갑작스럽게 증가할 경우에는 즉시 전문의를 통한 상담을 받는 것이 바람직합니다. 또한 빈맥은 빈혈, 갑상선 기능 항진증, 발열, 감염증 또는 저혈당 등을 원인으로 유발될 수도 있기에 다른 생체 징후와도 연관지어서 생각해야 합니다.

부정맥은 서맥이나 빈맥과 동반되어 나타나기도 하고 그들 없이 혼자 나타나기도 합니다. 부정맥은 맥박이 일정한 속도로 나타나지 않아 엇박자를 보이거나, 갑작스럽게 빨라지거나 느려지는 것을 말합니다. 이는 심장 자체의 기능저하나 심장의 펌프질을 위해 전기자극을 전달하는 데에 문제가 있음을 나타내는 지표가 됩니다. 부정맥은 심각한 질환을 의미할 수도 있지만 반드시 그렇다고는 얘기할 수 없습니다. 또한 증상이 있을 수도 있고 없을 수도 있지요. 물론, 부정맥이 있을 경우 두근거림, 어지러움, 실신, 호흡곤란, 흉통 등의 증상을 경험하기도 합니다. 또한 부정맥이 심하면 사망할 수도 있기에 이러한 증상이 있고 질환을 의심한다면 전문의를 찾아가 증상에 대하여 이야기 하고 정밀검사를 받을 필요가 있습니다.

맥박수의 변화는 지나친 스트레스, 불안 등 감정변화, 카페인이 많이 들어 있는 음료수(커피나 콜라, 차 등) 섭취, 수면부족, 음주, 흡연 등의 요소로도 변할 수 있습니다. 따라서 노인의 평소 생활습관, 식습관에도 주의가 필요합니다.

체온

체온은 우리 몸의 온도를 의미합니다. 사람의 체온은 어느 부위에서 측정하느냐에 따라 조금씩 차이가 있습니다. 일반적으로 겨드랑이의 정상 체온은 $36 \sim 37\,°C$이나 입안의 체온은 이것보다 $0.2 \sim 0.3\,°C$ 높습니다. 또한 항문에서는 $36.4 \sim 37.5\,°C$로 겨드랑이보다 $0.5\,°C$ 정도 높습니다. 체온은 같은 사람이더라도 하루 동안 어느 정도의 변화를 보이며, 낮 동안에는 밤 동안보다 높은 편이지만 정상에서 그 폭은 보통 $1\,°C$ 이내입니다. 노인의 경우에는 성인기에 비하여 전반적인 신체기능이 약화되어 있고 활동이 부족하기 때문에 체온을 조절하는 기능이 원활하지 않아 성인기의 일반 체온보다 0.5℃ 정도 낮은 것이 보통입니다.

　일반적으로 고체온, 즉 열이 발생하는 것은 염증, 세균, 감염, 신경계 장애나 탈수 등에 의하여 몸 안의 체온이 높아진 것으로 볼 수 있습니다. 37.1~38.2℃ 정도는 미열로 보고 그 이상을 고열이라 하는데, 38.5℃ 이상의 열이 있는 경우 불편감, 탈수증, 오한이 발생하거나 식욕이 없어질 수 있고 39℃ 이상이 되면 섬망이 일어나 헛소리를 하는 등 알 수 없는 행동을 동반할 수 있습니다. 그리고 40.5℃ 이상이 되면 전신에 경련이 있을 수 있고, 혼수상태에 빠질 가능성이 높아지며, 44.5℃ 이상의 고열이 지속되면 신체조직의 파괴가 일어나게 되어 사망하게 됩니다. 물론 사람마다 차이가 있기에 이처럼 순차적으로 증상이 일어난다고 단정지을 수는 없습니다. 또한 운동을 한 직후나 스트레스 상황에 있을 때에는, 체온이 상승하게 되기에 여러 요인을 고려하여 체온의 이상을 확인하여야 합니다.

　저체온은 보통 사람의 몸이 35~32℃ 사이의 온도인 것을 말합니다. 저체온의 원인은 과하게 몸의 열이 소실되었거나 스스로 몸에서 열을 생산하지 못했거나, 체온을 조절하는 기관에 문제가 생긴 것으로 볼 수 있습니다. 저체온 상태에서는 대사기능이 감소하여 호흡과 맥박이 감소합니다. 몸 안에 산소를 싣고 혈액이 이동하는 속도 자체도 함께 늦어지기 때문에 순환은 느려지고 혈압도 낮아집니다. 처음에는 몸이 떨리는 정도의 증상만이 나타나고 이후에 냉감과 오한이 동반되기 시작합니다. 피부는 창백하고 축축해지고 앞서 말했듯이 저혈압이 있을 수 있습니다. 소변량은 감소하게 되고 몸이 잘 움직이지 않게 되며 심하면 섬망 증상이 나타나며 잠에 빠지듯이 혼수상태로 이어져 사망할 수도 있습니다. 노인의 심장 문제는 저체온과 연관되어 있는 경우가 많고 심하지 않은 저체온에도 정상 면역반응을 일으킬 수 없는 등의 중대한 변화가 발생합니다. 따라서 적극적으로 체온 소실을 예방해주어야 하며, 보온 담요 등을 이용하여 적극적으로 가온에 힘써야 합니다.

돌봄 대상자가 고체온인 경우 미온수 물수건으로 몸을 닦아 열을 배출하는 것을 돕거나 서늘한 환경을 유지해주는 것이 도움이 될 수 있습니다. 또한 의복과 침구는 항상 건조하게 유지해주는 것이 좋으며 열이 나면서 수분이 많이 빠져나가기에 수분섭취를 도와주고, 입이 건조한 것을 해소해주기 위해 물에 적신 거즈를 입에 대주는 등의 도움을 주어야 합니다.

저체온인 경우에는 반대로 몸을 따뜻하게 해주는 것이 중요합니다. 전기담요나 더운물 주머니를 적용해주는 방법이 도움이 됩니다. 손을 비비거나 움직일 수 있다면 근육활동을 할 수 있도록 몸을 움직이도록 해주는 것이 좋습니다. 또한 처음부터 체온이 소실되지 않도록 추운 환경에서는 미리 알맞은 의복을 적용하는 등의 예방책을 사용하는 것이 바람직합니다.

그러나 이는 어디까지나 증상을 완화시켜주는 것으로 완전한 치료책은 될 수 없기에 고체온, 저체온이 지속되어 상태가 점차 악화되는 것을 막기 위해서는 가까운 병/의원을 찾아 도움을 요청하는 것이 바람직합니다.

노인은 뜨겁거나 차가운 것에 대해서 민감하지 못한 경우가 많습니다. 따라서 온열기구 등을 사용할 때에는 항상 화상에 주의하여야 하며 장기간 같은 부위에 온열기구가 닿지 않도록 해야 합니다. 마찬가지로 냉찜질 시에도 계속 같은 부위에 닿지 않도록 주의하여야 하며 수건 등으로 감싸서 피부에 직접적으로 닿지 않도록 합니다.

호흡

호흡은 개인이 숨을 쉬는 것을 말합니다. 즉 숨을 들이쉬고 내쉬는 과정을 통해서 주위 환경에서부터 산소를 공급받고 이산화탄소를 내뱉는 과정을 의미합니다. 일반적으로 건강한 사람은 매분 16~20회 정도 호흡합니다. 운동하거나 흥분했을 경우 호흡수는 정상적일 때보다 조금 상승하게 되고, 반면 잠을 자거나 안정한 상태에 있으면 감소하는 경향을 보입니다. 호흡수가 이상하게 증가된 상태를 빈호흡이라고 하는데, 이는 각종 폐질환, 발열, 빈혈시에 볼 수 있습니다. 반면 완서호흡은 호흡수가 감소한 상태를 말하는데, 아편 등에 중독되거나, 당뇨병으로 인해 혼수가 발생했거나, 요독증이 있거나 할 경우 나타납니다.

호흡수와 호흡패턴은 노인기로 넘어가도 크게 변화가 없습니다. 그러나 노인기에 들어서면 점차적으로 호흡에 사용되는 근육, 폐 자체의 탄력, 그리고 갈비뼈의 유연성 등의 기능이 감소되어 호흡 자체에 많은 힘을 사용해야만 합니다. 노인기에는 호흡하면서 갈비뼈를 확장시키기 위해서 횡격막에 의존하는데, 누워 있는 자세에서는 횡격막의 움직임에 힘이 더 많이 필요하게 됩니다. 따라서 누워 있을 때에 호흡이 어려워집니다. 이때 배게 몇 개를 등 뒤에 고여 상체를 높인 자세를 취해주면 숨을 쉬기 편해지는 효과를 볼 수 있습니다.

만약 노인에게서 빈호흡, 완서호흡을 포함한 호흡곤란이 나타났다면 호흡기계 질환이나 다른 질환을 의심해보아야 합니다. 빈호흡은 저산소증, 산증 등의 질환이 있다는 실마리가 될 수 있기 때문에 주의 깊은 관찰이 필요합니다. 노인에게서 흔한 호흡기계 질환은 폐렴, 천식, 만성 폐쇄성 폐질환, 성인호흡곤란증후군 등입니다. 이들 질환 모두에게서 호흡수 증가나 산소포화도의 저하는 동반될 수 있습니다. 심한 경우 피부가 파랗게 질리는 등 청색증이 나타날 수도 있고 몸 안에서 요구되는 산소량이 계속 부족해지면 전신 상태가 저하되어 혼수상태에 이를 수도 있습니다. 심하면 사망에 이르기도 합니다. 따라서 호흡곤란이 의심된다면 심각한 상황으로 이어지기 전에 빠르게 인근 병/의원을 방문하는 것이 필요합니다.

갑작스럽게 호흡곤란이 일어나는 상황이라 하면 "식사를 하다가 음식물이 기도로 넘어가 청색증이 심해지고 질식하는 경우", "갑자기 숨을 안 쉰다거나 청색증을 보이는 경우", "기침 가래가 많은데 스스로 가래를 뱉지 못해 가래 소리가 심하고 숨을 잘 못 쉬는 경우" 등을 말할 수 있습니다.

혈당

노인기에는 당 섭취를 하느냐 안 하느냐에 따라 그 혈당이 크게 달라집니다. 필요량보다 조금만 많이 당을 섭취해도 혈당은 빠르게 오르고, 필요량보다 조금만 적게 섭취해도 쉽게 저혈당에 빠집니다. 따라서 혈당 조절을 위해 아예 음식을 적게 섭취하는 방법보다는 과일, 채소, 곡물 등의 혼합 탄수화물을 증가한 식이형태로 섭취하는 것이 바람직합니다. 보리, 메조, 메밀, 노란콩, 검정콩 등의 식이를 섭취할 경우에 비교적 낮은 수치의 혈당을 유지할 수 있습니다. 요즈음의 식생활 형태는 탄수화물이 감소하고 지방이 증가한 형태이기에 보다 식생활에 주의하여야 합니다.

우리는 공복시 혈당치가 126mg/dl 이상, 식후 2시간에도 혈당치가 200mg/dl 이상인 경우를 당뇨병이라고 말합니다. 고혈당은 뇌졸중, 당뇨망막증, 백내장, 녹내장, 구강질환, 폐렴, 폐결핵, 협심증, 심근경색, 당뇨병성 신증, 성 기능 장애, 말초신경병증, 자율신경병증, 피부질환, 발질환까지 전신에 걸쳐서 치명적인 합병증을 일으킵니다.

■ 혈당 기준

	정상	공복혈당장애	당뇨병
공복 혈당	/100mg/dl 미만	100~125mg/dl	126mg/dl 이상
식후 2시간 혈당	140mg/dl 미만	140~199mg/dl	200mg/dl 이상

내당능장애

고혈당으로 나타나는 대표적인 급성 합병증은 바로 케톤산혈증과 고혈당성 고삼투압성 혼수입니다.

✚ 고혈당

몸에서 고혈당 상태를 해결하기 위해서 몸에 저장된 지방을 태워서 에너지원으로 사용하려 할 때 케톤이라는 물질이 생성되는데, 이 케톤이 과다하게 쌓여서 산증을 유발하는 것이 케톤산증입니다. 마찬가지로 지나친 고혈당 상태에서 삼투압 작용에 의해서 사람 몸의 조직에 들어 있던 수분이 혈관으로 이동하게 되어 고혈당성 고삼투압성 혼수상태가 되기도 하는데, 이때 뇌에 있는 수분까지 혈관으로 이동하는 경우에는 뇌 손상까지도 일어날 수 있습니다. 둘 다 혈당을 빠르게 낮추지 않으면 혼수상태에 빠지거나 사망할 수도 있습니다.

케톤산증의 증상은 급격한 구갈, 다음, 식욕저하, 메스꺼움, 구토, 체중감소, 피부점막의 건조, 혈압 저하, 쇼크, 과다호흡, 아세톤 냄새 등이며, 고혈당성 고삼투압성 혼수의 증상은 참기 어려운 갈증, 다음, 다뇨, 오심, 구토, 복통, 설사, 권태감, 토혈, 혼수, 피부나 구강점막의 건조 등입니다. 따라서 환자에게 해당 질환의 증상이나 의식이 저하되면서 혈당 수치는 지나치게 높은 상태가 유지된다면 곧바로 병/의원에 들려 치료를 받아야 합니다. 물론, 이를 예방하기 위해서는 철저하게 혈당조절을 해야 하고 인슐린이나 혈당강하제를 빼먹지 않고 투약하여야 합니다. 즉, 언제나 균형 있는 식사, 운동, 그리고 적절한 약물치료를 반드시 지켜야 하는 셈입니다.

✚ 저혈당

저혈당은 혈당이 50mg/dL 이하로 떨어지는 것을 의미합니다. 하지만 이보다 혈당이 높아도 저혈당 증상은 나타날 수 있습니다. 혈당이 정상 수치더라도 급격하게 혈당이 감소한 경우에는 증상이 나타나기 때문입니다. 저혈당의 증상으로는 심한 공복감, 무력감, 식은땀, 떨림, 창백감, 빈맥 등이 있습니다. 증상이 심할 경우에는 의식장애가 일어나 기면이나 혼수로까지 이어질 수 있습니다. 언제 저혈당이 올지 모르기 때문에 당뇨 환자는 저혈당이 올 때를 대비하여 사탕, 초콜릿 등의 당질 식품을 가지고 다니는 것이 필요합니다.

식사를 하기 전에 운동을 하면 저혈당 증상이 나타나기 쉽기 때문에 식전에는 가벼운 운동 정도만을 하여야 합니다. 밤에 저혈당이 자주 나타나는 사람들은 자기 전에 운동을 하거나 과격하게 움직이는 것을 피해야 합니다. 또한 자기 전에 혈당을 미리 측정하여 혈당이 낮아 자는 도중 저혈당에 빠질 것 같다면 미리 간식을 섭취하고 자는 것이 도움이 될 수 있습니다. 저혈당 증상이 나타나 사탕, 초콜릿 등을 먹은 후라 하더라도 최소 30분 동안은 증상이 지속될 수 있으니 증상이 빨리 가라앉지 않는 다고 해서 당을 너무 많이 섭취하지 않도록 주의해야 합니다. 만약 저혈당으로 의식을 잃었을 경우에는 당 섭취가 어려우므로 바로 가까운 병/의원으로 향하는 것이 좋습니다.

> 노인 당뇨 환자의 경우, 당뇨만을 질환으로 가지는 경우가 드물고 오랜 기간 당뇨를 앓아온 경우가 많습니다. 따라서 목표로 하는 혈당값이 반드시 일반인에서의 '정상 혈당치'일 필요는 없습니다. 목표 혈당 및 인슐린, 혈당강하제 등의 사용은 개개인마다 다르기에 전문의와 상의하여 정하는 것이 바람직합니다.

노인의 체위변경과 이동

노인에게 체위변경과 이동은 왜 필요한 걸까요?

　체위변경은 신진대사가 활발해지고 누워지내는 시간이 많은 노인에게서 나타날 수 있는 관절의 굳어짐과 변형을 예방하고 편안함을 제공합니다. 체위변경으로 인해 호흡기능이 원활해지고 폐가 확장되어 호흡을 편안하게 해줍니다.

　오랫동안 같은 자세가 계속될 시 혈액순환이 원활하게 되지 않아 몸이 붓고 혈관 내에서 혈전이 생길 수 있는 기회를 높이게 됩니다. 또한 피부 욕창과 괴사를 일으키게 되는데 체위변경은 혈액순환을 도와 욕창 예방을 할 수도 있습니다.

체위변경은 아래의 기본 원칙을 잘 기억하고 시행해야 합니다.

✦ 체위변경 전, 이동 전에 동작을 설명하고 동의를 구해야 합니다

체위변경 전, 이동 전 미리 설명을 통해 스스로 하고자 하는 의지를 키워주어야 합니다. 의식이 없거나 중증마비를 제외하고 대부분은 근력이 조금 약할 뿐 움직일 힘은 남아 있는 경우가 많으므로 남은 힘과 의지를 활용하면 도움제공자의 부담이 줄어들게 됩니다.

✦ 노인의 신체상황을 고려해야 합니다

현재 가지고 있는 장애(편마비, 하지마비, 사지마비), 통증의 정도(유무, 통증 부위, 통증 강도), 운동의 능력 등을 고려하여 체위변경을 시도해야 합니다.

✦ 정상적인 움직임을 거스르지 않아야 안전합니다

정상적인 움직임을 통해 무리가 가지 않도록 해야 합니다. 돌아눕고, 앉고, 일어서는 동작은 모든 신체의 자연스러운 동작에서 비롯됩니다. 무리한 움직임은 탈골, 골절, 통증을 유발하게 되므로 안전을 위해 정상적인 움직임을 거스르지 않도록 합니다.

✦ 신체 사용법과 속도, 도움 빈도를 적절하게 사용하여 안전하고 편안하게 실시하도록 합니다

체위변경을 위한 적절한 신체 사용법을 익혀 도움제공자의 부담을 줄이고, 적절한 속도로 안전한 체위변경 및 이동이 될 수 있도록 합니다.
급격한 체위변경은 혈압에 변화가 생길 수 있으며, 관절에 무리를 주어
통증을 유발하거나 호흡곤란이 있을 수 있습니다.

도움제공자의 안전을 위한 신체 사용법

- 노인의 몸 가까이에서 잡고 보조해야 하며 멀어질수록 신체손상 위험
  이 증가하게 됩니다.
- 발을 어깨 넓이로 벌리고 서서 한발은 다른 발보다 약간 앞에 놓아 지지
  면을 넓히도록 해줍니다.
- 양다리에 체중을 지지한 후 무릎을 약간 굽히고 중심을 낮게 하여 허리
  를 안정시켜야 합니다.
- 몸통과 다리 등의 큰 근육을 사용하여 척추의 안정성을 유지합니다.
- 갑작스러운 동작은 피하고 보조 후 적절한 휴식을 취해줍니다.

옆으로 돌아눕는 법

✛ 스스로 돌아눕기

① 두 무릎을 세우고 발꿈치가 엉덩에 닿을 정도로 발을 바짝 당깁니다.
② 두손을 똑바로 위로 올리고 손가락을 깍지 끼어서 위로 뻗습니다.
③ 두 무릎과 두손을 올린 뒤 배꼽을 노려보듯이 머리와 어깨를 들어
   올립니다.

✛ 돌아눕는법

① 준비물품(수건 3~4장, 베개, 발판, 담요)을 확인하고 정리정돈을 합니다.

② 상태를 확인하고 돌아눕는 자세로 바꾼다는 것을 미리 설명하고 협조를 구합니다.

③ 침대를 수평으로 맞추고 침대를 허리 높이로 조절합니다.

④ 돌아눕는 쪽의 팔이 눌리지 않도록 위로 올리고 반대쪽 팔은 배위에 올립니다. 또한 돌아눕는 쪽 발에 다른 한쪽 발을 포갭니다.

⑤ 대상자의 어깨와 허리의 중앙에 위치하여 당긴다는 느낌으로 돌려야 합니다.

⑥ 어깨와 허벅지 부분에 손을 얹고 몸을 옆으로 돌립니다. 이때 돌아눕는 쪽(아래쪽) 어깨, 팔이 눌리지 않도록 해야 하며 지지용 베개 등을 이용하여 등과 둔부를 지지합니다.

⑦ 다리는 가볍게 구부려 아래쪽 다리가 깔리지 않도록 하고 다리 사이에 베개를 끼워 편안하도록 돕습니다. 자세 변환용구로 가슴과 팔을 기대도록 하여 압력을 분산합니다.

⑧ 돌아눕기를 한 후 자세가 편안한지 불편한 곳은 없는지 확인합니다.

보행을 돕는 방법

① 침대를 의자 높이로 맞추고(앉았을 때 양발이 땅에 닿는 높이) 침대 모서리 쪽으로 이동합니다.

② 침대 밑으로 다리를 내리고 발꿈치를 이용하여 밀면서 일어나 앉습니다.

✛ 부축하며 걷는 방법

① 대상자의 옆에 서서 팔로 허리를 껴안듯이 잡고 도움제공자의 어깨에 팔을 올리도록 하여 대상자의 손을 잡고 걷습니다.

② 약한 쪽 다리를 먼저 내밀어 걷도록 하며 대상자의 보행속도를 맞추어 걷습니다.

✛ 지팡이를 이용하여 걷는 방법

① 건강한 손으로 지팡이를 잡도록 합니다(지팡이의 위치는 발 앞쪽 15cm, 발 바깥쪽 옆 15cm).

② 지팡이를 잡고 약한 쪽 다리를 먼저 내딛습니다.

③ 체중이 약한 쪽 다리와 지팡이로 지탱되는 동안 건강한 쪽 다리를 옮깁니다.

④ 체중이 지팡이와 두 다리로 지탱되는 동안 지팡이 앞으로 약한 쪽 다리를 옮깁니다.

⑤ 방향을 바꿀 때에는 약한 쪽을 지팡이 쪽으로 내밀고 건강한 다리

에 힘을 실어 원을 드리듯이 천천히 방향을 바꿉니다.

⑥ 대상자의 뒤쪽에 서서 안전을 돕습니다.

보행 보조차 사용법

보행 보조차를 사용하여 스스로 거동을 하게 되면 인지기능 및 근골격계 기능을 유지, 강화할 수 있습니다. 이때 보행기구는 신체기능에 맞아야 하며 체형과 사용공간을 고려하여 선택해야 합니다. 지팡이나 보행 보조차 끝의 고무, 바퀴의 상태 및 닳은 정도, 잠금장치를 잘 확인하고 미끄럼 방지 양말이나 신발, 보행 벨트를 보조로 사용하도록 합니다.

① 대상자가 보행 보조차 손잡이를 편안하게 잡을 수 있도록 엉덩이 높이로 조절합니다. 다리가 모두 약한 경우에는 보행기를 앞으로 한 걸음 정도 옮긴 후 오른쪽, 왼쪽 발을 각각 보행기 쪽으로 차례로 옮깁니다.

② 한쪽 다리만 약한 경우는 보행기와 약한 다리를 함께 앞으로 한 걸음 정도로 옮긴 후 체중을 보행기와 약한 다리 쪽에 실으면서 건강한 다리를 앞으로 옮깁니다.

③ 도움제공자는 뒤쪽에 비스듬히 서서 속도를 맞추고 안전을 돕습니다.

✚ 침상 내 이동

① 이동 전 동작을 미리 설명하고 협조를 구합니다.

② 침대를 수평으로 하고 침대 높이를 도움제공자의 허리 높이로 맞

추고 침대 난간을 내리고 반대쪽 난간은 올립니다. 베개를 이동하고자 하는 쪽에 놓습니다.

③ 협조를 할 수 있으면 무릎을 세우고 힘을 주어 같이 움직일 수 있게 하여 옮겨진 베개가 있는 방향으로 이동합니다.

④ 침대 난간을 잡게 한 후 하나, 둘, 셋 등의 신호를 하여 같이 이동하고자 하는 방향으로 이동합니다.

⑤ 대상자가 협조를 할 수 없으면 두 명이 각각 침대 양쪽에 서서 한쪽 팔은 대퇴부와 둔부 사이에, 다른 한쪽 팔은 어깨와 등 부분에 넣은 후 신호에 맞춰 동시에 이동하고자 하는 방향으로 이동합니다.

⑥ 대상자의 자세를 바르게 하고 옷 주름을 펴주며 베개, 쿠션 등을 정리합니다.

⑦ 침상난간을 올리고 침대 높이를 맞춥니다.

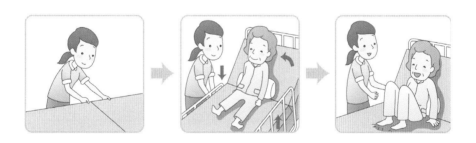

옆으로 이동하는 방법

① 이동 전 준비물품을 확인하고 정돈을 합니다.

② 이동 전 동작을 미리 설명하고 협조를 구합니다.

③ 침대를 수평으로 하고 침대 높이를 도움제공자의 허리 높이로 맞추고 이동하고자 하는 쪽에 섭니다.

④ 상, 하반신을 나누어 이동하며 한꺼번에 이동하려고 하지 말고 조금씩 나누어 시행합니다. 협조할 수 있으면 대상자의 무릎을 세우고 힘을 주어 같이 움직일 수 있게 하여 옮겨진 베개가 있는 방향으로 이동합니다.

⑤ 대상자가 협조할 수 없으면 한쪽 무릎을 다른 한쪽 다리 위에 포개어 놓습니다.

⑥ 대상자의 팔은 구부려 가슴에 포개어 놓은 후 한쪽 손은 목과 겨드랑이를 향해 넣어 받쳐주고 다른 한 손으로는 허리와 둔부에 깊숙이 넣어 원하는 방향으로 신호에 맞춰 이동하고자 하는 방향으로 이동합니다.

⑦ 대상자의 자세를 바르게 하고 베개, 쿠션 등으로 지지해줍니다.

상체를 일으키는 방법

① 이동 전 동작을 미리 설명하고 협조와 동의를 구합니다.

② 침대 높이를 도움제공자의 허리 높이로 맞추고 침대 난간을 내리고 반대쪽 난간은 올립니다.

③ 도움제공자의 한쪽 손을 겨드랑이에서 반대쪽 팔꿈치까지 깊숙이 넣습니다. 다른 쪽 손으로 고개를 지지한 상태로 신호에 맞춰 천천히 일으킵니다.

④ 무릎을 세우고 양손으로 도움제공자의 어깨를 잡도록 합니다.

⑤ 베개, 쿠션 등으로 지지해주고 침대난간을 올리고 안전을 확인합

니다.

침대에 앉히는 방법

① 혼자 침대에 걸터앉아 중심을 잡을 수 있어야 하기에 낙상 등 안전에 유의하여 합니다.

② 앉히고자 하는 쪽에서 대상자를 우선 돌아 눕힙니다.

③ 한 손을 목 밑으로 깊숙이 넣어 목과 어깨를 지지하고 다른 한 손으로는 다리를 지지합니다. 다리는 침대 아래로 내리면서 어깨 쪽 팔에 힘을 주어 일으켜 앉힙니다.

④ 양발이 바닥에 닿도록 하여 안정되도록 합니다.

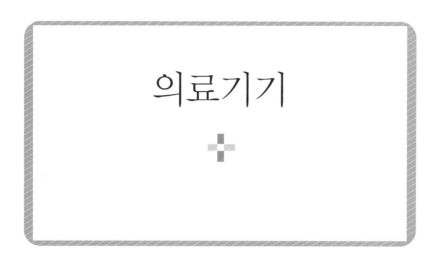

의료기기

가정용 인공호흡기

✛ 가정용 인공호흡기란 무엇인가요?

자가호흡이 불가능하거나 어려운 환자에게 공기가 폐 안으로 들어가고 나올 수 있도록 도움을 주는 기계입니다.

✛ 가정용 인공호흡기는 어떻게 준비하나요?

① **절차** : 의료기관에서 가정으로 퇴원시 가정용 인공호흡기가 필요한 경우 의료진과 함께 환자의 상태에 맞게 인공호흡기 준비계획을 세웁니다. 인공호흡기 대상자 등록신청서와 처방전을 발급받아 국민건강

보험공단에 등록신청 후 의료기 대여업체를 통해 가정용 인공호흡기를 준비합니다.

② **대상** : 희귀난치성질환, 중추신경계질환과 만성호흡부전이 동반되는 경우, 폐질환과 만성호흡부전이 동반되는 경우, 심장질환과 만성호흡부전이 동반되는 경우로 해당 상병명 대상자이면서 임상증상과 이산화탄소 검사결과 기준에 해당하는 경우 발행됩니다.

☞ 인공호흡기 급여대상, 지급기준, 기준금액, 지원신청에 대한 자세한 내용은 진료중인 의료기관에 문의하거나 보건복지부 고시 [요양비의 보험급여기준 및 방법] '인공호흡기 치료서비스'를 참고하시기 바랍니다.

✚ 사용 전 확인 및 주의사항은 무엇인가요?

① 전원공급, 청결유지, 적절한 통풍과 온/습도를 유지합니다.

② 사용방법에 따라 사전에 기능을 체크합니다.

③ 가습기 물통에 물이 사용설명서 대로 들어가 있는지 확인합니다.

④ 튜브가 제대로 연결되었는지, 알람 경보음이 잘 들리는지 확인합니다.

✚ 사용 중 확인 및 주의사항은 무엇인가요?

① 사용 중 경보가 울리면 원인에 따라 조치를 취하며, 필요시 의료진이나 의료기업체의 도움을 받도록 합니다.

② 튜브에 물이 고이지 않도록 하며 가습장치가 환자보다 높게 설치된 경우 고인 물이 환자에게 흘러들어갈 수 있으므로 머리보다 낮은 위

치에 설치합니다.

③ 가습기 온도는 체온과 비슷하게 설정하고 증류수 사용을 권장하며 가습기 표시선까지 물의 양을 유지합니다.

④ 인공호흡기 설정값은 환자의 상태에 따라 의료진과 상의하여 조절합니다.

+ 사용 후 확인 및 주의사항은 무엇인가요?

① 기계를 위생적으로 관리하며 튜브와 필터는 제품의 관리방법에 따라 교환, 세척, 소독관리합니다.

② 사용하지 않을 경우 전원을 제거하고 임의로 분해, 수리, 개조하지 않습니다.

③ 가습기를 연결한 채로 이동시 가습기에 남아 있는 물이 인공호흡기로 들어갈 수 있으므로 가습기를 분해한 후 이동합니다.

+ 주요 알람 및 대처는 어떻게 하나요?

① **고압경보** : 기계의 고압경보 설정값보다 높은 경우
- 기도 내 분비물을 제거합니다.
- 튜브가 꼬이거나 꺾이지 않았는지, 물이 고였는지 확인합니다.
- 기계의 고압경보 설정값이 올바르게 설정되었는지 확인합니다.

② **저압경보** : 기계의 저압경보 설정값보다 낮은 경우
- 튜브와 환자 연결부위, 가습장치와 인공호흡기 연결상태를 확인합니다.

• 기계의 저압경보 설정값이 올바르게 설정되었는지 확인합니다.

③ **전원경보** : 전원작동에 이상이 있는 경우

• 배터리 충전상태, 전원연결상태를 확인합니다.

• 응급상황시 119 신고 후 도착 전까지 앰부백을 이용하여 수동으로 환기를 시행합니다.

산소발생기

✛ 가정용 산소치료란 무엇인가요?

폐, 심장 등의 질환으로 몸속에 산소가 부족한 상태를 치료, 예방하기 위해 가정용 산소발생기를 이용하여 산소를 흡입하여 몸속에 산소를 유지하는 것을 말합니다.

✛ 가정용 산소발생기는 무엇인가요?

가정용 산소발생기는 내부에 있는 공기압축기가 작동되어 흡입한 대기중의 공기를 농축, 여과, 흡착 과정을 통해 오염물질과 질소를 제거하고 산소를 고농축시켜 산소를 공급하는 기구를 말합니다.

✛ 가정용 산소발생기는 어떻게 준비하나요?

① **절차** : 의료기관에서 가정으로 퇴원시 산소가 필요한 경우 산소치료 처방전을 발행받아 의료기 대여업체를 통해 산소발생기를 미리 준비

합니다.

② **대상** : 산소치료 처방전은 호흡기 장애인(1,2급) 또는 만성 심폐질환자 등 산소치료가 필요하다고 인정되는 자 중 일정기간 동안의 내과적 치료 후 동맥혈 가스검사 또는 산소포화도 검사결과 기준에 해당하는 경우 발행됩니다.

> ☞ 산소발생기 요양비 급여대상, 지급기준, 기준금액, 지원신청에 대한 자세한 내용은 진료중인 의료기관에 문의하거나 보건복지부 고시 [요양비의 보험급여 기준 및 방법] '산소치료서비스'를 참고하시기 바랍니다.

※ 동맥혈 가스검사: 손목 등의 동맥혈관을 통해 혈액을 채취하여 동맥혈액 속 산소농도 측정

※ 산소포화도 검사: 혈액을 채취하지 않고 센서를 통해 동맥혈액 속 산소농도 측정

✚ 가정용 산소발생기 사용시 주의사항은 무엇인가요?

자신에게 적절한 양의 산소를 사용하는 것이 중요합니다. 안정상태, 활동상태, 수면상태에서 필요한 산소량이 다르므로 산소포화도 측정기를 이용하여 모니터링하며 의사의 처방에 따라 사용해야 합니다.

또한 산소튜브로 인해 뺨이나 귀에 피부가 자극될 수 있으며 누워 있는 환자의 경우 체위변경을 통해 한쪽만 눌러지지 않도록 합니다.

입술이나 코가 건조해질 수 있으므로 수용성 윤활제를 발라주면 좋습니다.

정전 등에 대비하여 휴대용 산소발생기나 여분의 산소통을 준비하는 것이 좋습니다.

석션기

✚ 석션기란 무엇인가요?

가래 등의 분비물을 스스로 뱉어내지 못하는 경우 분비물을 빨아들이는 진공흡입기구입니다. 가정용 인공호흡기를 사용하는 경우 산소발생기와 함께 석션기를 함께 준비합니다.

✚ 석션기를 이용하여 가래는 어떻게 흡인하나요?

① 흐르는 물에 손을 깨끗이 씻습니다.

② 물품을 준비합니다(석션기, 석션카테터, 석션세트, 생리식염수, 일회용 장갑 등).

③ 생리식염수를 개봉해두고 석션기 전원을 켜서 작동하는지 확인합니다.

④ 일회용 장갑을 착용 후 석션기에 연결된 튜브와 석션카테터를 연결합니다.

⑤ 생리식염수를 소량 통과시키면서 석션기 압력이 적당한지 확인합니다.

⑥ 석션카테터 구멍을 개봉한 상태로 카테터를 삽입한 후 구멍을 막

은 상태로 가래를 흡인합니다. 이때 1회 흡인시간은 10~15초 이내로 합니다.

⑦ 석션이 끝나면 생리식염수를 통과시킨 후 카테터를 분리합니다.

⑧ 환자의 호흡을 확인하고 물품을 정리하고 손을 씻습니다.

⑨ 카테터는 일회용을 사용하거나 매일 소독하여 자연건조 후 사용합니다.

체압분산기구(지지표면)

✚ 체압분산기구(지지표면)란 무엇인가요?

지지표면은 체중을 분산시켜 조직이 받는 압력과 하중을 감소하고 몸에서 발생한 열과 습기를 줄여 욕창을 예방하거나 욕창이 더 심해지지 않도록 도와주는 역할을 합니다.

> **욕창이란 무엇인가요?**
> 욕창이란 의식이 저하되거나 의식이 없는 환자, 감각이나 마비가 있어 장시간 동안 움직이지 않는 자세로 바닥에 누워 있는 환자들에게 발생할 수 있으며, 특히 뼈가 돌출된 부위에 압력을 받아 혈액순환에 장애가 오고 산소나 영양공급이 차단되면 노폐물이 세포에 축적되고 조직에 손상을 받게 되는 경우를 말합니다.

✛ 체압분산기구(지지표면)의 종류는 어떻게 되나요?

지지표면은 크게 움직임이 없는 정적인 지지표면과 기구 내에서 팽창과 압축을 통해 압력을 감소하는 동적인 지지표면으로 나누어집니다. 일반적으로 병원이나 가정에서 사용하는 경우 정적인 지지표면으로 공기나 물 혹은 젤로 채워진 매트와 매트리스가 있으며, 비교적 가격이 저렴하고 관리가 쉽지만 욕창위험이 적은 경우 사용하는 것이 좋습니다. 반면에 욕창위험이 높거나 욕창이 있는 경우 동적인 지지표면을 사용하는 것이 좋지만 가격이 비싸고 소음의 문제가 있습니다.

✛ 어떤 것을 선택하는 것이 좋은가요?

지지표면 선택은 사용자의 상태(침대에서 몸을 스스로 또는 약간의 도움으로 움직일 수 있는지, 전혀 불가능한지 여부, 욕창발생위험정도나 욕창의 단계)와 비용, 장단점을 고려하여 선택하되 사용해본 후 결정하는 것이 가장 좋습니다.

✛ 지지표면 사용시 주의사항은 무엇인가요?

공기가 너무 과도한 경우 누웠을 때 압력이 오히려 높아질 수 있고, 낡았거나 공기가 들어가는 셀이 작은 경우 압력을 줄여줄 만큼 충분히 부풀려질 수 없으므로 교환합니다. 적절한 공기압력을 확인하는 방법은 엉덩이(뼈 돌출부) 아래쪽으로 손바닥을 넣어 뼈 돌출부위와 손바닥 사이의 지지면의 두께가 약 2cm 이상인지 확인합니다.

또한 욕창매트를 기존의 매트리스 위에 깔아 사용할 경우 깔고 난 후의 높이가 침대난간보다 높으면 낙상의 위험이 있으므로 주의합니다. 지지표면을 사용하고 있더라고 자세변경은 규칙적으로 시행해야 합니다.

■ 2017년 장애인 복지사업 안내, 적용부위에 따른 구분

구분	기능	품목	품목
욕창예방용 방석 및 커버	체압분산 및 습기를 경감하여 좌식면의 욕창 방지		
와상용 욕창예방 보조기기	체압분산 및 습기를 경감하여 등받이 면의 욕창 방지		

일부 장애등급에 따라 복지용구 지원을 받을 수 있는지 확인하면 도움이 될 수도 있습니다.
(보건복지부 [장애인 복지사업 안내] 혹은 읍, 면, 동사무소에 문의)

욕창예방을 위해 지지표면 사용 외에 가정에서 신경 써야 할 부분은 무엇인가요?

+ 피부관리

욕창은 무엇보다 예방이 중요하며 누운 상태에서 자세를 변경하거나 휠체어로 옮겨 앉는 경우 피부가 끌리지 않도록 주의합니다. 피부를 씻을

때는 순한 비누를 사용하고 물의 온도는 뜨겁거나 차지 않도록 합니다. 건조한 피부는 보습제를 사용하여 피부의 건조를 막도록 합니다. 소변이나 대변이 피부에 묻지 않도록 하고 묻은 경우 즉시 씻도록 합니다. 습기가 차지 않도록 피부를 관리하고 균형 잡힌 영양소와 수분섭취를 합니다.

또한 보호자가 수시로 압력을 받는 부위의 피부를 살펴보고, 다음과 같은 경우 욕창이 의심되거나 초기단계이므로 의료진에게 알리도록 합니다.

☞ 피부 변화가 있는 부위를 마사지 하는 것은 오히려 피부손상을 악화시킬 수 있으므로 마사지는 하지 않도록 합니다.

✛ 자세변경

일정한 자세로 2시간 이상 지속되면 조직 손상이 시작됩니다. 최소한 2시간 간격으로 자세를 변경합니다. 침대의 머리 쪽은 식사나 경관을 통한 식사 후 금기가 아닌 경우 1∼2시간 이내에 30도 이하로 낮춥니다. 옆으로 돌려눕힐 때는 바닥과 등의 각도가 30도 정도를 유지하는 것이 가장 좋고 발뒤꿈치는 욕창이 아주 잘 생기는 부분으로 바닥에 닿지 않도록 합니다.

의자에 앉아 있는 환자의 경우에도 체중이 눌리는 부위는 15분 간격으로 자세를 바꾸어줍니다.

☞ 물을 채운 고무장갑을 발뒤꿈치에 받치는 것, 도넛모양의 방석이나 깔개 사용은 오히려 욕창을 증가시키므로 사용하지 않습니다.

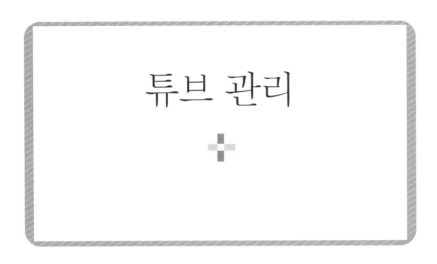

튜브 관리

기관절개관

기관절개관은 기도 폐쇄로 장기간의 기도관리가 필요한 대상자, 스스로 객담 배출이 어려워 기도 청결이 요구되는 대상자, 그리고 인공호흡기 사용 등으로 장기간의 삽관이 필요한 대상자에게 사용됩니다.

✚ 기관절개관의 종류는 어떤 것이 있을까요?

① **단순기관절개관** : 단순기관 절개관은 수술 직후 주로 사용합니다. 풍선이 있는 것은 수술 후 출혈, 가래, 분비물 등의 흡인을 방지해줍니다.

② **이중기관절개관** : 가래 등 분비물의 양이 감소하면서 사용하기 시작합니다. 외관과 내관이 있어서 청소시에는 외관은 그대로 두고 내관만 빼내어서 세척 후 다시 사용합니다.

✦ 기관절개 부위 소독은 어떻게 해야 하나요?

정기적으로 24~48시간마다 교환해줍니다.

단, 분비물이 많거나 감염이 있을 경우, 드레싱이 젖으면 바로 교환합니다.

✦ 기관절개관을 가지고 있어도 구강 섭취가 가능할까요?

주치의와 상의 후 연하곤란 검사에 이상이 없을 경우 음식물 섭취가 가능합니다.

음식물은 식도, 공기는 기도를 통해 내려갑니다.

✦ 기관절개관 교환시기는 어떻게 될까요?

대상자 상태에 따라 교환시기가 다르므로 의료진과 상의하여 조절합니다.

✦ 기존의 기관절개관을 다른 종류(크기)로의 교환이 가능할까요?

교환은 가능하며 교환 후 호흡 또는 전신상태 변화가 발생할 수 있어 의료진과 상의하기 바랍니다.

✚ 이중기관절개관 내관 소독 방법

① 손을 깨끗이 씻습니다. 내관을 물속에 담그고 작은 솔로 닦습니다.

② 사용한 내관은 과산화수소를 부어 잠기도록 한 후 30분 이상 담가놓습니다. 그러면 거품이 발생하는데, 거품이 멈추면 솔이나 면봉을 사용하여 내관 안에 있는 가래를 제거하여 가래가 완전히 씻겨 나가도록 합니다.

③ 마지막에 생리식염수로 깨끗이 씻고 물기를 완전히 건조시킨 후 뚜껑이 있는 깨끗한 용기에 보관합니다.

→ 내관은 1일 2~3회 교환합니다.

✚ 기관절개관 후 어떤 변화가 일어나고 어떻게 해야 할까요?

목에 숨구멍이 만들어지는 외형상의 변화와 목소리의 변화 등에 적응해야 하고, 스스로를 간호하고 관리해야 한다는 사실이 대상자와 가족에게 두려움, 스트레스의 요인이 될 수 있습니다. 그러나 변화를 이해하고 관리법을 알게 되면 두려움이나 스트레스는 줄어들 수 있습니다.

경장영양관

구강섭취가 3일 이내에 충분히 가능하지 않거나 안전하지 않을 것으로 예상되는 모든 환자 중 위장관 기능이 정상적이고 경장영양관의 삽입이 가능한 대상자에게 사용합니다. 경장영양관의 종류로는 비위관과 위루관이 있습니다.

+ **비위관 관리**

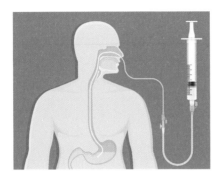

① 식사시마다 튜브 길이 확인, 입안 꼬임은 없는지, 주사기로 위 내
용물 확인 등을 합니다.

② 매일 비위관 고정 테이프를 교환합니다.

+ **위루관 관리**

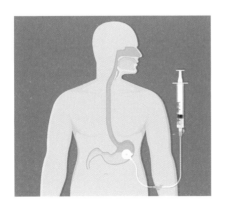

① 매일 튜브 피부 상태와 위치를 평가합니다.

② 손을 씻은 후 생리식염수 솜(발진 있을 경우 베타딘 스틱 사용)을 이용하여 관 주위부터 바깥쪽으로 원을 그리며 3회 소독합니다.

③ 소독약이 마른 후 멸균 거즈를 대고 종이테이프로 고정합니다.

→ 소독액이 완전히 마를 때까지 기다리며, 이때 빨리 건조시키기 위해 입으로 불지 않도록 합니다.

✚ 경장영양 체위는 어떻게 할까요?

① 음식물이 역류되거나 구토시에 음식물이 폐로 넘어가는 것을 예방하기 위해 금기가 아니라 하면 침상을 적어도 30도, 바람직하게는 45도로 상승시킵니다.

② 경장영양 주입 후에도 1 ~ 2시간 동안 최소한 30도 상체를 올린 자세로 유지하고, 바로 눕지 않도록 합니다.

✚ 소화가 잘되고 있는지 어떻게 확인할 수 있나요?

① 식사 전 주사기로 위 잔류량을 매 4시간마다 확인합니다.

② 위 잔류량이 200~250ml 이하인 경우 정상적으로 급식과정을 진행하는 것으로 권고하고 있습니다.

도뇨(유치도뇨관/간헐도뇨관)

　소변을 배출하기 위하여 방광에 삽입한 관으로 유치도뇨관과 간헐도뇨관이 있습니다. 유치도뇨관은 요도를 통하여 방광에 삽입, 유지하면서 소변을 배액시키기 위해 연결한 관입니다.

✚ 유치도뇨관은 언제 교환해야 할까요?

① 일반적으로 소변주머니는 정기적으로 교환하지 않습니다.

② 도뇨관과 소변주머니는 다음과 같은 경우에 교환합니다.

- 제조회사의 권장사항
- 다음과 같은 문제가 발생했을 경우 : 감염, 요도막힘, 소변주머니가 분리된 경우, 도뇨관 주변으로 소변이 누출됨.

③ 도뇨관 교환주기를 선정함에 있어 대상자의 특성에 따라 개별적으로 접근합니다.

④ 도뇨관과 소변주머니는 한 번에 모두 교환합니다.

✚ 도뇨관을 가지고 있을 때 회음부 간호는 어떻게 할까요?

　집에서는 물과 비누로 요도구와 소변줄을 매일 깨끗이 닦는 것으로 충분합니다. 단, 포경수술을 하지 않은 남성의 경우에는 포피 아래 피지가 끼지 않도록 깨끗이 닦아줍니다.

✛ 소변주머니는 어떻게 관리해야 할까요?

① 소변주머니는 방광보다 아래에 위치하도록 하되 바닥에 닿지 않도록 합니다.

② 대상자마다 개별 소변기를 이용하여 정기적으로 소변주머니를 비워, 주머니가 2/3~3/4 이상 차지 않도록 합니다.

〈참고〉 병원에서 소변주머니 비우기 예
- 손을 씻고 청결 장갑을 착용한다.
- 알코올 솜으로 소변주머니 배출구 밸브를 닦는다.
- 바닥에 소변이 묻지 않도록 종이타월을 바닥에 깐다.
- 소변 담을 큰 통을 소변주머니 배출구 아래에 놓는다.
- 소변주머니를 비우고 알코올 솜으로 소변주머니 배출구 밸브를 닦는다.
- 소변양과 색깔 등을 관찰한다.

③ 소변주머니를 비울 때 소변주머니 입구가 오염된 물품에 접촉되거나 소변이 튀지 않도록 합니다.

④ 소변의 흐름이 막히지 않도록 다양한 조치를 강구합니다.

⑤ 소변주머니에 일반적으로 소독제나 항균제를 넣는 것은 권장되지 않습니다.

✛ 간헐적 단순도뇨는 왜 할까요?

배뇨곤란 또는 방광을 완전히 비우지 못할 경우 소변줄을 통해 소변을 인위적으로 배출시킴으로써 요정체로 인한 방광 팽만 및 요로계 감염을 예방하기 위함입니다.

+ 간헐적 단순도뇨는 얼마나 자주 해야 할까요?

간격은 일반적으로 한 번 도뇨시 소변양이 300~500ml 이내로 유지되도록 해야 합니다. 500ml 초과인 경우 도뇨 횟수, 도뇨 간격 또는 수분 섭취량이 적절한지 확인해야 합니다.

+ 간헐적 단순도뇨 시행시 주의해야 할 것이 있나요?

대상자의 사생활 보호에 대해 주의해야 하며 도뇨관의 재사용은 권장되지 않습니다.

소변줄 사용 중 병원 진료를 받아야 할 때는 언제일까요?

① 소변에 피가 섞여 나올 경우

② 소변이 나오지 않을 경우

③ 소변줄이 빠졌을 경우 또는 소변이 셀 경우

④ 자율신경 과반사 증상이 있을 경우(두통, 식은땀, 얼굴이 빨개질 때, 안절부절 못할 때, 뒷골이 아플 때 등)

노인 환자의 약물관리

　　노인 환자는 여러 질환을 복합적으로 가지고 있는 경우가 많아서 여러 종류의 약물을 동시에 복용하게 되는 경우가 많습니다.

　　또한 일부 노인 환자들은 여러 병원을 다니면서 처방을 받고, 약국에서 처방전 없이 구입할 수 있는 일반의약품이나 주위 사람들의 권유로 건강기능식품 등을 복용하면서 불필요하게 많은 약물을 중복해서 복용하는 경우가 있습니다.

노인 환자가 여러 종류의 약물을 복용하는 것이
왜 위험할까요?

여러 종류의 약물을 동시에 복용하게 되면 약물은 약물끼리 서로 영향을 줄 수 있고, 질병의 상태를 변화시키기도 합니다. 특히 노인 환자들은 노화가 진행되면서 적은 용량의 약물에도 반응이 증가하게 되고, 약물을 체내에서 대사하고 배설하는 기능이 감소하여 약물 부작용이 발생할 가능성이 매우 높아집니다. 물론 여러 질환으로 인해서 여러 종류의 약물이 필요한 경우에는 안전하게 처방을 받아 복용하면 약물로 인한 위험성을 예방할 수 있습니다. 그러나 불필요하게 많은 약물을 복용하게 되면 부작용이 나타날 가능성이 증가하기 때문에 불필요한 약물 복용은 반드시 피해야 합니다. 약물은 올바르게 복용하면 말 그대로 약(藥)이지만, 잘못 복용하면 독(毒)이 되는 경우가 많습니다. 따라서 노인환자에게는 적절한 약물을 처방하고, 올바르고 안전하게 복용하는 것이 매우 중요합니다.

어떻게 하면 약물을 안전하게 처방받을 수 있을까요?

① 약물을 처방받는 경우에는 가능하면 한 병원과 약국을 정해서 다니도록 합니다. 여러 병원을 다니다 보면, 평소 복용하는 약물이 제대로 파악되지 못하고, 각각의 병원에서 비슷한 약물을 처방받게 되는 경우도 있습니다. 따라서 가능하면 한 병원을 다니는 것이 불필요하게 많은 약

물을 복용하는 경우를 예방할 수 있습니다. 또한 단골약국을 정해서 다니면, 여러 병원에서 받은 처방을 한 눈에 보게 되어 같은 약물을 동시에 복용하는 경우를 예방할 수 있고, 약물복용 이력을 파악할 수 있어 약물에 의한 위험성을 예방할 수 있습니다.

② 만약에 다른 병원이나 약국을 방문할 경우에는 처방전이나 조제 내역서를 보관했다가 제시하여 약물이 중복되지 않도록 합니다. 평소에 복용하는 약물을 파악하고 있는 것이 제일 바람직하지만, 만약 그렇지 못하다면 처방전이나 조제내역서를 보관하거나 복용 약물을 기록해 놓도록 합니다.

③ 진료 전에는 처방 약물뿐만 아니라 처방 없이 사서 복용하는 약물 등 복용 중인 모든 약물과 약물 알레르기, 약물 부작용 경험 여부 등에 대해 알리도록 합니다.

★ 요약 ★
1. 가능하면 한 병원과 약국을 정해서 다니도록 합니다.
2. 만약에 다른 병원이나 약국을 방문할 경우에는 이전 처방전이나 조제내역서를 보관하였다가 제시하여 약물이 중복되지 않도록 합니다.
3. 진료 전에 복용 중인 모든 약물에 대해 알립니다.

약물을 복용할 때 명심하고 있어야 할 2가지 사항

① **약물복용을 임의로 중단하면 매우 위험합니다.** 대부분의 만성질환은 완치되기보다는 적절한 치료와 약물, 식사습관, 일상생활 관리를 통해 꾸준히 조절해야 합니다. 따라서 약물도 처방된 대로 꾸준히 복용했을 때 질환이 잘 조절되고, 합병증 없이 잘 관리할 수 있습니다. 실제로 고혈압 약물을 복용하다가 증상이 없고 괜찮아졌다 생각해서, 임의로 약물복용을 중단한 후 혈압이 조절되지 않아 합병증으로 뇌졸중이 와서 입원한 사례가 있습니다. 또한 당뇨약 복용을 임의로 중단한 후 고혈당 혼수로 응급실에 입원하는 경우도 있습니다.

② **과다한 약물복용은 독이 된다는 점입니다.** 실제로 노인 환자들의 약물 복용력을 조사하면 처방받은 약물뿐만 아니라 약국에서 처방전 없이 구입하는 일반의약품, 건강기능식품, 성분이 명확하지 않는 약 등 불필요하게 많은 약물을 복용하는 경우가 있습니다. 앞에서도 언급했듯이 노인 환자들은 약물 부작용이 나타날 가능성이 크므로, 과다하게 약물을 복용하는 것은 약효를 나타내기보다는 오히려 더 큰 문제점을 야기할 수 있습니다. 따라서 약물복용을 중단하거나 추가로 약물을 복용하기 전에는 의사나 약사와 먼저 상의하도록 합니다.

③ 일반의약품은 건강한 성인의 경우 특별한 부작용 없이 안전하게 복용할 수 있습니다. 그러나 병약한 노인 환자의 경우에는 약물에 취약

하기 때문에 감기약을 복용한 후에도 여러 가지 부작용이 나타날 가능성이 높습니다. 따라서 노인 환자들은 의사의 처방에 의해 약물을 복용하는 것이 안전합니다. 건강기능식품의 경우에도 노인 환자의 경우 약의 효과보다는 약물상호작용이나 부작용 등 여러 가지 문제점이 나타날 수 있으니 주의해야 합니다. 과다한 의약품이나 건강기능식품의 복용은 오히려 좋지 않을 수 있으므로, 적절히 복용하도록 하며, 반드시 의사나 약사와 상의한 후 복용하시기 바랍니다.

약물을 복용할 때 알고 있어야 할 사항

약물을 복용하는 경우에는 다음의 내용을 꼭 알고 있어야 합니다. 흔히 약물에 대해 설명하려고 하면 "그냥 주는 대로 먹으면 되지." 하고 설명을 듣지 않으려 하는 경우가 있습니다. 하지만 만성질환인 경우 평생 꾸준히 복용해야 하는 약물이 대부분이고, 특히 노인 환자 같은 경우에는 어떤 문제가 생겼을 때 약물이 원인인 경우가 많기 때문에 환자 본인 또는 보호자들은 다음의 내용들을 꼭 알아두어야 합니다.

✚ 약품명
평소 복용하는 약물의 이름을 알아두도록 합니다. 약물 이름이 너무 길고, 어려워서 외우기 힘들 수도 있습니다. 그런 경우 처방전이나 조제 내역서를 보관하거나 약물 이름을 기록하도록 합니다.

+ 약품 1정의 함량

같은 성분의 약물이라도 용량이 다양할 수 있습니다. 현재 복용중인 약물의 함량을 알아둡니다.

+ 약품의 효능

복용중인 약물이 어떤 효능을 갖고 있는지 알아둡니다. 여러 가지 질환이 있는 만큼 복용하는 약물의 효능도 다양합니다. 현재 복용 중인 약물의 효능을 안다면 노인 환자가 갖고 있는 질환에 대한 이해도 커질 것이고, 응급상황시 의료진이 환자의 상태를 파악하는 데도 큰 도움이 됩니다.

+ 복용법

1회 복용량, 1일 복용횟수, 가장 효율적인 복용시간에 대해 정확하게 알고 있도록 합니다. 약물은 정해진 용량을 정해진 시간에 복용해야 최적의 효과를 낼 수 있습니다.

+ 부작용

약물마다 부작용이 다양하며, 노인 환자는 특히 약물 부작용이 발생할 가능성이 높습니다. 따라서 각 약물의 부작용을 확인한 후, 약물 복용 이후 부작용이 의심되는 증상이 발생한다면 의사 또는 약사와 상의해야 합니다.

올바른 약 복용법

약물의 복용시점

대부분의 약제는 복약 순응도 향상과 위장장애를 최소화하기 위해 식후 복용이 추천되나, 위 내 산도가 높으면 흡수가 잘 되거나, 지방 식이와 함께 복용시 흡수율이 상승하여 충분한 약효를 내는 약제도 있으므로, 지시된 용법을 지켜 복용하는 것이 바람직합니다. 위장운동 조절제나 일부 혈당강하제 등은 식전 복용이 좀 더 효과적이며, 제산제나 지사제는 다른 약물의 흡수를 방해하므로 공복에 최소 두 시간 간격을 두고 복용하는 것을 추천합니다. 다만 다수의 약제를 복용하는 경우 복약 편의와 순응도 향상을 위해 주요 약의 복용시점으로 통일할 수 있습니다.

Q. 약은 무조건 식후 30분에 복용해야 하나요?

약마다 다릅니다. 식후 30분은 위장장애를 줄이고 잊지 않고 규칙적으로 복용하기 위한 시간을 말합니다. 약 복용시간은 처방의 지시사항을 준수해야 하며 변경이 필요한 경우 의사 또는 약사와 상의해야 합니다. 대표적으로 식전에 복용하는 약으로는 일부 당뇨약, 위장관 운동조절제, 갑상선 호르몬제가 있으며 식사 중 또는 식사 직후에 복용하는 약으로는 칼슘제 및 철분제가 이에 해당합니다.

약 복용방법

약을 복용할 때는 미지근한 물 한 컵과 함께 복용하는 것이 이상적입니다. 너무 찬물은 위장 점막의 흡수력을 저하시킬 수 있으므로 가급적 미지근한 물이 좋으며, 위나 식도의 자극도 최소화할 수 있습니다. 연하게 우린 보리차나 옥수수 차를 복용하는 것도 좋습니다.

비위관(naso-gastric tube)이나 위루관(gastrostomy tube)을 통해서 투여하는 경우에도 미지근한 물 한 컵에 알약이나 가루약을 잘 저어 녹입니다. 경관용 주사기를 이용하여 현탁액을 관을 통하여 주입하되, 관 안에서 약이 뭉치지 않고 위장관까지 충분히 도달하게 하기 위하여 약 주입 전후로 30~50ml의 물을 주입하여 관을 세척합니다. 동시에 여러 개의 약을 녹여 복용해야 하는 경우 각각 약을 녹여 투여하는 것이 이상적이며, 불가피한 경우 투여 직전에 함께 녹여 주입하는 것이 좋습니다.

우유나 녹차, 커피 등 카페인 음료는 약의 흡수를 방해할 수 있으며 자몽주스와 함께 복용할 경우 고혈압이나 고지혈증약의 부작용이 증가할 수 있습니다. 따라서 약을 복용할 때는 복용 전후로 우유나 주스 섭취를 피해야 하는지 확인해야 합니다. 자세한 내용은 〈약 먹을 때 주의해야 하는 음식〉(481페이지) 참고.

Q1. 약을 삼키는 것이 힘들면 언제나 잘라서 복용해도 되나요?

약마다 다릅니다. 장용 코팅제의 경우 분쇄시 위산에 의해 성분이 분해되거나 약효가 상실할 수 있으며 서방형 제형은 분쇄시 약물농도가 급격히 상승하여 부작용이 증가할 수 있습니다. 따라서 약을 분할해 복용할 때는 약사와 상의해주시고 분할, 분쇄 불가한 약이라면 처방변경이 필요합니다.

Q2. 진료 후 이전 처방약을 이어서 복용해도 되나요?

진료 후 환자상태에 맞추어 약을 조절했을 가능성이 높으므로 처방약을 복용할 때는 반드시 가장 최신의 처방약을 복용해주세요. 이전 처방약이 많이 남은 경우, 복용 가능한지 의사에게 먼저 확인 받으시기 바랍니다.

Q3. 다른 사람과 약을 나누어 먹어도 괜찮은가요?

같은 질환, 같은 약물이더라도 성별, 나이, 체중, 간기능, 신장기능에 따라 용량이 다릅니다. 약을 복용할 때는 본인이 처방받은 약만 복용해야 하며, 자신의 약을 나누어주거나 다른 사람의 약을 복용하지 않도록 해야 합니다.

투약시 주의사항

잊지 않고 약을 투약하기 위해서는 투약 보조기구나 약 캘린더를 이용하여 복용약물을 점검하고 복용방법 및 보관법을 작성하여 잘 보이는 곳에 붙이는 것이 좋습니다. 처방전은 보관하고 투약받은 약의 유효기간을 확인하여 오래된 약을 복용하지 않도록 주의해주세요. 어지럼증, 속쓰림 및 변비 등 약물과 관련된 부작용 여부를 확인하고 증상이 있을 경우 기록하도록 합니다.

Q. 약 복용을 잊었을 때에는 어떻게 해야 하나요?

약 복용을 잊었을 때는 생각난 즉시 복용해주세요. 다음 복용시간에 너무 가까울 때에는 다음 복용시간에 복용하시고, 절대로 한 번에 2배 용량을 복용하지 않도록 합니다.

약품의 보관

의약품을 적절하게 보관하지 않으면 기재된 유효기간 이전이라도 변질되어 약효가 감소할 우려가 있으므로 약품별 보관조건을 준수하여 보관하는 것이 좋습니다.

일반의약품의 경우 겉포장 및 첨부문서 등에 의약품 보관방법이 명시되어 있으므로 이에 따라 보관하고, 유효기간이 기재되어 있는 부분이 소실되지 않도록 해야 합니다.

겉포장이 없이 처방, 조제된 알약의 경우 처방받은 용기 그대로 건조하고 서늘한 곳에 보관합니다. 직사광선에 노출될 경우 변색되거나 약효가 감소할 수 있으므로 직사광선을 피해서 보관해야 하며, 냉장이 필요한 약을 제외하고는 습기가 차기 쉬운 냉장고에 약품을 보관하지 않는 것이 좋습니다.

가루로 조제된 약은 원형인 알약보다 유효기간이 짧으며, 습기에 약하므로 건조한 곳에 보관하도록 해야 합니다.

시럽제의 경우 특별한 지시사항이 없으면 실온보관을 하며, 개봉한 후에는 표기된 것보다 유효기간이 짧아질 수 있으니, 냄새나 색깔을 확인한 후 복용하는 것이 좋습니다.

안약은 용기 끝부분이 눈에 닿아 오염될 수 있으므로 사용시에 가급적 눈에 닿지 않도록 하며, 개봉 후 1개월 정도 경과하면 유효기간 이내라도 과감히 폐기하고 새로 구입하는 것이 좋습니다.

일부 항생제 시럽이나 인슐린 주사 등은 냉장보관을 요하며, 이처럼 냉장이 필요한 의약품은 냉장고 안에서 얼지 않도록 주의해야 합니다.

Q. 약은 시원한 냉장고에 보관하는 것이 좋은가요?
냉장고는 습도가 높아 보관에 적절하지 않습니다. 겉포장 또는 첨부문서에 의약품 보관방법을 확인하고 정해진 보관방법에 따르도록 합니다. 일반적으로는 직사광선을 피하여 실온의 서늘하고 건조한 곳에 보관하나 니트로글리세린과 같이 차광 보관해야 하는 약은 갈색 봉투나 통에 보관하고 일부 항생제 시럽이나 일부 안약, 인슐린 주사 등은 냉장고에서 얼지 않게 보관하되 대체로 사용기간이 짧으므로 주의하도록 합니다.

약품의 폐기

사용 후 남은 의약품을 하수구나 쓰레기통에 버리게 되면 하천 등이 폐의약품으로 오염될 수 있습니다. 의약품을 폐기할 때는 가까운 보건소나 약국에 비치된 폐의약품 수거함에 넣어 안전한 폐기과정을 거치도록 해야 합니다. 복용 후에 남은 약은 집안에 보관하기보다 폐기하여 오남용 되지 않도록 합니다.

다빈도 약물의 부작용과 주의사항

✛ 항응고제, 항혈소판제

대표적인 부작용으로 출혈이나 멍, 혈변이 생길 수 있습니다. 코피, 멍 등 비정상적인 출혈이 지속되면 의료진과 상담하시기 바랍니다. 수술, 조직검사, 발치 전에 일시 중단이 필요하므로 임의로 중단하지 마시고,

처방의와 중단시기를 상의해주세요.

➕ 고혈압약, 전립선 비대증약

대표적인 부작용으로 어지러움, 현기증이 생길 수 있습니다. 꾸준히 복용해야 혈압이 조절되며 갑자기 복용을 중단하지 않도록 합니다. 앉거나 누운 자세에서 일어날 때는 천천히 일어나도록 주의해주세요.

➕ 당뇨약(혈당강하제)

저혈당 증세(어지러움, 식은땀, 손발 떨림, 빠르고 약한 맥박)이 나타날 수 있습니다. 규칙적으로 식사 및 약 복용을 하고 저혈당 증세가 있다면 서둘러 단 음식을 섭취하도록 해주세요. 저혈당 증세가 빈번한 경우에는 의사와 상의해야 합니다.

➕ 골다공증 치료제 : 비스포스포네이트(Bisphosphonate)

식도자극 및 근육통이 나타날 수 있습니다. 따라서 특정 요일과 시간을 정하여 기상 후 적어도 아침식사 1시간 전 씹거나 빨아먹지 말고 알약 그대로 충분한 물과 함께 복용하고 복용 후 최소 30분간 바르게 앉거나 서 있어야 합니다.

➕ 골다공증 치료제 : 칼슘(Ca)과 비타민 D 제제

부작용으로 변비나 소화장애가 나타날 수 있으며 유제품, 차와 복용시 흡수가 저하될 수 있으며 일부 약제(ex. 갑상선 호르몬제)의 흡수를 방해할 수 있습니다. 따라서 흡수가 방해되는 일부 약과는 4시간 간격을 두고 복용하고 녹차 등 탄닌이 함유된 차와 함께 복용하지 않도록 합니다. 변비가 발생할 경우 충분한 양의 물과 식이섬유를 섭취해주세요.

+ 항콜린성약 : 종합감기약, 콧물약, 가려움증약

부작용으로 졸음, 변비, 입마름, 소변저류, 섬망이 생길 수 있습니다. 따라서 약국에서 임의로 구입하지 마시고 의사, 약사와 상의 후 복용해야 합니다. 졸릴 수 있으니 주의하고 입마름이 있는 경우 딱딱한 사탕이나 무설탕껌, 물을 섭취해주세요. 술, 수면제, 안정제 등을 임의로 복용하지 않도록 해주세요.

+ 진통제

소염 진통제의 대표적인 부작용으로 속쓰림, 소화불량, 신기능저하가 나타날 수 있으며 아세트아미노펜의 부작용으로 간독성이 나타날 수 있습니다. 여러 진통제를 동시에 복용하면 효과보다는 부작용이 증가하며 속이 쓰리다면 식사 직후에 복용하고 지속되면 의사, 약사와 상담하도록 해주세요.

+ 변비약

차전자피 성분의 변비약은 충분한 물과 함께 복용하고 효과가 충분하지 않아도 상용량 이상 복용하지 않도록 해주세요. 마그네슘이나 락툴로즈(lactulose)는 의사의 지시 없이 장기간 복용하지 않도록 하며, 비사코딜, 센나 성분의 약은 다른 약에도 효과가 없는 경우에만 단기간 복용하도록 해주세요.

약 먹을 때
주의해야 하는 음식

✦

노인인구가 증가하고 여러 약을 복용하는 경우가 많아지면서 처방약의 효능에 영향을 줄 수 있는 음식에 대한 관심이 커지고 있습니다. 이뿐만 아니라 건강에 이롭다고 하여 의약품과 건강기능식품을 함께 복용하는 경우도 늘어나고 있습니다.

그러나 약을 음식 또는 건강기능식품과 함께 섭취했을 때 바람직하지 않은 효과가 나타날 수 있습니다. 약은 몸속에서 위장관을 통해서 흡수되며 간을 거쳐 몸속의 다양한 곳에 분포하여 효능을 나타내게 됩니다. 이후에 차츰 간과 콩팥을 통해 분해되고 소변이나 대변으로 배설됩니다. 약효가 발현되고 소실되는 이러한 과정에서 약과 함께 복용하는 특정 음식은 약의 흡수를 증가시키거나 감소시켜 약의 효과를 높이거나 낮출 수 있습니다. 또한 약이 배설되는 것을 막아 몸속에서 오래 남은 약이 부작용을 일으키게 할 수도 있습니다.

특히 노화가 진행되면서 체내에서 약을 분해하거나 배설하는 능력은 젊은 사람에 비해 감소하게 되므로 같은 약을 복용하더라도 부작용이 더욱 쉽게 유발될 수 있으며, 약과 음식과의 상호작용도 젊은 사람에 비해 더 강하게 나타나므로 생명에 위협을 줄 수도 있습니다.

따라서 약을 안전하고 최대한의 효과가 나타나도록 복용하기 위해서는 음식과 건강기능식품에 대한 충분한 이해와 세심한 조절이 필요합니다. 여기서는 노인 환자가 주로 복용하는 약을 중심으로 올바른 약의 복용방법과 주의해야 하는 음식에 대해서 알아보겠습니다.

식사시간과 약

약을 복용할 때에는 미식거림, 구토, 속쓰림 등 약에 의해서 발생할 수 있는 위장관 불편감을 방지하기 위하여 식사 후 복용하는 것이 일반적입니다. 그러나 약마다 최적의 효과를 나타내는 하루 중 복용시간과 복용 간격은 모두 다릅니다. 또한 음식물과 함께 복용했을 때 효과가 증가되는 약이 있는 반면, 음식에 의해 약의 흡수가 감소되어 효과가 떨어지는 약도 있습니다. 그러므로 약을 복용할 때에는 복약 지시에 맞추어 복용하는 것이 가장 좋습니다. 만일 용법이 복잡하거나 생활습관으로 인하여 정해진 복약 지시를 따르기 어렵다면 의사, 약사와 상의하여 복약 지시를 조정하거나 환자의 편의성에 맞추어 약을 변경하는 것도 가능합니다. 따라서 임의로 약 복용을 조정하거나 중단하지 말아야 합니다.

+ 공복에 복용해야 하는 약

특정 약은 음식물과 함께 복용할 경우 위장관에서 약의 흡수가 감소되어 효과가 줄어들 수 있으므로 공복에 복용해야 합니다. 갑상선호르몬 보충제인 레보티록신나트륨(levothyroxine), 곰팡이균 치료제로 사용되는 이트라코나졸(itraconazole) 액제, 고혈압치료제인 캅토프릴(captopril), 테트라사이클린계 항생제인 독시사이클린(doxycycline) 등과 오메프라졸(omeprazole), 에스오메프라졸(esomeprazole) 등 프로톤펌프 억제제 계열의 위산분비 억제제 등이 공복에 복용해야 하는 약에 해당합니다.

이러한 약은 식전 30분~1시간 전이나 취침 전에 복용하는 것이 추천되며 경우에 따라 식후 2시간에 복용할 수도 있습니다. 특히 곰팡이균 치료제로 사용되는 보리코나졸(voriconazole) 정제는 식사 1시간 전 혹은 1시간 후에 복용해야 합니다. 또한 알렌드론산나트륨(alendronate), 리제드론산 나트륨(risedronate) 등 비스포스포네이트계 골다공증치료제는 아침에 일어나자마자 공복에 복용하되, 식도에 자극을 줄 수 있으므로 200ml 정도의 충분한 물과 복용하며 약 복용 후 30분에서 1시간은 비스듬히 앉거나 눕지 않아야 합니다.

+ 음식과 함께 복용하는 것이 좋은 약

반면 어떤 약은 음식물과 함께 복용할 경우 음식에 의해 약의 흡수가 지연되어 부작용을 줄이거나 반대로 위장관에서 약의 흡수를 증가하여 효과를 높일 수 있습니다.

고혈압치료제 중 카르베딜롤(carvedilol)은 강력한 혈압 강하 효과를 나타내며 공복에 복용할 경우에는 위장관에서 약이 빠르게 흡수되면서 약효가 빨리 나타나 기립성 저혈압 부작용을 유발할 수 있습니다. 식사와 함께 약을 복용할 경우, 음식이 위장관에서 카르베딜롤의 흡수를 지연시켜 갑작스럽고 심한 혈압 저하의 빈도를 줄일 수 있습니다.

또한 고지혈증 치료제 중 로바스타틴(lovastatin), 곰팡이균 치료제로 사용되는 포사코나졸(posaconazole), 그리세오풀빈(griseofulvin) 등이나 폐렴, 요도감염 치료제로 사용되는 세포독심(cefodoxime)은 위장관에 음식물이 있는 상태에서 복용하는 것이 좋으므로 식사 직후에 복용하는 것이 추천됩니다. 곰팡이균 치료제 중 이트라코나졸(itraconazole) 정제와 캡슐제는 위장관에서 흡수를 높이기 위해서 액제와는 달리 식사 직후에 복용해야 합니다.

약 먹을 때 주의해야 하는 음식

특정한 음식이나 식단에 따라서 약의 흡수가 증가되거나 감소될 수도 있고 부작용이 유발될 수 있어 주의해야 합니다.

고혈압치료제 중 캅토프릴(captopril), 라미프릴(ramipril), 페린도프릴(perindopril) 등의 안지오텐신전환효소 억제제나 로자르탄(losartan), 칸데

사르탄(candesartan), 발사르탄(valsartan) 등의 안지오텐신 수용체 길항제, 스피로노락톤(spironolactone), 아미로라이드(amiloride) 등 칼륨보존성 이뇨제는 체내 혈액의 칼륨 농도를 높여 고칼륨혈증을 유발할 수 있습니다. 이러한 약물을 복용하는 환자가 칼륨이 풍부한 식품을 함께 섭취할 경우 고칼륨혈증 부작용이 쉽게 발생할 수 있으며, 고칼륨혈증은 심박수를 높일 뿐만 아니라 부정맥과 같은 생명에 치명적인 부작용을 유발할수도 있습니다. 따라서 매실, 바나나, 오렌지, 녹황색 채소 등 칼륨이 다량 함유된 식품 섭취는 피해야 합니다.

통풍 치료제인 알로푸리놀(allopurinol), 페북소스타트(febuxostat), 콜키신(colchicine)은 요산의 생성을 억제하여 혈중 요산 농도를 낮춥니다. 요산은 음식으로 섭취되는 퓨린(purine)이라는 물질을 인체가 분해하고 남은 산물이며 고기, 등푸른 생선, 조개, 멸치, 새우, 시금치 등에는 퓨린이 많이 함유되어 있습니다. 따라서 이러한 식품을 과다하게 섭취할 경우 약을 복용하여도 통풍으로 인한 관절 통증이 조절되지 않을 수 있으므로 섭취를 자제해야 합니다.

울혈성 심부전증, 부정맥 치료제로 사용하는 디곡신(digoxin)은 섬유소가 풍부한 음식과 함께 복용하거나 고단백 식품과 복용할 경우 위장관을 통한 약 흡수가 저하되어 효과가 감소할 수 있습니다. 파킨슨병 치료제인 레보도파(levodopa) 역시 고단백 식이에 의해 흡수가 저하되어 약효가 감소될 수 있습니다. 디곡신과 레보도파는 각각 증상 조절을 위하여 주기적으로 약을 복용하여 약효를 꾸준하게 유지되도록 하는 것이 중요합니다. 따라서 디곡신과 레보도파를 복용할 때에는 고단백 식이를 피해야 하며, 디곡신을 복용할 경우에는 섬유소가 풍부한 음식도 섭취를 자제하는 것이 좋습니다.

테오필린(theophylline)은 기관지 천식, 만성 기관지염 등에서 호흡곤란 증상을 완화하는 약입니다. 저탄수화물/고단백 식이는 테오필린의 분해를 촉진하여 약효가 빠르게 감소될 수 있습니다. 반면 고 지방 식품은 위장관에서 테오필린의 흡수를 증가시켜 약효를 높이고 부작용을 초래할 수 있으며 설사, 메스꺼움, 구토, 현기증, 두통 등 빈번한 부작용뿐만 아니라 부정맥, 경련, 심정지, 혼수 등 심각한 부작용을 초래할 수도 있습니다. 따라서 테오필린을 복용하는 동안에는 고탄수화물 식이, 고지방 식품은 섭취를 자제하는 것이 좋습니다.

반면 결핵 치료제로 사용되는 리팜핀(rifampin)은 고지방 식품과 함께 복용할 경우 오히려 흡수가 저하되어 약효가 감소될 수 있습니다. 결핵균은 증식하는 속도가 느려 결핵 감염을 완치하기 위해서는 최소 6개월간 꾸준히 약을 복용해야 하며, 특히 약효가 감소할 경우 내성균이 증식하여 치료가 어려워질 수 있습니다. 따라서 식사 30분 전 또는 식사 2시간 후와 같은 공복시에 복용하는 것이 바람직하며, 공복시 위장장애가 있을 경우 식후 또는 취침 전에 복용할 수 있습니다.

✦ 음식과 와파린

와파린(warfarin)은 혈액에서 혈전이 생성되는 것을 막아주는 항응고제로 정맥혈전증의 예방 또는 치료, 색전성 심방세동의 치료 등에 사용됩니다. 와파린은 필요량이 개인마다 다르고, 양이 지나치게 많거나 너무 적으면 위험성이 크기 때문에 약의 효과를 일정하게 유지하는 것이 중요합니다.

와파린은 체내에서 혈액 응고를 돕는 비타민 K의 작용을 방해하여 약효를 나타냅니다. 비타민 K는 음식으로 섭취가 이루어지므로 와파린을 복용 중이라면 음식으로 섭취하는 비타민 K의 양을 가급적 일정하게 유지하는 것이 필요합니다. 와파린 복용시 특별히 피해야 하는 음식은 없으나 시금치, 양배추, 상추, 케일, 브로콜리, 파슬리, 냉이, 콩, 동물의 간 등에는 비타민 K가 다량 함유되어 있으므로 이런 식품을 녹즙, 생식 등으로 매일 과다 섭취하는 것은 삼가야 합니다. 또한 청국장 가루나 생 청국장을 매일 섭취하는 것도 삼가는 것이 좋습니다. 조리를 하더라도 비타민 K의 함유량에는 큰 변화가 생기지 않습니다. 따라서 식단을 변경하고자 할 때에는 의사, 약사와 상담하시기 바랍니다.

약 먹을 때 주의해야 하는 음료

✚ 차와 커피

홍차, 녹차의 탄닌 성분은 철분제가 위장관에서 흡수되는 것을 방해하여 약효를 감소시킬 수 있습니다. 철분제 복용 전후로는 차 섭취를 피하는 것이 좋습니다.

아스피린(aspirin), 클로피도그렐(clopidogrel), 와파린(warfarin) 등 혈전생성을 억제하는 약이나 이부프로펜(ibuprofen), 나프록센(naproxen) 등 비스테로이드성 소염진통제는 과도한 양의 녹차와 복용했을 때 출혈의 위험성을 증가시킬 수 있어 주의해야 합니다.

홍차, 커피 등 카페인이 많이 함유된 음료는 위산 분비를 자극하여 위에 염증을 악화시킬 수 있습니다. 따라서 판토프라졸(pantoprazole), 오메프라졸(omeprazole) 등 프로톤펌프 억제제 계열의 위산분비 억제제나 미소프로스톨(misoprostol), 레바미피드(rebamipide) 등 프로스타글란딘 제제, 제산제 등을 복용하는 경우에는 카페인이 많이 함유된 음료를 피하는 것이 좋습니다. 또한 이러한 음료는 신장에서 칼슘 배설을 증가시켜 골다공증에 좋지 않은 영향을 줄 수 있으므로 골다공증으로 인한 약을 복용하는 경우에는 홍차나 커피 등의 섭취를 삼가는 것이 좋습니다.

커피는 갑상선호르몬 보충제인 레보티록신나트륨(levothyroxine)이 위장관에서 흡수되는 것을 지연시켜 약효를 감소시킬 수 있습니다. 약 복용 후 30분간은 커피를 섭취하지 말아야 합니다.

종합감기약이나 복합 진통제에는 카페인이나 크산틴계 성분이 함유되어 있는 경우가 많습니다. 이러한 약과 커피나 녹차 등 카페인을 함유하고 있는 식품과 함께 섭취하면 과다섭취로 인한 불안, 불면, 메스꺼움 등이 동반될 수 있습니다. 기관지 확장제인 테오필린(theophylline)을 복용중인 경우에도 불안, 불면, 메스꺼움 등의 부작용이 유발될 수 있으므로 카페인 음료는 삼가는 것이 좋습니다.

커피의 카페인 성분은 중추신경계의 흥분작용을 일으켜 알프라졸람(alprazolam), 디아제팜(diazepam) 등 불안증세 치료제의 효과를 감소시킬 수 있으므로 주의가 필요합니다.

✛ 주스류

오렌지주스, 사과주스 등 과일주스는 위내 산도에 영향을 주어 약의 흡수나 효과 발현을 변화시킬 수 있습니다. 가려움증, 비염 치료제로 사용하는 펙소페나딘(fexofenadine) 등의 항히스타민제의 효과를 감소시킬 수 있습니다. 반면 위산을 중화하거나 흡착하는 제산제는 위내 산도를 높여 약효를 효과적으로 발휘할 수 없게 하므로 함께 복용하지 말아야 합니다.

특히 제산제 중 알루미늄 성분이 포함된 제산제와 오렌지 주스를 함께 마실 경우 알루미늄 성분이 체내로 흡수될 수 있으므로 함께 복용하지 않는 것이 좋습니다. 그러나 철분제를 복용할 때 오렌지주스를 함께 복용하면 위장관 내 약 흡수가 증가하므로 병용이 추천되기도 합니다.

자몽주스는 다른 과일 주스와 다른 방식으로 약효를 변화시킵니다. 다수의 약은 간에 있는 사이토크롬 피(cytochrome P) 계열 효소의 영향을 받아 분해됩니다. 자몽주스는 이 중 사이토크롬 P450 3A 효소의 작용을 억제하여 이 효소에 의한 약 분해를 감소시키므로 약효가 증가하거나 부작용이 발생할 수 있습니다. 플루코나졸(fluconazole), 이트라코나졸(itraconazole), 포사코나졸(posaconazole) 등의 곰팡이균 치료제나 항혈전제로 사용되는 와파린(warfarin), 알프라졸람(alprazolam), 디아제팜(diazepam) 등 불안증세 치료제, 경련증 및 삼차신경통 치료제로 사용되는 카르바마제핀(carbamazepine)을 복용하는 동안에는 자몽주스 섭취를 자제하는 것이 좋습니다. 특히 고지혈증 치료제인 아토르바스타틴(atorvastatin), 심바스타틴(simvastatin), 로바스타틴(lovastatin) 등을 복용할 때에는 하루 250ml 이상의 자몽주스를 섭취하지 않도록 해야 합니다.

또한 자몽주스는 커피와 마찬가지로 갑상선호르몬 보충제인 레보티록신나트륨(levothyroxine)이 위장관에서 흡수되는 것을 지연시켜 약효를 감소시킬 수 있습니다. 약 복용 후 30분간은 자몽주스를 섭취하지 말아야 합니다.

✚ 우유

우유의 칼슘성분은 특정 약과 결합하여 약효를 감소시킬 수 있습니다. 레보플록사신(levofloxacin), 시프로플록사신(ciprofloxacin), 목시플록사신(moxifloxacin) 등 경구용 퀴놀론계 항생제는 폐렴이나 요로감염 치료제로 사용되며, 우유 등 유제품과 복용할 경우 유제품에 포함된 칼슘 양이온과 약이 복합체를 형성하여 약의 흡수가 억제되어 효과가 감소될 수 있습니다. 이러한 약은 우유와 함께 복용하지 말아야 하며, 우유는 약 복용 8시간 전 혹은 4시간 후에 섭취해야 합니다.

독시사이클린(doxycycline)과 같은 테트라사이클린계 항생제 역시 유제품과 복용할 경우 약의 흡수가 억제되어 항생제 효과가 감소될 수 있습니다. 따라서 약 복용 전후로 최소 2시간 간격을 두고 유제품을 섭취하는 것이 좋습니다.

철분제 또한 유제품과 복용할 경우 약의 흡수가 감소되므로 철분제 복용 전후로는 우유 섭취를 피하는 것이 좋습니다.

약 먹을 때 주의해야 하는 건강기능식품

'건강기능식품'은 일상 식사에서 결핍되기 쉬운 영양소나 인체에 유용한 기능을 가진 원료나 성분(이하 기능성원료)을 사용하여 제조한 식품으로 건강을 유지하는 데 도움을 주는 식품입니다. 식품의약품안전처는 동물시험, 인체적용시험 등 과학적 근거를 평가하여 기능성원료를 인정하고 있으며 이런 기능성원료를 가지고 만든 제품이 '건강기능식품'입니다.

많은 사람들이 '건강기능식품'을, 질병을 치료하는 의약품처럼 오해하고 있습니다. '건강기능식품'의 기능성은 의약품과 같이 질병의 직접적인 치료나 예방을 하는 것이 아니라 인체의 정상적인 기능을 유지하거나 생리기능 활성화를 통하여 건강을 유지하고 개선하는 것을 말합니다.

건강기능식품은 건강을 유지·증진시키기 위함으로 섭취하는 것이며, 의약품처럼 질병의 예방이나 치료에 효과를 보기 위함이 아니므로, 제품구매시 100% 기능 향상이나 특정 질병을 예방하거나 치료에 효과를 볼 수 있다는 광고에 현혹되지 않도록 주의가 필요합니다.

약과 약 사이의 상호작용에 대한 정보는 사전에 확인할 수 있도록 제공되지만, 의약품과 식품 간 병용시 상호작용에 대한 정보는 아직 밝혀지지 않은 내용이 많습니다. 따라서 약을 복용하는 동안 건강기능식품을 복용하게 된다면 의사 · 약사와 상의한 후 복용을 시작하는 것이 안전합니다. 이 책에서는 명백하게 알려진 일부 건강기능식품과 약의 상호작용 정보만 다루겠습니다.

✚ 인삼

아스피린(aspirin), 클로피도그렐(clopidogrel), 와파린(warfarin) 등 혈전 생성을 억제하는 약과 제안된 섭취량 이상의 인삼을 병용하면 출혈의 가능성이 증가하므로 수술 전, 항응고제 복용시 섭취에 주의해야 합니다. 특히 아스피린(aspirin)에 과민반응을 보이는 사람은 인삼 섭취를 피해야 합니다.

또한 인삼은 고혈압치료제인 니페디핀(nifedipine)의 효과를 증가시킬 수 있으며, 경구 복용하는 항암제 중 이미티닙(imitinib)의 간 독성 부작용을 악화시킬 수 있으므로 주의해야 합니다. 반대로 인삼은 알레르기성 비염 및 피부질환 치료제인 펙소페나딘(fexofenadine)이나 외인성 스테로이드인 프레드니솔론(prednisolone)의 효과를 감소시키거나 테오필린(theophylline)이 간에서 분해되는 것을 촉진시켜 효과를 감소시킬 수 있습니다.

✚ 오메가3 지방산(EPA & DHA)

오메가3 지방산 역시 인삼과 마찬가지로 아스피린(aspirin), 클로피도

그렐(clopidogrel), 와파린(warfarin) 등 혈전 생성을 억제하는 약과 함께 섭취할 경우 출혈의 위험이 증가할 수 있습니다. 또한 DHA는 메트포르민(metformin), 글리메피리드(glimepiride), 인슐린(insulin) 등 당뇨병 치료제의 효과를 감소시킬 수 있습니다.

＋ 은행

은행 역시 아스피린(aspirin), 클로피도그렐(clopidogrel), 와파린(warfarin) 등 혈전 생성을 억제하는 약이나 이부프로펜(ibuprofen), 나프록센(naproxen) 등 비스테로이드성 소염진통제와 함께 섭취할 경우 출혈의 위험이 증가할 수 있습니다. 또한 메트포르민(metformin), 글리메피리드(glimepiride), 인슐린(insulin) 등 당뇨병 치료제의 효과에 영향을 줄 수 있습니다.

은행은 할로페리돌(haloperidol), 올란자핀(olanzapine), 클로자핀(clozapine) 등 항정신병 치료제나 고혈압치료제 중 니페디핀(nifedipine)과 섭취 시 약물의 효과를 증가시켜 부작용을 유발할 수 있습니다. 반대로 경련증 및 삼차신경통 치료제로 사용되는 카르바마제핀(carbamazepine)이나 프로톤펌프 억제제 계열의 위산분비 억제제 중 오메프라졸(omeprazole)과 병용하는 경우 약의 효과를 감소시킬 수 있어 주의가 필요합니다.

＋ 프로바이오틱스(Probiotics)

프로바이오틱스는 항생제의 효과를 감소시킬 수 있어 주의가 필요합니다. 또한 유산균은 프레드니솔론(prednisolone), 타그로리무스(tacro-

limus), 미코페놀레이트(mycophenolate) 등 면역체계를 억제하는 약을 복
용하는 환자에게서 감염을 일으킬 수 있습니다.

노인을 위한 식생활 지침

노년기에는 신체기능이나 식욕, 소화흡수 능력이 떨어지면서 영양과 관련된 여러 문제가 생길 수 있습니다. 또한 고혈압, 당뇨병, 심혈관질환 등 식생활과 밀접하게 관련된 만성질환의 발생위험이 높아집니다. 그러므로 만성질환을 예방하고 건강을 유지하기 위해서는 적절한 식생활 관리를 통한 올바른 영양섭취가 필요합니다.

다양한 식품군을 골고루 섭취합니다

우리가 주로 섭취하는 식품군에는 곡류, 고기 · 생선 · 달걀 · 콩류, 채소류, 과일류, 우유·유제품류가 있고, 각 식품군을 적절히 섭취하는 것이 중요합니다. 식품군마다 제공하는 영양소의 종류와 양이 다르고, 각각의 영양소마다 체내에 필요한 양 또한 다릅니다. 따라서 각 식품군에 해당되는 식품을 본인의 연령과 성별에 따라 권장 섭취 횟수에 맞추어 섭취합니다. 노인의 경우 곡류는 매일 3~4회 정도 섭취하고, 고기, 생선, 계란, 콩류 제품은 하루에 3~4회 먹습니다. 김치를 제외한 채소를 끼니마다 1~2가지씩 섭취하고, 우유는 하루에 1컵 이상 마십니다. 만약, 우유를 잘 소화시키지 못하는 사람은 유당 분해 우유나 칼슘 강화 두유를 마십니다. 과일은 하루에 1번 이상 먹도록 합니다.

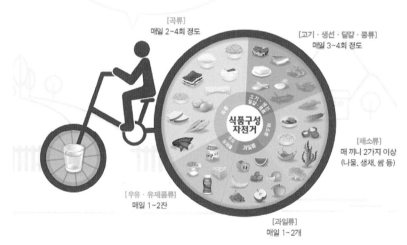

출처 : 보건복지부, 2015 한국인 영양소 섭취기준, 2015

규칙적인 식사를 합니다

노년기의 영양상태를 좋게 유지하고 질환의 예방 및 노화지연을 위해서는 규칙적인 식사가 매우 중요합니다. 하루 세 끼의 식사와 1~2회의 간식을 섭취하도록 하고, 많은 양을 한 번에 소화하기 어렵다면 5-6회로 소량씩 나누어 섭취하도록 합니다.

짠 음식을 피하고 싱겁게 먹습니다

연령이 증가할수록 짠맛에 둔해지면서 더 짜게 먹게 되고 김치, 찌개류 등의 고염분 식품의 섭취 증가로 나트륨 섭취량이 늘어나게 됩니다. 나트륨은 장류(소금, 간장, 된장, 고추장) 및 염장식품(배추김치, 장아찌) 등에 함유되어 있습니다. 조리시 나트륨 함량을 줄이고 식품 고유의 맛을 즐기면서 싱겁게 먹도록 합니다.

물은 많이 마시고 술은 적게 마십니다

나이가 들면서 갈증에 대한 욕구 저하와 불편한 거동으로 인한 화장실 출입 제한으로 인해 수분 섭취가 줄어들게 됩니다. 수분 결핍은 탈수, 감염, 변비를 유발할 수 있습니다. 따라서 하루 8컵 정도의 수분 섭취가 권장됩니다. 또한 알코올 섭취량이 많을수록 부정맥, 고혈압, 뇌졸중 등의 위험이 커지며 면역장애, 수면장애, 복부비만, 영양불량 등의 위험이 커질 수 있습니다. 노년기에는 알코올의 분해능력이 저하되므로 알코올을 섭취할 경우 하루 1잔 이하의 음주를 권고합니다.

활동량을 늘리고 건강한 체중을 유지합니다

노년기로 접어들수록 근육량의 감소로 인해 대사능력과 체력 등이 저하됩니다. 이를 예방하기 위해서 운동이나 스트레칭 같은 신체활동을 하는 것이 좋습니다. 신체활동 증가는 뇌심혈관계질환, 당뇨, 골다공증, 비만 등을 예방하고 심근을 강화합니다. 또한 스트레스와 피로를 풀어주어 치매와 우울증 예방에도 도움이 됩니다.

건강한 체중 계산방법 (표준체중)

남자 : 신장(m) × 신장(m) × 22
여자 : 신장(m) × 신장(m) × 21

나의 키는?	cm
나의 체중은?	kg
나의 정상체중은?	kg
나의 비만도는?	%

* 비만도(%) = 현재 체중/표준 체중 × 100

노인의 기능 변화에
따른 경구식사 요령

삼키기 어려울 때

   연하장애는 음식을 입에서 저작하여 삼키는 과정이 어렵고, 불편함을 느끼는 것을 말합니다. 연하장애로 인해 섭취량이 부족해지면 체중이 감소하고 영양상태가 불량해지기 쉽습니다. 또한 필요한 약물을 복용하지 못하거나 삼킨 음식물이나 약물이 기도로 잘못 들어가 흡인성 폐렴이 발생하는 등 심각한 문제를 야기할 수 있습니다.

✛ 식사요령

① 식사시간을 충분히 갖고, 음식을 천천히 섭취하도록 합니다.

② 작은 수저를 이용하여 음식이나 음료를 섭취하도록 합니다.

③ 국이나 물 등에 밥을 말아먹는 것과 같이 한 번에 서로 질감이 다른 음식을 섭취하지 않도록 합니다.

④ 섭취시 음식덩이(food bolus) 형성에 도움이 될 수 있도록 조리할 때 소스나 걸쭉한 육수(수프 등)를 이용합니다.

⑤ 목에 잘 들러붙는 음식(떡, 구운 김 등)이나 입자가 남는 음식(견과류, 과자류 등)은 주의합니다.

⑥ 수분섭취시 사레 걸리는 증상이 있다면, 액상의 음식(물, 음료 또는 국)은 점도 증진제를 첨가하여 걸쭉한 형태로 점도를 조절하여 섭취합니다. 약을 복용하는 경우에도 점도를 조절한 물을 이용합니다.

● 점도 증진제란?

음식물의 기도 흡인의 위험을 감소시키기 위해 사용하는 분말 형태의 제품(비스코업, 토로미퍼팩트, 토로미업 등)입니다. 이를 액상식품에 첨가하여 점도를 증진시켜 연하장애 환자의 탈수방지와 영양공급을 도와줍니다.

---

⑦ 식사시 자세로는 의자에 앉을 때는 의자 뒤쪽으로 엉덩이를 붙이고 자세가 90도가 되도록 허리를 쭉 펴도록 합니다. 머리는 중앙에, 턱은 약간 아래를 향하도록 하여 고개를 숙인 채 식사하고, 절대로 머리를 뒤로 젖히지 않도록 합니다. 식사 전후에는 15~30분간 앉아 있도록 합니다.

씹기 어려울 때

치아는 음식을 섭취할 때마다 자극을 받아서 노화가 빨리 오는 부위입니다. 탈락된 치아가 많거나 치주질환 등으로 인해 음식을 잘 씹을 수 없는 경우에는 식재료를 삶거나 칼집을 내어 부드럽게 조리하는 것이 필요합니다.

식품	조리방법
고기 · 생선 · 달걀 · 콩류	• 질감이 부드러운 생선살이나 달걀찜, 두부, 연두부 등을 선택 • 고기는 질긴 부위를 제외하고 갈거나 다지거나 삶은 형태
채소류	질긴 줄기 부분을 제외하고 부드러운 잎 부분을 조리하거나 부드럽게 갈아서 준비
과일류	복숭아 통조림, 멜론, 바나나, 딸기 소량씩 저며서

설사가 있을 때

설사는 노인에게서 이환율과 사망률이 높은 질환으로 이행되어 심각한 건강문제를 초래할 수 있습니다. 설사의 치료가 지연되거나 부적절하면 수분과 염분의 상실로 인한 전해질 불균형뿐만 아니라 체내 수분 감소가 일어날 수 있습니다. 따라서 충분한 수분을 보충하여 탈수를 예방하는 것이 중요합니다.

+ 식사요령

① 소화가 용이하도록 삶기, 데치기, 찌기 등의 방법을 이용해 부드럽게 조리하고 소량씩 자주 섭취합니다.

② 물, 보리차, 맑은 미음 등으로 수분을 보충하여 탈수를 예방합니다.

③ 장을 자극할 수 있는 자극적인 음식(맵고 짠 음식이나 향신료를 사용한 음식 등)이나 소화가 어려운 기름진 음식(튀긴 음식 등)은 피합니다.

④ 카페인이 포함된 차, 탄산음료 등은 설사를 유발할 수 있으므로 자제하고 유제품 섭취 후 설사가 악화되었다면 일시적으로 제한합니다.

⑤ 소화하기 어려운 고 섬유소식(잡곡류, 생채소, 견과류 등)은 일시적으로 제한합니다.

⑥ 음식을 너무 차게 먹지 않습니다.

변비가 있을 때

노인들은 장의 기능저하 및 운동부족으로 인해 이완성 변비가 흔할 수 있습니다. 복용하는 약물에 의해 변비가 유발되기도 하고, 만성질환으로 인해 거동이 불편해지거나 오랫동안 누워 있게 되면서 변비가 생기는 경우도 있습니다.

+ 식사요령

① 충분한 섬유소 섭취가 중요합니다. 섬유소는 대변의 부피를 늘리

고, 장의 연동운동을 자극하여 배변 활동에 도움을 줍니다. 섬유소 섭취는 하루 20~25g 정도가 적당하며, 곡류(잡곡류), 콩류, 채소, 과일류, 해조류에 섬유소가 많습니다.

②충분한 수분섭취가 필요합니다. 물 이외에도 식사시 섭취하는 국물과 우유, 주스 등도 수분을 공급하는 데 도움이 됩니다. 우리나라 노인의 충분한 수분 섭취량은 1800~2000ml이며 이를 충족하기 위해서 하루에 6~8컵의 물을 마시는 것이 좋습니다.

③일정한 시간에 식사를 합니다. 규칙적인 식사는 장 운동에 규칙성을 주어 변 생성을 용이하게 하며, 만일 식사량이 부족한 경우라면 1일 총 섭취량을 늘립니다.

④우유나 발효된 유제품을 매일 섭취합니다.

입맛이 없을 때

노화에 의한 후각기능의 감소, 일부 미각 역치의 증가, 위의 조기 포만감, 위 내용물 배출시간 지연 등은 생리적인 식욕부진과 관련됩니다. 또한 사회적 요인, 우울증 등 심리적 요인, 급성질환 등 병적 원인에 의해서도 식욕이 저하될 수 있습니다.

✛ 열량섭취를 증가시키기 위한 식사요령
①소량씩 자주 섭취합니다(1일 5~6회의 식사 또는 간식).

② 음식의 색, 향, 모양, 온도, 질감 등을 다양하게 활용합니다.

- 신선한 재료를 사용하여 재료 자체의 맛을 살립니다.
- 육류/생선 조리 시 청주, 포도주, 과즙 등에 재워 향을 좋게 합니다.
- 생선 맛이 싫으면 고기, 계란, 두부로 바꿔 섭취합니다.
- 다양한 향신채소(파, 마늘, 양파, 생강, 허브 등)와 향신료를 이용합니다.

③ 식사대용이나 간식으로 특수영양식품을 이용해볼 수 있습니다. 여러 가지 영양소가 농축되어 있으며, 영양보충음료 1캔은 우유 1.5~2팩의 열량과 단백질을 보충해줍니다. 다양한 맛으로 구성되어 있으므로 입맛과 기호에 따라 선택하도록 합니다.

✛ 단백질 섭취를 증가시키기 위한 식사요령

① 고기, 생선, 두부, 콩, 계란 등의 단백질 식품을 매일 3~4회 정도 섭취하도록 합니다.

② 치아가 약하거나 소화가 잘되지 않으면 부드럽고 소화되기 쉽게 조리합니다.

- 고기는 질긴 부위를 제거하거나 잘게 다져서 조리합니다.
- 생선살이나 달걀찜, 두부 등 질감이 부드러운 음식을 섭취합니다.

③ 간식으로 고기나 생선, 치즈, 계란, 우유 등이 들어 있는 음식을 선택합니다(만두, 샌드위치, 계란샐러드, 카스텔라).

■ 국내 경구영양보충식

	표준 영양액	농축영양액		고단백영양액	분말, 즉석섭취식품
성상 및 용량	액상, 200ml/ 캔(1kcal/ml),	액상, 200ml/ 캔(1.5kcal/ml), 300kcal/캔	액상, 150ml/팩 (1.5kcal/ml)	액상, 200ml/ 캔 또는 팩 (1kcal/ml) 단백질 에너지 비 25~30%	분말, 35~40g/포 150~165kcal/ 회
대상	뉴케어(구수한 맛, 고소한 검은 깨, 딸기맛) 마일드케어 오 트	뉴케어 칼로 리 1.5	—	뉴케어하이프 로틴	뉴케어데이밀 슈퍼블랙 뉴케어데이밀 슈퍼그린
정식품	그린비아MC (구수한맛, 단호 박맛,검은참깨맛) 그린비아플러 스케어	그린비아1.5	—	그린비아 고단 백솔루션	—
한국 메디칼 푸드	이엔소프트 구수한맛 메디에프 스마일	메디푸드 고농축1.5	미니웰 커피맛 미니웰 OS		실버웰 (검은깨맛)
엠디웰	메디웰 구수한맛	메디웰 프로틴1.5	—	뉴트리웰 고단 백	—
한국 엔테랄 푸드	케어웰(구수한 맛, 어드밴스200)	케어웰 1.5플러스	—	—	시니어영양죽

경관급식이 필요한 경우

위장관 기능은 정상이지만 경구섭취가 불가능하거나, 경구섭취량이 필요량보다 부족한 경우에는 충분한 영양을 공급하기 위해서 관을 통해 유동식 형태의 영양혼합물을 공급할 수 있는데, 이를 경관급식이라고 합니다. 몸 안에 관을 삽입하여 인위적으로 영양공급을 하는 방법이므로 올바른 주입방법을 이해하고, 부작용을 예방하는 것이 적절한 영양상태를 유지하는 데 도움이 됩니다.

경관급식의 올바른 주입방법

✛ 경관급식 제공순서

① 비누로 손을 깨끗이 씻습니다.

② 경관급식에 필요한 경장영양액, 주입용기, 세척할 물 등을 준비합니다.

③ 위에 잔여물이 남아 있는지 확인합니다.

● 위 잔여물 검사

① 주사기를 급식관에 꽂아 공기를 밀어넣어 관이 위에 있는지 확인 후, 서서히 주사기를 당겨 위 내용물을 빨아들입니다.

② 위 잔여물의 양을 확인하고 다시 그대로 위로 주입합니다.

③ 검사 후 물 20~30cc로 관을 씻어줍니다.

④ 위 잔여물이 250~500cc 이상이거나 복부 불편감이 있는 경우 1시간 후에 다시 검사합니다.

⑤ 위 잔여물이 지속적으로 남아 있는 경우 주입량을 감량합니다.

---

④ 미음을 천천히 주입합니다. 미음의 온도가 너무 차면 설사, 복통을 유발할 수 있으므로 실온으로 주입합니다.

⑤ 경관영양액 주입 전, 후에는 물 30cc를 이용하여 관을 세척합니다.

⑥ 주입 후 구토를 예방하기 위해 1시간 후에 눕도록 합니다.

⑦ 주입이 끝난 후에는 남아 있을 수 있는 미음이 부패하지 않도록 주입용기와 주사기 등의 경관 도구를 바로 세정합니다. 경관 도구는 가능

한 매일 새것으로 교체하는 것이 좋으며, 1회 급식이 끝나면 따뜻한 물로 헹군 후 완전히 건조시킵니다.

+ 경장영양액 주입방법

환자의 연령, 급식관의 위치, 영양요구량, 위장관 상태 및 환자의 생활양식 등을 고려하여 결정합니다. 경장영양액의 주입법에는 볼루스 주입법(bolus feeding), 간헐적 주입법(intermittent feeding), 지속적 주입법(continuous feeding)이 있습니다.

① **볼루스 주입법** : 볼루스 주입법은 주사기를 이용하여 1회 200~400ml의 경장영양액을 15분 내외로 주입하는 방법입니다. 주입방법이 쉽지만 주입속도가 빨라 흡인 위험증가, 용량 부적응, 구토, 위배출 지연 등의 단점이 있습니다.

② **간헐적 주입법** : 간헐적 주입법은 경장영양액 용기나 주입용기(feeding bag)를 이용하여 30~60분의 시간 동안 경장영양액을 주입하는 방법입니다.

③ **지속적 주입법** : 지속적 주입법은 주입펌프를 이용하여 20~24시간에 걸쳐 천천히 경장영양액을 주입하는 방법입니다. 흡인위험 감소 및 위잔여물 최소화, 구토 및 설사 등의 부적응이 적으나, 환자 활동의 제약이 따르고 주입펌프나 영양액 용기 등의 비용 부담이 높습니다.

경장영양액의 종류와 선택 및 구입방법

경장영양액은 급식관을 통해 공급되어야 하므로 액상의 형태로 구성되며, 모든 영양소의 공급이 충분히 이루어져야 하므로 열량, 단백질, 당질, 지방 등 다량 영양소와 비타민, 무기질 등의 미량 영양소가 균형되게 포함되어 있습니다. 경장영양액을 선택할 때에는 영양소의 함량, 수분함량, 삼투압 등을 고려하여야 하며, 환자의 질병 및 상태와 소화, 흡수능력에 따라 그에 맞는 적절한 제제를 선택하여야 합니다. 과거에는 일반 식품을 갈아서 만든 혼합화 영양액을 주로 사용하였으나, 현재는 다양한 상업용 경장영양액이 판매되고 있습니다.

✛ 경장영양액의 종류

표준영양액은 일반적으로 가장 많이 사용되는 영양액으로서 특별한 질환이 없는 환자들에게서 사용될 수 있으며, 뉴케어 300, 그린비아 티에프 등이 있습니다. 보통은 1ml당 1kcal의 열량을 공급하나, 신부전 또는 심부전 환자 등 수분 제한이 필요한 경우에는 1ml당 1.5~2kcal의 농축영양액(뉴케어 칼로리 1.5, 그린비아 1.5)을 공급할 수 있습니다.

수술 또는 외상 후, 욕창이 심한 환자 등 단백질 공급이 많이 필요한 경우에는 뉴케어 하이프로틴, 그린비아 고단백솔루션 등 고단백영양액이 이용될 수 있으며, 다량의 단백질이 필요한 경우 단백질만 들어 있는 단백질 파우더(프로틴퍼팩트, 프로맥스 등)를 추가할 수도 있습니다.

또한 설사를 하는 경우에는 뉴케어 화이바, 메디푸드 엘디, 그린비아

장솔루션 등 섬유소가 포함된 경장영양액을 공급하는 것이 도움이 될 수 있습니다.

당뇨용 경장영양액, 신장질환용 경장영양액 등 질환에 따라서도 영양액을 선택할 수 있습니다. 당뇨 환자의 경우 혈당 조절을 위해 뉴케어 당뇨식, 그린비아 디엠 등 당뇨용 경장영양액을 공급할 수 있습니다. 또한 신부전이 있어 단백질, 인, 칼륨 등 전해질 제한이 필요한 경우에는 뉴케어 케이디나 그린비아 알디, 혈액투석이나 복막투석 등 투석을 시행하는 경우에는 인, 칼륨 등 전해질 함량은 낮으나 단백질은 충분히 포함하는 뉴케어 케이디 플러스나 그린비아 알디 플러스가 이용될 수 있습니다.

외상, 수술, 암 및 중환자에서 글루타민, 아르기닌, 오메가-3 지방산, 항산화영양소 등 면역 영양소를 강화한 면역조절 경장영양액이 면역을 증강시키고 염증반응을 줄일 수 있는 것으로 고려되고 있습니다. 크론병 등 소화흡수 기능이 저하된 환자의 경우, 모노웰과 같이 가수분해된 형태의 영양소로 구성된 가수분해 경장영양액을 공급할 수 있습니다.

제공되는 형태에 따라서는 액상 제품을 급식용 용기에 옮겨 담아 사용하는 캔 제품, 물을 추가하여야 하는 분말 제품, 그리고 바로 연결하여 공급할 수 있는 RTH(ready to hang)가 있습니다.

✛ 경장영양액의 선택

경장영양액의 선택시에는 경장영양액의 조성과 특성에 대한 지식과 이해가 필요하므로 영양사나 의사 등 전문가의 의견에 따라 적용하여야 합니다. 경장영양액에 요구르트, 주스, 비타민제제 등을 혼합하여 주입하지 않도록 하며, 제조회사의 권고사항에 따라 사용하는 것이 필요합니다. 경장영양액 주입에 따른 부적응증과 합병증이 나타날 수 있으므로 지속적인 관리가 필요하며, 필요시 빠른 시간 내에 영양액을 변경하는 것을 고려하여야 합니다.

경장영양액은 제조회사의 고객상담실, 대리점, 온라인몰 등을 통해 구입할 수 있습니다.

■ 국내 경장영양액

	표준 영양액	섬유소함유 영양액	당뇨환자용 영양액	신장환자용 영양액	면역 영양액
성상 및 용량	액상, 200ml/캔 (1kcal/ml)	액상, 200ml/캔 (1kcal/ml)	액상, 200ml/캔 (1kcal/ml)	액상, 200ml/캔 (2kcal/ml)	액상, 200ml/캔 (2kcal/ml)
대상	뉴케어300	뉴케어화이바 뉴케어칼로리1.5	뉴케어당뇨식	뉴케어케이디 플러스 뉴케어케이디	뉴케어오메가
정식품	그린비아TF	그린비아화이바 그린비아장솔루션	그린비아디엠	그린비아알디 플러스 그린비아알디	그린비아이뮨 포르테
한국 메디칼 푸드	—	메디푸드LD 메디푸드1.5	메디푸드 당뇨식글루트롤	—	—
엠디웰	—	메디웰화이바 메디웰프로틴1.5	메디웰당뇨식	—	—
한국 엔테랄 푸드	—	케어웰어드밴스 케어웰1.5플러스	케어웰디엠	—	—

경관급식시 나타날 수 있는 부작용

+ 관막힘

급식관은 농축된 영양액을 낮은 속도로 주입하거나 내경이 작은 급식관을 이용하는 경우, 혹은 약물을 잘못 주입하게 되면 관막힘이 자주 발생할 수 있습니다. 관 세척은 이러한 관막힘을 방지하기 위해 필요합니다. 가장 경제적이고 안전한 관 세척 액은 물이며, 주입 전과 주입 후에 각 30ml 정도의 물을 주입합니다. 약물로 인한 관의 막힘은 약물을 덜 분쇄하였거나 약물을 경장영양액과 함께 주입할 때 생길 수 있습니다. 약물로 인한 관 막힘을 방지하기 위해서 약물은 가능한 액상으로 사용하되 pH가 낮은 액상 용액은 피하고, 알약은 곱게 갈아 충분한 양의 물과 함께 공급합니다. 위 잔여물 확인 후에도 반드시 관 세척을 실시합니다.

+ 흡인

흡인은 경장영양의 합병증 중 가장 위험한 부작용입니다. 흡인을 줄이기 위해서는 위 잔여물을 확인하여 소화 여부를 판단한 후, 상체를 30~45도로 높은 자세에서 주입합니다.

+ 설사

설사는 경장영양 진행시에 가장 흔하게 발생하는 부작용입니다. 설사는 대변의 횟수와 농도 및 양으로 평가하게 되며, 1일 3회 이상의 묽은 변 또는 500ml 이상의 묽은 변을 2일 이상 연속해서 보는 것을 말합니다. 설사의 대부분의 원인은 약물과 감염(C.difficile에 의한 장염)이며, 경장영양액의 높은 삼투압, 유당 및 지방 함유량 등도 포함될 수 있습니다. 가정에서 경장영양을 진행하는 동안 설사가 발생하는 경우 경장영양액의 온도가 낮다면 실온 또는 따뜻하게 데워서 주입을 하고 속도가 빠른 경우 주입속도를 늦추도록 합니다. 관리 소홀로 인한 세균번식으로 설사가 발생될 수 있으므로 기구 및 영양액의 위생적인 처리와 보관을 시행하고, 섬유소를 첨가한 경장영양액으로 종류를 변경하는 것도 고려해 볼 수 있습니다.

+ 변비

경장영양 환자에게서 변비는 장운동 기능의 저하, 수분섭취 부족, 매복(impaction), 섬유소의 과잉섭취 또는 부족으로 생길 수 있습니다. 변비를 예방하기 위해서는 충분한 수분과 적당량의 섬유소를 공급하고, 필요한 경우 변완화제, 하제 혹은 관장 등을 주치의 처방하에 실시할 수 있습니다. 농축된 경장영양액을 공급하거나 섬유소를 추가하는 경우 수분섭취가 충분하지 않으면 변비가 생길 수 있으므로 주의가 필요합니다.

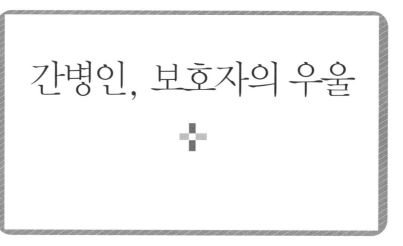

간병인, 보호자의 우울

간병인, 보호자에게는 어떤 문제들이 있을까요?

점차 어르신들이 치매나 뇌경색 후유증과 같은 질병에 의하여 일상생활의 수행능력(예컨대 음식을 먹고 배변 배뇨를 하고 옷을 입는 등의 기능)이 떨어진 채로 집이나 병원 또는 시설 등에서 오랜 기간을 보내게 되는 경우가 흔해지고 있습니다. 그러면서 여기에 매우 흔히 수반되는 것이 돌봄을 맡는 보호자가 겪게 되는 신체적, 정신적, 경제적 어려움입니다. 어린 아이는 태어나서 점차 기본적인 일상생활 수행능력을 갖추는 데까지 수 년의 시간이 걸리고, 점차 스스로 독립적인 기능을 수행하게 된다는 점과 정반대로, 치매 등 퇴행성 질환을 앓는 어르신의 경우 수 년이나 때로는 더욱 더 긴 시간에 걸쳐서 하나 둘씩 원래 할 수 있었던 일상생활 기능들을 수행하지 못하게 되는 경우가 많습니다.

　과거에는 우리나라에서도 자식세대가 부모를 돌보는 것이 일반적이었지만, 점차 어르신을 돌보는 보호자도 마찬가지로 장년층 이상의 어르신인 경우가 많아지고 있습니다. 여기에는 핵가족화뿐만 아니라 만성 질환에 대한 치료를 담당하는 현대 의학이 발달하여 기능저하가 발생한 후 삶을 영위하는 기간 자체가 수십 년 전에 비하여 큰 폭으로 늘어난 것과도 관련이 있습니다. 따라서 보호자의 경우에도 나름의 질병을 가지고 있고, 환자와 함께 경제적 고통을 오롯이 함께 받아야 하는 경우가 많습니다. 여기에 여러 가지 일들(치매 환자의 정신-행동증상, 또는 만성 질병을 가진 환자의 급격한 상태 변화) 때문에 잠을 설치게 되는 일도 많고, 입원 치료 등을 환자가 받게 될 때에는 불편한 곳에서 여러 날을 보내게 되기도 합니다. 이러한 연유로 어르신을 돌보는 보호자의 감정적 건강 문제는, 결국 가족의 삶의 질에 큰 영향을 주게 됩니다.

대표적인 우울증 증상에는 어떤 것들이 있을까요?

　사람마다 우울증을 경험하는 방식은 천차만별입니다. 어떤 사람은 울적하다고 느끼기도 하지만, 우리나라의 중장년층 이상에서는 오히려 소화가 안 된다거나 어디가 아프다고 느끼는 등의 신체 증상이 나타나는 경우나, 아니면 기억력이 떨어지고 집중이 안 되는 것처럼 인지기능이 떨어지는 것으로 우울증세가 드러나는 경우도 흔합니다. 따라서 자신이 우울증을 앓고 있지는 않은지를 다음과 같은 질문을 통해서 확인해 보는 것이 필요합니다.

● 질문 : 다음과 같은 증상들을 최근 들어서 하나라도 2주 이상 경험해본 적이 있습니까?

- 식습관이 바뀌어 몸무게가 늘거나 줄었다.
- 수면습관이 바뀌어 지나치게 잠을 자거나 또는 충분히 잠을 자지 않는다.
- 늘 피곤한 상태가 지속된다.
- 한때 흥미를 느꼈던 사람이나 활동에 관심이 없어졌다.
- 쉽게 동요되거나 화를 내게 된다.
- 하는 일마다 만족스럽지 않다는 생각이 든다.
- 자살을 생각해본 적이 있거나, 시도해본 적이 있다. 또는 삶에 대한 회의가 든다.
- 머리가 아프거나 소화가 잘 되지 않거나, 배가 아프거나, 다른 곳이 아픈 증상이 잘 치료되지 않고 계속된다.

이러한 증상이 있다면, 우울증을 경험하고 있다고 할 수 있습니다.

어르신을 돌보는 보호자의 우울증이 갖는 특징

+ 치매가 있는 어르신을 돌보는 문제

치매가 있는 사람을 돌보는 경우에는 치매가 없는 사람을 돌보는 것에 비하여 우울증을 겪을 확률이 두 배 이상 높다는 연구결과도 있으며, 여기에는 여러 가지 원인이 기여합니다. 치매가 있는 어르신을 돌볼 때에는 더 많은 시간을 환자에게 집중할 수밖에 없으며, 여기에는 배회, 망상 등의 정신신체 증상도 상당부분 기여하게 됩니다. 단독으로 환자를 돌보아야 하는 경우에는 마치 한 순간도 마음을 놓을 수 없다는 압박감을 갖게 될 수도 있습니다. 뿐만 아니라 사랑하는 가족의 정신과 신체적 기능이 저하된다는 사실만으로도 큰 스트레스를 주게 됩니다.

나아가 규칙적인 수면을 취하지 못하고, 건강하게 식습관을 유지하지 못하는 것은 그 자체만으로 우울증의 중요한 원인이 되는데, 치매가 있는 어르신을 돌보게 되면 이런 것들 하나하나가 쉽지 않게 되면서 몸과 마음을 건강하게 유지하는 것이 어렵게 됩니다.

+ 의사결정 갈등

어르신을 돌보다 보면 중대한 의사결정의 순간들이 생각 외로 많이 찾아오게 됩니다. 갑자기 상태가 나빠져서 응급실을 가야 할 때, 입원을 해야 할 때, 중환자실을 가야 할지 고민하게 될 때, 기도삽관이나 신장투석과 같은 연명치료를 개시하여야 할지 결정해야 할 때, 연명치료의 중단을 고민할 때, 퇴원을 해서 어떠한 종류의 기관(집, 요양병원, 요양원)으로 환자를 옮길지 결정이 필요할 때 등, 수많은 의사결정 순간들이 예상치 못하게 찾아옵니다. 이러한 결정에는 평소 환자를 돌보는 데 기여도가 적든 많든 많은 다양한 가족들의 의사가 반영되어 갈등을 겪기도 하는데, 이러한 과정에서 보호자의 스트레스는 매우 클 수 있습니다. 뿐만 아니라 모든 의사결정에는 후회가 따르기 때문에 이러한 점에서 보호자의 스트레스가 누적되기도 합니다.

더욱이, 어르신들의 우울증은 인지기능 저하나 불안 등이 동반되는 경우가 많은데, 이 때문에 의사결정 과정에 예상치 못한 가족과의 다툼을 초래하는 경우가 생기고, 이는 다시 한번 후회와 우울감을 초래하는 악순환을 일으키는 경우를 흔히 보게 됩니다. 따라서 우울증에 대한 예방적 대처가 중요합니다.

✚ 경제적 어려움

우리나라의 노년층은 전 세계적으로도 빈곤율이 매우 높은 편이라는 것이 잘 알려져 있습니다. 그럼에도 불구하고 노년층에게 끊임없이 지속되는 의료비 지출은 경제적 어려움의 원인이 되고, 기능저하가 동반된 환자를 돌보는 보호자에게는 스트레스의 중요한 원인이 됩니다.

✚ 사별

사별은 보호자 역할의 끝을 의미하기도 하지만, 또한 사별 이후 오랜 시간 (때로는 3년 이상) 간병 가족이 우울증과 외로움을 겪는 경우가 많습니다.

우울증이 의심되면 어떻게 대처해야 할까요?

앞서 기술한 것처럼, 보호자의 우울증은 이후의 의사결정 과정에도 나쁜 영향을 미치게 되고 규칙적인 수면과 같은 기분을 좋게 유지하는 데에 필요한 생활습관을 유지하는 것도 어렵게 하기 때문에, 보호자의 우울증은 적극적으로 예방, 치료할 필요가 있습니다.

더욱이, 안타깝게도 지금까지 우리나라에서는 우울감을 이야기하는 것을 꺼리는 문화가 있어 왔기 때문에, 우울감을 가지는 것을 '마음이 약해서 그렇다' 등 개인의 문제로 여기거나, 우울증이 다른 신체 부위가 아픈 것으로 나타나는 경우들도 많습니다.

하지만 보호자의 우울증은 자신과 돌봐야 할 환자의 삶에 모두 악영향을 미치고, 여러 가지 방법에 의하여 뚜렷이 개선될 수 있는 방법들이 존재하기 때문에, 전문가의 도움을 받는 것이 절대적으로 권장됩니다.

노인병 의사나 정신과 의사와 같은 전문가에게 우울증이라는 단어를 사용하는게 꺼려진다면 "기분이 가라앉았다"나 "요즈음 힘이 듭니다" 등의 다른 용어로 상황을 설명하여도 충분히 의미가 전달될 수 있습니다.

우울증에 대한 치료 방법은 어떤 것들이 있을까요?

✛ 정신치료

정신치료는 약물과 관련된 부작용을 피할 수 있기 때문에, 우선적으로 고려되거나 약물치료의 보조적 요법으로 선택될 수 있습니다. 치료의 초점은 실제 현안들(사별이나 건강문제, 재정문제)에 대한 상담과 이에 대하여 받아들이는 방법에 대한 상담 등에 맞춰지기 때문에, 스트레스를 대처하는 방법에 대한 실질적 도움을 받을 수 있습니다. 특히 우울증에 대한 인지치료는 우울증이 지속되는 부정적인 생각 틀을 교정하는 효과가 있고, 이에 따라 행동과 생활 양식을 바꾸는 데 도움을 줍니다.

✛ 약물치료

과거에 비하여 부작용이 적어 노인에게서도 안전하게 우울증에 사용할 수 있는 약제들이 다양해졌습니다. 여기에는 다양한 종류의 선택적 세로토닌 재흡수차단제나 비정형 항우울제가 사용되기도 하는데, 불면이나 무기력증, 만성 통증과 같은 다양한 증상에 대하여 효과가 있는 약들이 존재합니다. 과거에는 정신과 약제를 사용하면 사고력이 떨어진다는 오해가 많이 있었지만, 오히려 지금은 항우울제가 내과적, 신경과적으로 다양한 목적으로 널리 사용되고 있는 상황으로, 항우울제를 복용하는 것에 대하여 선입견을 가질 필요는 없습니다.

Part 3 가정에서 간호하기

개인위생

분당서울대학교병원 간호본부 **구자현**

| 참고문헌 |
1. https://www.atitesting.com
2. https://www.cdc.go.kr
3. 노인장기요양 주 · 야간 급여제공 매뉴얼, 2017
4. 기본간호학 실습지침서, 정담미디어, Ruth Craven, Constance Hirnle, Sharon Jensen, 2013년 6월 25일 발행
5. 통합간호 기본간호학 임상실습지침서, 의학서원, 강양희,홍민주 저, 2013년 6월 25일 발행
6. 노인간호과정(상), 정담미디어, 태영숙 외 8인 공저, 2006년 1월 20일 발행
7. 새로운 care 기술, 동학사, 유재영 저, 2005년 8월 12일 발행
8. 노인요양시설 간호제공자에게 제공한 구강간호 교육프로그램의 효과, 서울대학교 대학원 박사학위논문, 박명숙 2010, 일러스트

목욕하기

분당서울대학교병원 간호본부 **엄재영**

| 참고문헌 |
1. 기본간호실습 2003년 김금순 외 수문사
2. 재가 노쇠 노인을 위한 실용적 수벌 및 재활 치료지침 개발, 2007년 분당서울대병원 보건복지부
3. 요양보호사 직무교육교재 2013-2017년 국민건강보험

배변 및 배뇨

분당서울대학교병원 간호본부 **김성남**

| 참고문헌 |

1. 기본간호실습 2013년 김금순, 서은영, 고진강 외. 수문사.
2. 기본간호실습 2002년 김금순. 서울대학교출판부.
3. 보건복지부 중앙치매센터(https://www.nid.or.kr/info/guide_list4.aspx?gubun=0404)
4. 병원사호사회 홈페이지(https://khna.or.kr/homecare/04_nerve/chronic07_06.php)
5. 2013~2017년 요양보호사 직무교육교재

피부/상처간호

분당서울대학교병원 간호본부 **김미란**

| 참고문헌 |

1. 2014년 개정 요양보호사양성 표준교재–보건복지부
2. 2013년, 2017년 요양보호사 직무교재
3. 개정2차 요양보호사 표준교재–이론
4. 분당서울대병원 간호실무 지침서 2
5. 국민건강보험공단–건강정보
6. 병원간호사회 홈페이지(https://khna.or.kr/homecare/04_nerve/chronic07_06.php)
7. 서울대학교병원 의학정보 http://www.snuh.org/
8. 분당서울대병원 헬스 라이프
9. 피부과학회 홈페이지
10. 그림으로 보는 상처관리 박경희. 군자출판사
11. 품격 있는 노후를 위한 건강 지침서, 100세 건강영양 가이드–분당서울대학교병원

생체 징후 파악 – 체온, 혈압, 맥박, 호흡, 혈당 측정

분당서울대학교병원 간호본부 **안희영**

| 참고문헌 |

1. Paul A. James, MD1; Suzanne Oparil, MD2; Barry L. Carter, PharmD1; et al, 2014 Evidence–Based Guideline for the Management of High Blood Pressure in Adults: Report From the Panel Members Appointed to the Eighth Joint National Committee (JNC 8) 2014. 5; JAMA 311(5):507–520

2. 고인순, 노인요양시설과 응급실 케어기버의 응급환자 돌봄 경험2013.8; 학위논문(석사)—중앙대학교 대학원: 간호학과

3. 김금순 외, 성인간호학 2012; 수문사

4. 김명자 외, 기본간호학 1999; 현문사

5. 김영곤, 인간은 어떻게 늙어갈까—노화생물학 2000; 아카데미서적

6. 대한당뇨병학회 진료지침위원회, 당뇨병 진료지침 2011 2011; 대한당뇨병학회: 10p

7. 두산동아 사서편집국, 표준국어대사전 1999; 두산동아

8. 대한간호학회, 간호학대사전 1996; 한국사전연구사

9. 대한임상노인의학회, 최신노인의학 2011; 한국의학: 90–91p

10. 세키네 이마오, 증상별로 찾아보는 가정의학 가이드 2003; 넥서스

11. 이종구, 심장병 알면 이길 수 있다 2001; 중앙생활사

12. 이홍규 외, 당뇨병 관리의 길잡이 2012; 범문에듀케이션

13. 임세현, 노인요양시설에서의 활력징후 이상변화 관리를 위한 의사결정지원시스템 개발 2010. 8; 학위논문(박사) – 고려대학교 대학원: 간호학과

14. 의학교육연수원, 가정의학 1998; 서울대학교출판부

15. 장윤수, 노인에서의 호흡 2005; 임상노인의학회지 6:1 pp81–89, 대한임상노인의학회

16. 정담 편집부, 해부 병태생리로 이해하는 SIM 통합내과학9: 내분비2013; 도서출판 정담

17. 진철, 당뇨로 부터의 자유2007; 아르고스

18. 허병석 외, 당뇨조절 식품의 개발;제 1 세부과제:당뇨조절 식이소재의 탐색, 가공 및 평가에 관한 연구;제 2 세부과제:당뇨조절 식단의 평가에 관한 연구; 제 3 세부과제:당뇨조절식품의 제품화 연구;1998.5, 보건복지부)

노인의 체위변경과 이동

분당서울대학교병원 간호본부 **김혜련**

| 참고문헌 |

노인장기요양 주, 야간 보호 급여 제공 매뉴얼

의료기기

분당서울대학교병원 간호본부 **김혜영**

| 참고문헌 |

1. 노인병학 3판, 대한노인병학회, 2015

2. 임상노인의학, 대한임상노인의학회, 2003

3. 노인일차건강관리, 군자출판사, 2006

4. 근거기반 임상간호실무지침 욕창간호, 병원간호사회, 2013

5. 욕창방지시스템 기반기술 개발 보고서 2010. 국립재활원 재활연구소

6. 2017 보건복지부 장애인 복지사업 안내

7. 보건복지부 고시 [요양비의 보험급여기준 및 방법] '산소치료서비스

8. 보건복지부 고시 [요양비의 보험급여기준 및 방법] '인공호흡기 치료서비스

9. 식품의약품 안전처 의료기기 안전성 정보지 No.7, June 2015

10. 100세 건강영양가이드. 분당서울대병원. 2016

튜브 관리

분당서울대학교병원 간호본부 **유정숙**

| 참고문헌 |

1. 기본간호실습 2013년 김금순, 서은영, 고진강 외. 수문사

2. ALS 환자 호흡간호 매뉴얼 2013년 김금순. 현문사

3. 근거기반 임상간호 실무지침 2014, 병원간호사회

4. 국가건강정보포털 http:// health.cdc.go.kr

노인 환자의 약물관리

분당서울대학교병원 약제부 **서예원**

올바른 약 복용법

분당서울대학교병원 약제부 **백안나**

약 먹을 때 주의해야 하는 음식

분당서울대학교병원 약제부 **최나예**

노인을 위한 식생활 지침

분당서울대학교병원 영양실 **박영미**

| 참고문헌 |

1. 대한영양사협회 (2008): 임상영양관리지침서 제3판

2. 한국영양학회(2015): 2015 한국인 영양소 섭취기준

3. CharlesMM(2012):TheASPENadultnutritionsupportcorecurriculum2nded.AmericanSocietyf
   orParenteralandEnteralnutrition.pp620–629

4. D.Volkert,Y.N.Berner,E.Berry,etal.(2006):ESPENGuidelinesonEnteralNutrition:Geriatrics.
   Clinicalnutrition25(2):330–360

5. NieuwenhuizenWF,WeenenH,etal.(2010):Olderadultsandpatientsinneedofnutrition

alsupport:reviewofcurrenttreatmentoptionsandfactorsinfluencingnutritionalintake.
ClinNutr29(2):160–169

6. ChernoffR(2006):GeriatricNutrition.3rded.Sudbury,MA:Jones&BartlettPublishers

노인의 기능 변화에 따른 경구식사 요령

분당서울대학교병원 영양실 **박영미**

| 참고문헌 |

1. 대한영양사협회 (2008): 임상영양관리지침서 제3판
2. 한국영양학회(2015): 2015 한국인 영양소 섭취기준
3. CharlesMM(2012):TheASPENadultnutritionsupportcorecurriculum2nded.AmericanSocietyf
orParenteralandEnteralnutrition.pp620–629
4. D.Volkert,Y.N.Berner,E.Berry,etal.(2006):ESPENGuidelinesonEnteralNutrition:Geriatrics.
Clinicalnutrition25(2):330–360
5. NieuwenhuizenWF,WeenenH,etal.(2010):Olderadultsandpatientsinneedofnutrition
alsupport:reviewofcurrenttreatmentoptionsandfactorsinfluencingnutritionalintake.
ClinNutr29(2):160–169
6. ChernoffR(2006):GeriatricNutrition.3rded.Sudbury,MA:Jones&BartlettPublishers

경관급식이 필요한 경우

분당서울대학교병원 영양실 **박영미**

| 참고문헌 |

1. 대한영양사협회 (2008): 임상영양관리지침서 제3판
2. 한국영양학회(2015): 2015 한국인 영양소 섭취기준
3. CharlesMM(2012):TheASPENadultnutritionsupportcorecurriculum2nded.AmericanSocietyf
orParenteralandEnteralnutrition.pp620–629
4. D.Volkert,Y.N.Berner,E.Berry,etal.(2006):ESPENGuidelinesonEnteralNutrition:Geriatrics.

Clinicalnutrition25(2):330–360

5. NieuwenhuizenWF,WeenenH,etal.(2010):Olderadultsandpatientsinneedofnutrition
alsupport:reviewofcurrenttreatmentoptionsandfactorsinfluencingnutritionalintake.
ClinNutr29(2):160–169

6. ChernoffR(2006):GeriatricNutrition,3rded,Sudbury,MA:Jones&BartlettPublishers

간병인, 보호자의 우울

서울아산병원 노년내과 **정희원**

Part 4

노인관리를 위한 의료 시스템

노인장기요양보험 | 병원제공 가정간호서비스 | 주간보호센터 | 요양병원과 요양원 | 요양병원, 요양시설 선택

노인장기요양보험

노인장기요양보험*이란?

치매나 고령으로 인해 야기되는 질병 등 노인환자가 발생했을 경우 그동안 우리나라에서는 전통적으로 환자에 대한 부양을 가족 내에서 책임져왔습니다. 배우자 혹은 자녀 때로는 자녀의 배우자가 생업까지 포기한 채 환자의 간병을 위해 매달렸고, 이로 인한 가족 갈등 및 사회적 비용이 심심찮게 발생하는 문제들이 있어 왔습니다. 노인장기요양보험은 바로 이러한 문제의식에서 시작된 제도라고 할 수 있습니다. 즉, 노인 혹

* 본 내용은 국민건강보험관리공단, 노인장기요양보험 급여이용 안내, 국민건강보험 노인장기요양보험
  홈페이지를 참고하여 작성되었습니다.

은 노인성 질병이 있는 환자에 대한 부양을 가족 내에서 해결해야 했던 전통적 방법에서 탈피하여 부양의무를 사회적 책임으로 확대하여, 환자에게는 노후의 건강증진 및 생활안정을 도모하고, 그 가족에게는 보호 부담을 경감시킴으로써 국민 전체의 삶의 질을 향상시키고자 출발한 사회보험제도입니다.

✚ 대상

노인장기요양보험에 의해 서비스를 제공받을 수 있는 대상은

① 65세 이상의 노인

② 65세 미만자 중 치매, 뇌혈관성질환 등 노인성질병이 있는

③ 6개월 이상 혼자서 일상생활을 하기 어려운 사람이 대상이 됩니다.

위의 세 가지 자격에 부합되는 사람은 "국민건강보험공단 전국지사 (운영센터)"에 등급판정을 신청하고, "장기요양등급판정위원회"의 심사를 통해 수급 자격을 부여받게 됩니다. 심사를 통해 1등급~5등급, 인지지원등급을 받은 분들이 노인장기요양보험 서비스를 받을 수 있는 대상을 의미하는 "수급자"로 인정되는 것이며, 등급에 대한 세부내용과 신청절차는 아래에 더욱 자세하게 알아보도록 하겠습니다.

신청방법 및 인정절차

　지금부터 노인장기요양보험을 신청하는 방법과 신청 후 심사를 통해 수급자격을 부여받기까지의 과정을 의미하는 인정절차에 대해 알아보도록 하겠습니다.

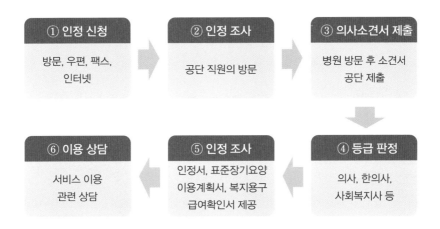

✚ 신청

　장기요양 서비스 수급을 희망하는 분은 국민건강보험공단 전국지사 내의 운영센터에 신청할 수 있습니다. 신청은 방문, 우편, 팩스, 인터넷(www.longtermcare.or.kr) 모두 가능합니다. 다만, 65세 미만자는 장기요양인정신청서와 의사소견서(또는 진단서)를 같이 제출해야 하기 때문에 인터넷 신청은 불가능합니다. 또한 갱신신청의 경우 유선으로도 가능합니다.

신청시에는 신청인 본인뿐만 아니라 신청인이 신체적, 정신적 사유로 직접 신청이 불가능할 경우 가족, 친족, 그 밖의 이해관계인 등이 대리로 신청할 수도 있습니다.

신청시에는 신청유형을 선택해야 하는데

① 최초 신청을 의미하는 인정신청

② 수급자격 연장을 위한 갱신신청

③ 등급 변경을 요청하는 등급변경신청 등이 있습니다.

④ 급여의 종류와 내용의 변경을 희망하는 급여종류 및 내용변경 신청 등이 있습니다.

위의 4가지 유형에 따른 신청서를 작성하여 국민건강보험공단에 제출하게 됩니다.

신청인이 65세 이상의 경우에는 신청서만 제출하게 되며 65세 미만의 경우 신청서와 함께 의사소견서를 함께 제출해야 합니다.

✚ 인정조사

신청이 접수되면 공단에서는 신청인의 거주지를 방문하여 직접 방문조사를 하게 됩니다. 간호사, 사회복지사 등 자격이 있는 공단 직원이 직접 방문조사를 하게 되는데, 신체 및 인지기능 상태를 종합적으로 확인하게 됩니다. 이때에는 관찰, 직접 수행능력 여부 확인, 문답 등을 통해 90개의 항목으로 구성된 "인정조사표"를 근거로 최근 1개월간의 상황을 종합하여 평가하게 됩니다. 일상생활에서 도움이 필요한 정도를 조사하는 것이기 때문에 신청인의 질병보유 여부, 중증도, 장애등급 및 환자를 돌보는 가족이 느끼는 어려움과 일치하지 않을 수 있습니다.

✛ 의사소견서 제출

장기요양 인정신청시 의사소견서를 제출하는 않은 경우, 등급판정위원회 개최 전까지 의사소견서를 제출해야 합니다. 일반 의사소견서는 의사 또는 한의사가 발급하기 때문에 전국 병·의원 어디서나 가능하며, 치매와 관련된 의사소견서는 치매진단 관련 보완서류 발급교육을 이수한 의사나 한의사만 발급이 가능합니다. 소견서 발급에는 일부 본인부담금이 있습니다.

이렇게 발급받은 소견서는 방문, 우편, 팩스, 인터넷을 통해 제출합니다.

✛ 등급판정 및 결과 통보

신청서를 제출한 날을 기준으로 30일 이내에 등급판정 결과를 받아볼 수 있습니다. 신청서 등이 접수되면 등급판정위원회가 열리게 되는데, 위원회에서는 인정조사 결과와 특기사항, 의사소견서 등을 종합적으로 검토하고 심의하여 신청인의 상태와 장기요양이 필요한 정도에 따라 장기요양등급을 결정하게 됩니다.

수급자에 해당하는 1~5등급의 장기요양등급을 판정받은 경우, 장기요양인정서와 표준장기요양이용계획서, 복지용구 급여확인서를 받게 됩니다.

〈장기요양인정서〉

노인장기요양보험법 (시행규칙 별지 제 6호 서식)

발급번호 :   발행일자 .

장기요양인정서

성 명		생년월일	
장기요양 인정번호		장기요양등급	
유효기간		장기요양급여의 종류 및 내용	
장기요양등급 판정위원회 의견			

관리지사		전화 번호	
주소		홈페 이지	www.longtermcare.or.kr

국민건강보험공단 이사장 [직인]

수급자 안내사항

1. 수급자가 장기요양급여를 받기 위해서는 장기요양기관에 장기요양인정서를 제시
하여야 합니다.

2. 「노인장기요양보험법 시행규칙」 제35조에 따라 「의료급여법」 제3조제1항제1호에
따른 의료급여를 받는 사람은 본인일부부담금이 면제되고, 「의료급여법」 제3조제1항
제1호 외의 규정에 따른 의료급여를 받는 사람은 본인일부부담금이 50% 경감됩니다.

3. 장기요양급여는 월 한도액 범위 내에서 이용이 가능하며, 이를 초과하는 비용 및 비급여
비용은 본인이 전액 부담합니다.

4. 장기요양보험료를 6회 이상 납부하지 아니하면 장기요양급여를 받을 수 없습니다.

5. 장기요양인정 등급판정결과에 대해 이의가 있는 경우 통보를 받은 날로부터 90일 이내에
공단에 증명서류를 첨부하여 이의신청할 수 있습니다.

6. 장기요양인정의 갱신신청을 하고자 할 경우에는 유효기간이 끝나기 90일 전부터
30일 전까지의 기간에 공단에 신청하여야 합니다.

210㎜× 297㎜[백상지 80g/㎡]

〈표준장기요양이용계획서〉

〈복지용구 급여확인서〉

[별지 제1호 서식]

복지용구 급여확인서

① 수급자 일반사항

수급자성명		생년월일	
장기요양등급		장기요양인정번호	
본인부담률		유효기간	
연한도액 적용구간			

② 복지용구 급여내용

구 분	구입품목	대여품목
사용이 가능한 복지용구		
사용이 불필요한 복지용구		
발행일 현재 제공받은 복지용구		

발행일자 :

국민건강보험공단 이사장 (직인)

전화번호 :
주   소 :
홈페이지 : www.longtermcare.or.kr

<유의 사항>

1. 위 품목 중 발행일 현재 타 법령 또는 복지용구로 이미 급여된 품목은 그 내구연한 동안 같은 품목을 구입하거나 대여 받을 수 없습니다.
2. 시설급여(입소기간) 기간 중에는 복지용구 급여가 제한되며, 의료기관(병,의원 등)에 입원한 기간 동안에는 전동침대, 수동침대, 이동욕조, 목욕리프트의 급여가 제한됩니다.
3. 연한도액 적용구간 내에는 안전손잡이 4개, 미끄럼방지양말 6켤레, 미끄럼방지매트 방지역 5개, 간이변기(간이대변기.간이소변기) 2개, 자세변환용구 5개 까지 구입이 가능합니다.
4. 수급자의 신체기능상태 변화 등으로 품목 변경을 원하는 경우 공단에 별지 제2호 서식 복지용구 추가급여신청서를 제출하면, 공단이 이를 확인하고 인정한 경우 내구연한 이내라도 급여를 제공 받을 수 있습니다.
5. 갱신 등 인정신청 결과 신체기능상태 변화로 현재 사용 중인 품목이 사용 불필요한 품목으로 변경될 수 있습니다.

✚ 이용상담

공단에서는 수급자가 관련 서비스를 쉽고 편리하게 이용할 수 있도록 간호사와 사회복지사, 물리치료사 등 자격이 있는 공단 직원이 직접 방문 혹은 전화 상담 등을 통해 종합적인 상담을 실시하고 있습니다. 따라서 최초 수급자가 되어 장기요양인정서 등 관련 서류를 받게 될 때 급여 이용 설명회 또는 상담을 받을 수 있고, 급여 이용 중 어느 때라도 수급 자 본인 및 보호자가 상담을 요청할 수 있습니다.

상담의 주요 내용은 장기요양급여 이용절차 및 방법, 급여이용 비용 등 전반적인 사항을 포함하며, 이용 가능한 장기요양기관, 급여계약 시 필요한 서류나 유의사항 등 서비스 제공 기관과 관계된 내용 또한 포함됩니다. 또한 수급자의 가능상태 변화 (욕창 발생 등)에 따른 등급변경, 장기요양 급여종류, 내용변경신청, 급여종류 및 횟수, 서비스 내용 등 모든 분야를 망라하고 있습니다.

이와 같이 상담을 포함한 서비스 이용 전반에 대한 안내를 받은 뒤에는 서비스를 제공하는 업체와 계약을 통해 직접적인 서비스를 받을 수 있게 됩니다. 서비스 제공업체는 지역사회, 즉 우리 동네에 위치하고 있는 여러 민간업체들을 의미합니다. 해당 내용에 대해서는 뒷 부분에 더 자세히 알아보도록 하겠습니다.

장기요양등급의 구분

앞에서 살펴본 바와 같이 장기요양을 신청하게 되면 등급판정 위원회에서 심사를 하게 되는데, 이때 위원회에서는 6개월 이상 혼자서 일상생활을 수행하기 어렵다고 인정하는 경우 심신상태 및 장기요양이 필요한 정도 등 등급판정기준에 따라 다음과 같이 수급자를 판단하게 됩니다. 이를 표를 통해 세부적으로 살펴보도록 하겠습니다.

등급	내용
1등급	심신의 기능상태 장애로 일상생활에서 전적으로 다른 사람의 도움이 필요한 자로서 장기요양인정 점수가 95점 이상인 자
2등급	심신의 기능상태 장애로 일상생활에서 상당부분 다른 사람의 도움이 필요한 자로서 장기요양인정 점수가 75점 이상 95점 미만인 자
3등급	심신의 기능상태 장애로 일상생활에서 부분적으로 다른 사람의 도움이 필요한 자로서 장기요양인정 점수가 60점 이상 75점 미만인 자
4등급	심신의 기능상태 장애로 일상생활에서 일정부분 다른 사람의 도움이 필요한 자로서 장기요양인정 점수가 51점 이상 60점 미만인 자
5등급	치매환자로서(노인장기요양보험법 시행령 제2조에 따른 노인성질병으로 한정) 장기요양인정 점수가 45점 이상 51점 미만인 자
인지지원 등급	치매환자로서(노인장기요양보험법 시행령 제2조에 따른 노인성 질병으로 한정) 장기요양인정 점수가 45점 미만인 자

　　1등급~5등급 다음, 인지지원등급 이내로 판정받은 신청인은 수급자의 자격을 얻게 되어 장기요양 관련 서비스를 받게 되며, 수급자로 판정받지 못한 경우에는 장기요양인정신청결과 통보서를 받고, 시군구의 노인돌봄 서비스 등 지역복지 서비스 사업과 연계, 활용하기 위하여 시군구에 자료를 제공하게 됩니다.

장기요양급여의 종류

수급자가 받을 수 있는 급여(서비스)에는 크게 재가급여, 시설급여, 특별현금급여가 있습니다. 원칙적으로 급여는 동시에 중복으로 이용할 수 없으나, 특별현금급여(가족요양비) 지급대상자의 경우는 기타재가급여(복지용구)는 추가로 이용할 수 있습니다.

✚ 재가급여

재가급여는 말 그대로 수급자가 자신의 집에 거주하며 서비스를 받는 것을 의미합니다. 수급자가 자신의 집에서 생활하는 동안 서비스 제공 업체에서 파견하는 요양보호사 등이 집으로 와 연관된 서비스를 제공하는 것을 의미하며, 이때 제공되는 서비스는 업체와 계약한 내용에 근거하게 됩니다.

■ 재가급여

종류	내용
주·야간보호	수급자를 하루 중 일정한 시간 동안 장기요양기관에서 보호하여 신체·인지활동 지원 및 심신기능의 유지·향상을 위한 교육·훈련 등을 제공합니다(치매전담형 주야간보호 포함).
방문요양	요양보호사(장기요양요원)가 수급자의 가정 등을 방문하여 신체활동 및 가사활동 등을 지원합니다.
인지활동형 방문요양	인지자극활동 및 남아 있는 신체·인지기능의 유지·향상을 위한 훈련을 제공합니다. 기존의 방문요양 가사지원 서비스와는 달리 남아 있는 기능의 유지·향상을 위해 수급자와 함께 옷 개기, 요리하기, 빨래, 식사준비, 개인위생활동 등 일상생활을 함께 수행합니다.

방문간호	간호사, 치과위생사, 간호조무사가 의사, 한의사 또는 치과의사의 방문간호지시서에 따라 수급자의 가정 등을 방문하여 간호, 진료의 보조, 요양에 관한 상담 또는 교육, 구강위생 등을 제공합니다.
방문목욕	2명의 요양보호사가 목욕설비를 갖춘 장비를 이용하여 수급자의 가정 등을 방문하여 목욕을 제공합니다.
단기보호	수급자를 일정기간 동안 장기요양기관에 보호하여 신체활동 지원 및 심신기능의 유지 · 향상을 위한 교육 · 훈련 등을 제공합니다.
기타 재가급여	수급자의 일상생활 또는 신체활동 지원에 필요한 용구로서 보건복지부장관이 정하여 고시하는 것을 제공하거나 대여하여 노인장기요양보험 대상자의 편의를 도모하고자 지원하는 장기요양급여(휠체어, 전동 · 수동침대, 욕창방지 매트리스 · 방석, 욕조용리프트, 이동욕조, 보행기 등)

✚ 시설급여

시설급여는 수급자가 노인요양시설 등 시설에 입소해 생활하면서 받는 서비스를 의미합니다. 노인요양시설급여와 노인요양공동생활가정급여 등이 있습니다.

시설급여의 경우 1~2등급인 수급자만 이용할 수 있습니다. 즉, 1~2등급인 수급자는 재가급여 혹은 시설급여를 받을 수 있는데 반해 3~5등급 수급자는 재가급여만 이용할 수 있는 것입니다.

■ 시설급여

종류	내용
노인요양시설	장기요양기관에 입소한 수급자에게 신체활동 지원 및 심신기능의 유지 · 향상을 위한 교육 · 훈련 등을 제공합니다. (요양시설 내 치매전담실 포함) ※ 입소정원 : 10명 이상
노인요양공동생활가정	장기요양기관에 입소한 수급자에게 가정과 같은 주거여건에서 신체활동 지원 및 심신기능의 유지 · 향상을 위한 교육 · 훈련 등을 제공합니다. (치매전담형 노인요양공동생활가정 포함) ※ 입소정원 : 5~9명

+ 특별현금급여

특별현금급여(가족요양비)는 장기 요양 관련 서비스를 제공하는 업체를 의미하는 장기요양기관이 부족한 도서,벽지 지역에 거주하거나 천재지변, 신체, 정신 또는 성격 등의 사유로 장기요양기관이 제공하는 급여를 이용하기 어렵다고 인정되는 자에게 지급하는 현금급여입니다. 가족요양비를 받으려면 가족요양비 지급 신청서를 공단에 제출하여야 합니다. 만약 가족요양비 수급자로 인정받은 사람이 다른 장기요양급여를 이용하려면 공단에 급여종류 및 내용변경을 신청해야만 별도의 추가비용 부담 없이 이용할 수 있습니다.

장기요양급여(서비스) 이용절차

수급자는 장기요양인정서에 적힌 "장기요양등급", "장기요양인정의 유효기간"과 "급여종류 및 내용"에 따라 적절한 장기요양기관을 선택하여 급여계약 체결 후 장기요양급여(서비스)를 이용할 수 있습니다.

수급자는 공단으로부터 장기요양인정서, 표준장기요양이용계획서, 복지용구 급여확인서, 이용 가능한 장기요양기관 정보를 제공받게 됩니다.

장기요양인정서는 등급판정 위원회가 심의 후 수급자에게 제공하는 서류로 인정번호, 장기요양등급, 급여의 종류 및 내용, 유효기간 등이 기재되어 있으며,

표준장기요양이용계획서는 장기요양 담당자가 수급자 개별의 심신상

태, 욕구 및 특성 등을 종합적으로 고려하여 작성한 계획서로서, 장기요양 목표, 급여내용, 유의사항 등이 기재되어 있습니다.

마지막으로 **복지용구 급여확인서**는 수급자의 신체기능에 따라 품목별로 사용가능 복지용구/ 사용이 불필요한 복지용구를 구분하고 있으며, 연 한도액 적용구간 등이 기재되어 있습니다.

위의 내용을 바탕으로 수급자는 지역사회 내 존재하는 장기요양기관을 선택하여 급여 계약을 맺고 급여(서비스)를 이용하게 됩니다. 장기요양기관의 선택은 계약기간 동안 수급자가 제공받는 서비스의 질을 좌우하게 되기 때문에, 노인장기요양보험 홈페이지를 통해 평가 결과를 활용하여 서비스 질이 우수한 기관을 선택하는 것이 좋습니다. 또한 이렇게 선택한 장기요양기관과 서비스 계약을 체결할 때에는 급여계약을 정확하고 꼼꼼하게 확인하여 불이익을 받지 않도록 체크하는 것이 중요합니다.

본인부담금

수급자가 장기요양급여를 이용하게 되면 급여비용이 발생하게 됩니다. 이 중 일부를 수급자 본인이 부담하게 되는데, 이를 본인부담금이라고 하며 본인부담금은 수급자가 내야 하는 금액을 의미합니다.

구분	일반대상자	기타의료급여수급자 · 감경대상자	「국민기초생활보장법」에 따른 의료급여 수급자
재가급여	15%	7.5%	면제
시설급여	20%	10%	면제
복지용구 (기타 재가급여)	15%	7.5%	면제

예를 들어, 재가급여시 일반적인 건강보험 가입 대상자의 경우 총 비용의 15%를 본인이 부담하게 되며, 차상위 등 감경 대상자의 경우 건강보험 가입자의 1/2인 7.5%를 부담하게 됩니다. 또한 국민생활보장법에 의한 의료급여 수급자는 전액 면제를 받게 됩니다.

✚ 재가급여(복지용구 제외) 월 한도액

장기요양등급별로 한 달 동안 재가급여를 이용할 수 있는 한도 금액으로 방문요양, 방문목욕, 방문간호 등을 이용하는 경우 적용됩니다. 월 한도액을 초과하는 경우 초과금액은 전액 수급자 본인의 부담이 됩니다.

구분	월 한도액(원)
1등급	1,498,300
2등급	1,331,800
3등급	1,276,300
4등급	1,173,200
5등급	1,007,200
인지지원등급	566,600

✚ 주로 이용하는 급여별 비용 안내

① 방문요양 급여비용(방문당)

분류	급여비용(원)
30분 이상	14,530
60분 이상	22,310
90분 이상	29,920
120분 이상	37,780
150분 이상	42,930
180분 이상	47,460
210분 이상	51,630
240분 이상	55,490

② 방문목욕 급여비용(방문당)

분류	급여비용(원)
방문목욕차량을 이용한 경우(차량 내 목욕)	74,470
방문목욕차량을 이용한 경우(가정 내 목욕)	67,150
방문목욕차량을 이용하지 아니한 경우	41,930

③ 방문간호 급여비용(방문당)

분류	급여비용(원)
30분 미만	36,110
30분 이상~60분 미만	45,290
60분 이상	54,490

방문간호는 방문간호지시서에 따라 간호(조무)사 또는 치과위생사가 수급자의 가정 등을 방문하여 간호 및 처치, 교육 등을 제공하는 것을 의미하는 것으로서 간호 및 처치, 예방관리 등이 필요한 수급자가 이용할 수 있습니다. 따라서 급여 이용을 위해서는 의료기관에서 발행하는 방문간호지시서가 필수적으로 필요합니다.

유의사항

+ 장기요양인정 유효기관 및 신청

장기요양 수급자로 지정되면 평생 그 자격이 유지되는 것은 아닙니다. 즉, 장기요양등급은 계속 유지되는 것이 아니라 수급자의 심신상태 등에 따라 등급판정위원회에서 유효기간이 결정되며, 그 기간은 장기요양인정서에 명시되어 있습니다. 최소 2년에서 최장 4년까지 판정됩니다. 따라서 유효기간 이후에도 계속 급여를 이용하려면 유효기간이 끝나기 90일 전부터 30일 전까지 갱신신청을 하여야 합니다.

✚ 등급변경신청

장기요양인정 유효기간 내에 수급자의 심신상태의 변화 등으로 다른 등급을 받고자 할 때는 등급변경신청을 할 수 있으며, 그 절차는 최초 인정신청을 하는 절차와 동일합니다.

✚ 급여내용 변경신청

장기요양 3~5등급인 수급자 중 재가급여 수급자가 시설급여를 전환 희망하는 경우 공단에 신청서를 제출하여 신청할 수 있습니다. 급여내용 변경신청시에는 사실확인서, 치매진단서 등 신청사유에 해당되는 입증서류를 제출해야 하며, 등급판정위원회에서 정한 기준에 부합되는 경우에 한 해 이용 가능합니다.

병원제공 가정간호서비스

가정간호 제도

　퇴원 후나 외래 및 응급실 내원을 한 대상자로 가정에서 계속적인 치료와 간호가 필요할 때 가정전문 간호사가 환자의 집으로 방문하여 의사의 처방에 따라 필요한 치료와 간호를 제공해주는 서비스 제도입니다.

가정전문간호사

　종합병원 3년 이상 경력이 있는 간호사로 대학원 과정 이수 후 가정전문간호사 국가고시에 합격한 자 또는 보건복지부 장관 인정 기준에서 가정전문간호사 자격증을 취득한 자입니다.

가정간호를 이용하면 좋은 점

가정간호를 이용하면 다음과 같은 장점이 있습니다.

① 거동이 불편하여 병원을 방문하기 어려운 환자도 가정에서 필요한 치료와 간호를 받을 수 있습니다.
② 심리적인 안정감을 도모하고 정상적인 가정생활을 유지할 수 있습니다.
③ 편안한 가정에서의 치료로 환자와 그 가족의 삶의 질을 향상시키고 질병으로 인한 부담을 경감시킬 수 있습니다.
④ 환자와 그 가족에 대한 상담과 교육, 훈련을 통하여 건강관리 능력을 향상시킵니다.
⑤ 환자의 건강 회복을 저해하는 요인 발견 및 중재로 효과적인 건강관리를 도모할 수 있습니다.
⑥ 환자에 대한 의료비 및 간접경비가 절감됩니다.

가정간호 대상자

✚ 대상자의 등록기준

가정간호사업 대상자는 의료기관에서 입원진료 후 퇴원한 환자와 외래 및 응급실 환자 중 다음에 해당되는 자로서 의사 또는 한의사(이하 "의사"라 한다)가 가정에서 계속적인 치료와 관리가 필요하다고 인정한 경우에 가정간호 대상자로 등록 가능합니다

① 수술 후 조기퇴원환자

② 만성질환자(고혈압 · 당뇨 · 암 등)

③ 만성폐쇄성호흡기질환자

④ 산모 및 신생아

⑤ 뇌혈관질환자

⑥ 기타 의사가 필요하다고 인정하는 환자

✚ 대상자의 종결기준

지속적인 가정간호서비스를 제공하여 가정간호계획에 수립하였던 목표를 달성한 경우나 질병이 위중해진 경우로 다음과 같습니다.

① 환자 스스로 외래진료를 받을 수 있는 경우

② 월 1회 미만으로 가정간호서비스가 제공되는 경우

③ 환자의 질병상태가 심각하여 가정간호대상자로 부적합하다고 인정되는 경우

④ 환자가 사망한 경우

⑤ 의료인의 치료 및 간호 지시에 특별한 사유 없이 따르지 않는 경우

⑥ 기타 서비스 이용료의 장기미납, 가정전문간호사의 신변상 위협 등의 이유로 가정간호서비스 제공이 불가능한 경우 등

주요 서비스 범위

가정간호서비스는 의료법 시행규칙 제24조에 의거하여 기본간호 및 교육, 훈련 및 상담 등을 제외한 일부 검사, 투약, 주사 및 치료적 의료행위를 실시하는 경우에는 의사의 진단과 처방에 의하여야 합니다.

✛ 가정간호사의 주요 업무

① **기본 간호** : 기본 간호업무는 간호사정 및 간호진단 외에 온·냉 요법, 체위변경 등 마사지, 구강간호 등으로 의사의 처방 없이도 가정전문간호사의 독자적인 판단하에 시행합니다.

② **치료적 간호** : 치료적 간호업무는 진료업무 영역에 속하는 비위관 교환, 정체도뇨관 교환, 기관지관 교환 및 관리, 산소요법, 욕창치료, 단순 상처치료, 염증성 처치, 봉합사 제거, 방광 및 요도세척 등 주로 건강보험진료수가 항목에 포함되는 서비스 내용이 주를 이루며 의사의 처방이 필요합니다.

③ **검사관련 업무** : 가정간호서비스를 제공하는 동안 환자의 상태 변화를 파악하는 데 필요하다고 의사가 처방한 검사 중 가정에서 실시

할 수 있는 뇨당 검사, 반정량혈당검사, 산소포화도 검사를 현장에서 실시하고 기타 검사물을 채취하여 의료기관에 의뢰합니다.

④ **투약 및 주사**

- 투약행위 : 가정간호서비스를 제공하는 동안의 투약행위는 의사의 처방에 의하여 실시합니다.
- 주사행위 : 주사행위는 의사의 처방에 의하여 시행하며, 수액요법은 수액감시와 속도조절 등에 대한 관리가 가능한 경우에 실시합니다.

⑤ **교육 · 훈련 :** 가정에서 환자 및 가족을 대상으로 건강관리에 필요한 식이요법, 운동요법, 처치법, 기구 및 장비 사용법 등에 대한 교육 훈련을 합니다.

⑥ **상담 :** 환자의 상태변화시에 대처방법, 질병의 진행과정 및 예후, 주 보호자와 가족문제, 환경관리 등에 관한 상담을 합니다.

⑦ **의뢰 :** 가정간호가 종결된 후에도 계속적인 건강관리가 요구된다고 판단되는 환자는 희망에 따라 공공보건기관으로 의뢰하거나 장기요양보험 등으로 의뢰할 수 있습니다.

＋ **의사처방 및 치료계획**

① 가정간호 등록시 의사의 기본 처방에 의거하여 초기 가정간호계획을 수립합니다.

② 의사처방은 90일까지 유효하며 환자상태의 변화에 따라서 외래진료시에 의사와 논의하여 처방을 추가하거나 변경할 수 있습니다.

③ 가정간호 대상자로 등록받은 후 종결에 이르기까지 상시 보고체계를 갖추어 필요시 의사와 협의하여 치료 및 가정간호계획을 변경할 수 있습니다.

가정간호 비용(수가체계에 따라 매년 변동)

가정간호 기본 방문료 최초 방문시 가정전문간호사 2인 방문 : 50% 가산	일반 보험환자 : 20% 보험 적용 중증환자 : 5% 보험적용
처치 및 재료비	

가정간호 절차

가정간호 절차는 다음과 같습니다

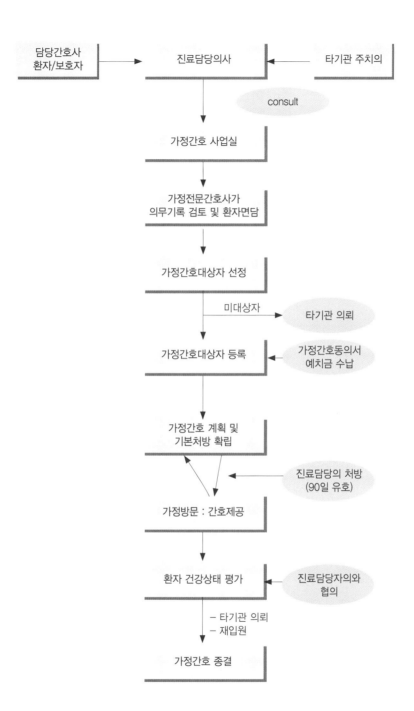

주간보호센터

　　주간보호센터는 노인성 질병이 있는 어르신을 낮시간 동안 집에서 수발할 수 없는 형편이 있어 어르신 수발을 위탁하여 맡기는 시설을 말합니다.

　　주간보호는 노인장기요양보험의 재가급여 중 하나로 수급자를 하루 중 일정한 시간 동안 장기요양기관에 보호하여 목욕, 식사, 기본간호, 치매관리, 응급서비스 등 심신기능의 유지, 향상을 위한 교육, 훈련 등을 제공하는 급여입니다.

　　주간보호를 받기 위해서는 노인장기요양보험에 의해 국민건강보험공단에 장기요양 신청을 통해 1~5등급의 장기요양등급 판정이나 인지지원등급 인증서를 받아야 합니다.

주간보호 제공 절차에 대해 알아보겠습니다.

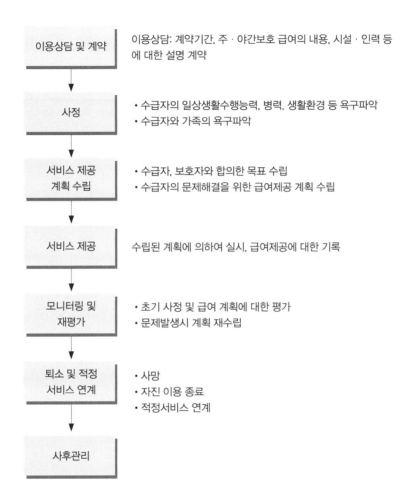

주간보호의 급여비용(주간보호센터를 이용할 때 발생하는 비용)은 장기요양등급 및 1일당 급여제공 시간을 기준으로 산정됩니다.

보통 오전 8시부터 오후 10시 사이를 표준급여 제공시간으로 하여 하루 중 일정한 시간 동안만 제공하게 됩니다.

주간보호의 급여비용은 다음과 같습니다.

■ 주야간보호 이용시간별 급여비용(원)

2020년 01월 01일 기준

구분	장기요양 1등급	장기요양 2등급	장기요양 3등급	장기요양 4등급	장기요양 5등급	인지지원 등급
3시간 이상 ~ 6시간 미만	35,030	32,430	29,940	28,570	27,210	27,210
6시간 이상 ~ 8시간 미만	46,960	43,500	40,150	38,790	37,410	37,410
8시간 이상 ~ 10시간 미만	58,410	54,110	49,960	48,590	47,210	47,210
10시간 이상 ~ 12시간 미만	64,350	59,610	55,070	53,680	52,320	47,210
12시간 이상	69,000	63,930	59,050	57,690	56,310	47,210

본인 부담금은 장기요양등급과 수급자의 자격에 따라 달라집니다.

지역의료보험을 가지고 있는 장기요양 5등급인 대상자가 아침 8시부터 오후 5시까지 주 5회, 한 달에 20일간 주간보호 서비스를 받는다고 할 때, 실제 장기요양기관에 내는 비용은 얼마나 되는지 계산해보겠습니다.

1일 이용시간은 9시간으로 8시간 이상~10시간 미만에 해당하며, 장기요양 5등급이므로 1일 47,210원의 급여비용이 발생합니다. 여기에 일반 급여자에 해당하므로 본인부담금 15%를 적용받습니다. 따라서 1일당 본인부담금은 47,210원의 15%인 7,082원이며, 20일간 이용 시 141,640원을 해당 기관에 납부하면 됩니다. 여기에 어르신의 상태에 따라, 또는 기관의 특성에 따라 비급여 비용(식사 외 간식비, 의료비, 기저귀 등의 물품 구입비)이 추가될 수도 있습니다. 또한 위의 수가에서 야간(오후 6시 이후) 20%, 공휴일은 30%의 금액이 가산됩니다.

주간보호의 급여내용 및 범위(주간보호센터에 가면 어떤 서비스를 받을 수 있는지)에 대하여 알아보겠습니다.

주간보호의 급여범위는 크게 신체활동지원, 기능회복 훈련, 간호 및 처치, 치매관리지원, 응급서비스, 이동지원의 6개로 분류됩니다.

대분류	중분류	소분류
신체활동지원	안면청결도움	세면도움
		면도도움
	구강청결도움	구강청결
		칫솔질
		의치손질
	두발청결도움	머리감기도움
		침상 머리감기
	신체청결도움	몸씻기도움
		전신 및 부분닦기
	옷갈아입기도움	편마비시 옷갈아입기
		똑바로 누워서 옷갈아입기

	식사도움	일반식사
		경관영양
	배설도움	변기사용도움
		침상배변 · 배뇨도움
신체활동지원		기저귀 교환
		유치도뇨관 사용도움
	이동도움	침상 내 이동
		휠체어 이동
		보행돕기
		계단 오르내리기
		보행보조차 사용
	신체기능의 유지 · 증진	체위변경
		복약도움
	신체기능 및 동작훈련	신체기능훈련
		기본동작훈련
		일상생활동작훈련
기능회복 훈련	물리치료	온열 · 전기 · 운동요법
	작업치료	기능훈련
	여가활동 프로그램	신체활동 프로그램
	여가활동 프로그램	심신이완 프로그램
		특별활동 프로그램
기능회복 훈련	인지 · 정서서비스	의사소통 도움
		언어치료
		인지 및 정신기능 훈련

간호 및 처치	건강 관리	건강상태 확인
		경구투약
		외용제 활용
		단순 상처 관리
		온 · 냉요법
치매관리지원	치매수급자 관리	문제행동대응
응급서비스	응급상황 대처	응급구호
이동지원	외출시 동행	외출시 동행
	이동서비스	송영서비스

 여가활동 및 특별활동 프로그램은 원칙적으로 장기요양급여의 일환으로 제공되는 기본 서비스의 범주에 해당하므로 별도의 비용수납은 불가합니다. 단, 수급자의 개별적 희망에 의해 외부의 서비스 제공자가 개인을 대상으로 제공하는 것에 대해 수급자가 실비를 부담하는 것은 가능하므로 기관에 따라 비급여 항목으로 산정될 수 있습니다. 프로그램 내용은 기관마다 차이가 있으며 요가, 노래교실, 민요, 춤, 화투, 그림, 악기, 꽃꽂이, 레크리에이션 등 매우 다양합니다. 그러므로 주간보호를 이용할 어르신의 흥미와 요구에 맞는 적절한 기관을 선택하는 것이 좋습니다.

 주간보호센터를 선택할 때 어르신 가정의 위치에서 가까운 곳을 선택하는 것이 좋습니다. 대부분 센터에서는 송영서비스를 제공하고 있습니다. 장시간의 차량 이동시 멀미, 안전상의 문제가 발생할 수도 있으므로 거리와 위치를 고려해야 합니다.

주간보호센터를 이용하는 어르신은 하루 중 거의 대부분의 식사를 센터에서 드시게 됩니다. 따라서 어르신의 평소 식사습관과 주간보호센터의 식단에 대하여 비교해보는 것도 도움이 됩니다.

특정 종교단체에서 운영하는 시설도 많이 있으므로 평소 어르신의 종교적 신념과 관련된 시설을 이용하는 것도 도움이 됩니다.

주간보호센터를 이용하는 시간에 대하여도 가족과 어르신의 상태에 따라 고려해야 합니다.

8시간 이상, 너무 장시간 동안 센터에 계시는 것도 문제가 될 수 있으므로 처음 센터를 이용하실 때에는 적응 시간이 필요하다는 것을 생각해야 합니다.

주간보호센터는 치매전담형 장기요양기관의 주야간보호, 인지활동형 프로그램 제공기관의 주야간보호 등이 있으며 보통 사회복지법인에서 운영하는 종합사회복지관, 노인장기요양기관의 주간보호센터, 데이케어센터 등의 이름의 시설이 이에 해당합니다.

노인장기요양보험 홈페이지(www.longtermcare.or.kr) → 민원상담실 → 검색서비스 → 장기요양기관 검색에서 전국 장기요양기관의 주야간보호 정보를 조회할 수 있습니다.

주간보호센터에 대한 안내, 상담 등은 모두 무료로 운영되어야 합니다.

누구든지 영리를 목적으로 수급자를 장기요양기관에 소개하거나, 알선 또는 유인하는 행위, 이를 조장하는 행위는 법으로 금지하고 있습니다(노인장기요양보험법 제35조).

요양병원과 요양원

요양병원과 요양원의 다른 점

　요양병원은 장기요양이 필요한 입원환자에게 돌봄보다는 치료를 행할 목적으로 개설하는 의료기관으로 의사, 간호사 등 의료진이 상주하는 것이 특징입니다.

　주로 노인성 질환자, 만성질환이자 중등증 이상의 치매, 뇌졸중 후유장애 등으로 간병 수발 및 의학적 치료가 필요한 환자, 외과적 수술 후 또는 상해 후 회복기간에 간병수발 및 의학적 처치가 필요한 환자, 암 환자의 증상 완화 및 호스피스 치료가 필요한 환자들이 입원하게 됩니다.

　요양원은 엄격한 의미로는 의료기관이라기보다는 '돌봄'을 목적으로 하는 생활시설을 말합니다.

　노인장기요양보험 1등급과 2등급 또는 시설 3등급 판정을 받은 분, 노인장기요양보험 등급 외 노환이나 노인만성질환 등으로 일상생활이 불편한 분, 노인성질환이 있는 경우 단순 약물복용 외의 전문적인 치료를 필요로 하지 않는 분 등이 입소 대상 환자입니다.

　요양병원과 요양원을 구분하는 방법은 다음 표와 같습니다.

구분	요양병원	요양원
정의	장기요양을 요하는 입원환자에게 치료(cure)를 목적	치매, 뇌졸중 등 노인성 질환으로 인한 심신의 장애로 도움, 일상생활 편의 제공
대상 환자	– 노인성 질환자, 만성질환이자 중등증 이상의 치매, 뇌졸중 후유장애 등으로 간병 수발 및 의학적 치료가 필요한 환자 – 외과적 수술 후 또는 상해 후 회복기간에 간병수발 및 의학적 처치가 필요한 환자 – 암 환자의 증상 완화 및 호스피스 치료	– 노인장기요양보험 1등급과 2등급 또는 시설 3등급 판정을 받은 분 – 노인장기요양보험 등급 외 노환이나 노인만성질환 등으로 일상생활이 불편한 분 – 노인성 질환이 있는 경우 단순 약물복용 외의 전문적인 치료를 필요로 하지 않는 분
법적근거	의료법	노인복지법
적용되는 보험	건강보험	노인장기요양보험
서비스 제공 인력	의사 간호사(간호조무사) 약사 물리치료사 사회복지사 영양사 조리사 등	사회복지사 간호사(간호조무사) 요양보호사 물리치료사 또는 작업치료사 의사 또는 촉탁의사 영양사 등

재활병원에 대하여 알아보겠습니다

재활병원이란 뇌졸중, 척추손상, 뇌성마비, 통증 및 절단 등의 질환으로 신체적, 정신적, 사회적 장애를 가진 환자에게 질환에 따른 전문 재활진료를 제공하며, 특히 운동치료, 작업치료, 언어치료, 인지치료 등 포괄적인 재활치료를 제공하는 의료기관입니다.

현행법에서 재활병원은 요양병원에 포함되거나 일반병원으로 분류돼 있으며, 재활 의료진 및 재활시설의 구비 여부와 제공되는 재활의료 서비스의 범위에 따라 구분됩니다.

보건복지부 지정 재활전문병원은 난이도가 높은 재활의료서비스를 제공하는 병원으로 3년마다 보건복지부령으로 정하는 전문적인 요건을 갖춘 경우 보건복지부에서 지정하게 됩니다.

재활병원을 선택할 때는 환자에게 필요한 재활의 단계에 따라 맞춤형 재활서비스(운동치료, 작업치료, 언어치료, 인지치료)가 가능한 병원을 선택해야 합니다.

요양병원, 요양시설 선택

    2020년 현재 우리나라의 65세 이상의 노인은 전체 인구의 15.7%를 차지하고 있습니다. 고령화 지수의 증가는 나날이 증가하고 있고, 2060년에는 전체 인구의 43.9%를 차지할 것으로 예측하고 있습니다. 빠른 고령화 지수와 더불어 노인의 1인가구가 전체 인구의 33.5%를 차지하는 만큼 단독 가구주로 있는 노인의 인구 또한 지속적으로 늘어나고 있습니다.

    노인 스스로도 건강상태를 유지하기 위한 많은 노력을 하고 있으나, 정작 본인 스스로 자신의 건강상태를 자신하기는 어려워합니다. "나를 간병해줄 사람이 누가 있을까"에 대한 고민을 하면서도 정작 노인 자신, 배우자, 자녀라면 기능저하로 인한 건강수발에 대한 고민을 주변에서도 많이 접하게 됩니다. 집에서 모시는 경우에도 지켜봐주어야 할 사람이 있어야 하고, 그렇지 않다면 부분적인 도움을 필요로 할 경우, 집에서 간병하는 한계선을 넘어 기관의 도움을 필요로 하는 경우에 갈등을 겪게 되기도 합니다. 현명하게 요양병원, 요양시설 선택방법에 대하여 생각을 해보아야 합니다.

어떤 요양병원, 요양시설을 선택하여야 할까요? 요양병원과 요양시설은 병원과 시설이라는 구분으로 나뉘는데, 병원은 의료인이 상주하며 1차적인 의료적 치료를 받을 수 있는 기관이고, 시설은 돌봄(Care)에 중점을 두고 있습니다.

✛ 우선 현재 상태가 시설에서 돌봄(Care)이 필요한지, 요양병원에서 관찰과 치료(Cure)가 필요한지 구분할 필요가 있습니다

건강수준에 따라, 인지기능의 저하가 있으나 식이보조, 신체적 수발의 보조가 필요한 경우에는 시설에서 생활을 하여도 문제가 되지 않지만, 중증도 이상의 질환을 가진 경우(예: 산소공급, 가래흡인, 심장박동 수의 모니터링, 욕창관리, 지속적인 재활치료), 간병과 수발 이외 응급상황이 발생하였을 때 의료진의 대처가 필요한 경우는 요양병원으로 정하는 것이 맞습니다.

✛ 요양시설 및 요양병원 검색하기

국민건강보험 장기요양보험사이트(www.longtermcare.or.kr)에서 전국에 있는 요양시설(주간보호센터, 입소시설)의 정보를 제공하고 있고, 제공되는 정보에는 인력의 구성, 현재 정원 및 대기의 상황도 살펴볼 수 있습니다. 요양병원의 경우 대한노인요양병원협회(www.kagh.co.kr)에서도 병원의 정보를 얻을 수 있고, 건강보험심사평가원(www.hira.or.kr)에서 매년 요양병원 대상으로 의료 인력, 장비, 시설 등에 대한 진료환경, 진료내용 항목내용을 제공하고 있습니다. 급성기 치료 후 전원을 해야 하는 상황이라면 3차 진료기관에서 진료협력 네크워크를 이용하여 협력병원 정보를 받을 수 있습니다.

그러나 여기서 가장 중요한 것은 정보만 받는 것이 아니라 기관 방문을 꼭 해봐야 합니다. 현재 생활하고 있는 집과 비교할 수 없겠으나, 안전한 환경인지, 비상상태시 대처할 수 있는 기반이 조성되어 있는지, 병실 분위기는 어떠한지, 간병인의 구성은 어떠한지, 식사제공은 어떻게 되고 있는지에 대한 정보를 미리 파악하는 것이 중요합니다.

+ 주 돌봄자(caregiver)의 접근성

가족 중에 돌봄을 적절하게 분배하고 있는 가족간의 관계도 있으나, 이중 주 돌봄자(Caregiver)의 접근성이 중요합니다. 노인은 급격한 환경변화를 경험하게 될 경우 섬망(Delirium)을 경험할 확률이 상대적으로 높습니다. 가까운 거리에서 자주 볼 수 있는 접근성을 가져야 시설 또는 병원에서 생활하고 있는 노인도 심리적인 안정감을 찾을 수 있습니다.

+ 비용의 적절성

매년 통계청에서 제공되고 있는 자료를 살펴보면, 고령화가 되고, 독거노인이 늘어나며, 노인의 의료비 지출이 늘어나고 있는 시점에 비용에 대한 부담이 클 수밖에 없습니다. 요양시설 입소는 장기요양보험등급으로 등급에 따라 보조를 받는 비용이 있기 때문에 부담감이 줄어들 수 있으나, 요양병원은 국민건강보험의 적용을 받습니다. 따라서 요양병원의 규모, 환자와 간병인의 간병 비율 등에 따라 병원비의 차이가 날 수 있습니다. 급성기 질환이 아닌 만성질환에 대한 지속적인 치료를 해야 하는 경우 단기간의 병원 비용만 생각할 수 없습니다. 그러나 저렴한 비용에 초점을 둔다면, 환자를 돌보아줄 인력, 환경에 영향을 주고 있다는 것이기 때문에 신중하게 선택하여야 합니다.

✚ 의료진의 구성

요양시설의 경우 시설에 촉탁의를 두게 되어 있습니다. 촉탁의가 1회/주, 1회/2주에 한 번 정도 정기적으로 순회하면서 입소노인의 건강을 살피게 되고, 간단한 처방 정도는 가능합니다. 노인들은 이미 만성질환에 노출되어 있는 경우가 많고, 먹고 있는 약물의 가짓수도 많기 때문에 일차적으로 노인 자신, 부모님, 아니면 배우자가 어떤 약물을 복용하고 있는지 파악하고 있는 것이 중요하며, 필요시 정확한 약물목록(처방전)을 기관에 제출하는 것이 좋습니다. 약물목록이 명확하면 노인부적절 약물이나 약물의 상호작용을 고려하여 처방할 수 있습니다.

요양병원의 경우는 노인의 질환 상태에 따라 질병의 상태 변화를 고려할 수 있도록 관련 진료과가 운영되고 있는 요양병원을 선택하여야 합니다(예: 뇌졸중 환자의 경우 신경과, 내과, 재활의학과, 치매 환자의 경우 내과,

정신건강의학과).

+ 상위 기관과의 연계성

입소 노인이나 입원 노인의 상태변화가 있을 때, 빠른 조처를 통하여 기능 저하를 최소화하고, 이전 기능의 보존을 최대화하기 위하여, 상위 기관과의 연계성이 중요합니다.

노인장기요양보험

분당서울대학교병원 의료사회사업파트 **이강현**

병원제공 가정간호서비스

분당서울대학교병원 간호본부 **박상임**

주간보호센터

분당서울대학교병원 간호본부 **박시영**

| 참고문헌 |

노인장기요양 주·야간보호 급여제공 매뉴얼(2019. 12월 보건복지부, 국민건강보험공단)

요양병원과 요양원

분당서울대학교병원 진료협력파트 **조정희**

| 참고문헌 |

1. 의료법 및 의료법 시행규칙
2. 노인장기요양보험법
3. 국민건강보험공단 장기요양보험, 제도소개(http://www.longtermcare.or.kr)

요양병원, 요양시설 선택

분당서울대학교병원 간호본부 **유현정**

분당서울대병원

노인을 위한 치료백과

1판 1쇄 발행 2021년 1월 7일
1판 2쇄 발행 2022년 4월 20일

지은이 분당서울대병원 노인의료센터

발행인 양원석
표지디자인 강소정 **본문 내 일부 일러스트** 김소정
영업마케팅 양정길, 윤송, 김지현, 김보미

펴낸 곳 ㈜알에이치코리아
주소 서울시 금천구 가산디지털2로 53, 20층 (가산동, 한라시그마밸리)
편집문의 02-6443-8842 **도서문의** 02-6443-8838
홈페이지 http://rhk.co.kr
등록 2004년 1월 15일 제2-3726호

ISBN 978-89-255-8938-1(13510)